# 眩晕治疗原理与实践

主　编　印志娴　王　铭
副主编　张金玲　岳　伟

U0339595

天津出版传媒集团

天津科技翻译出版有限公司

**图书在版编目(CIP)数据**

眩晕治疗原理与实践/印志娴，王铭主编. — 天津：
天津科技翻译出版有限公司，2023.3

ISBN 978-7-5433-4254-5

Ⅰ.①眩…　Ⅱ.①印…　②王…　Ⅲ.①眩晕－诊疗
Ⅳ.①R764.34

中国版本图书馆 CIP 数据核字(2022)第 120106 号

**眩晕治疗原理与实践**
XUANYUN ZHILIAO YUANLI YU SHIJIAN

出　　版：天津科技翻译出版有限公司

出 版 人：刘子媛

地　　址：天津市南开区白堤路 244 号

邮政编码：300192

电　　话：022-87894896

传　　真：022-87893237

网　　址：www.tsttpc.com

印　　刷：唐山鼎瑞印刷有限公司

发　　行：全国新华书店

版本记录：787mm×1092mm　16 开　16 印张　300 千字
　　　　　2023 年 3 月第 1 版　　2023 年 3 月第 1 次印刷

定　　价：88.00 元

(如发现印装问题，可与出版社调换)

# 编委会名单

**主　编**　印志娴　王　铭

**副主编**　张金玲　岳　伟

**编　者**　（按姓氏汉语拼音排序）

陈　鱼　陈太生　郭红梅　杭　伟　何京川

金硕雯　李海艳　李姗姗　刘　强　卢　醒

米　悦　申绍波　王　巍　王铭辉　王茹媛

卫旭东　相　蕾　徐　鹏　徐开旭　杨春玲

杨晓璐　于焕新　袁　洪　翟　翔　张　海

张　强　张建新

# 前　言

　　眩晕是机体平衡系统功能紊乱或失常的表现，包括患者自身旋转感或周围景物旋转感、摆动感、漂浮感、升降感及倾斜感等。眩晕为临床常见的症状之一，在临床工作中眩晕的病因常难以明确，因此诊断及处理相对杂乱，而且，除耳鼻咽喉疾病可致眩晕外，其与神经内科、神经外科、骨科、眼科、精神科等也关系密切。眩晕与头晕有所不同，如果患者静止不动，但却有动的感觉，即为眩晕；如果患者主诉头晕，只是空间定位障碍，而没有运动错觉，即为头晕。眩晕强调了"内在的"前庭感觉，有别于"外在的"运动视觉感觉。

　　机体平衡是通过视觉系统、本体感觉系统（包括皮肤浅表感受器和颈、机体的深部感受器）和前庭系统的相互作用，以及周围和中枢神经系统之间的复杂相互作用来维持的。其中前庭系统是维持平衡、感知机体与周围环境的最重要的结构。在静止状态下，两侧前庭感受器不断地向同侧的前庭神经核对称地发送等值的神经冲动，通过一连串复杂的姿势反射，维持机体的平衡。当病变刺激或损害一侧前庭时，单侧的前庭病变迅速干扰了一侧的神经冲动发放，破坏了左右两侧前庭感受器向中枢发放动作电位的对称性或均衡性，导致严重的前庭失衡，从而出现眩晕。

　　眩晕的病因复杂，精神紧张、过度疲劳、长期失眠、烟酒过度、强声强光等均可诱发眩晕的发作。眩晕的发作可呈阵发性、突发性、复发性，可持续数秒、数分钟、数小时或数周，常常数月甚至数年发作一次，也可能一周发作数次。除了天旋地转的感觉，还可以伴有恶心、呕吐、身体倾倒感等，给患者带来极大的心理压力和精神恐慌，甚至出现濒死感，给患者的工作、学习以及日常生活带来很大的困扰。

　　眩晕也是某些颅内急危重症（如脑梗死、脑出血、脑肿瘤等）的临床表现之一，如果不能及时地将这些可致死、致残的恶性中枢性眩晕进行早期的识别和筛查，病情迅速恶化，有可能危及患者的生命。然而时至今日，眩晕知识在广大人群中仍然不够普及，即使是医务工作者，对于眩晕的认知也是非常有限的。眩晕患者日益增多，很多眩晕患者奔走于临床各科，不能得到及时确诊，甚至发生误诊、漏诊，这种现状亟待解决。

　　本书邀请耳鼻喉科和神经内科专家共同执笔，依据我们在眩晕诊疗的长期多学科临床合作中所总结的经验和体会，结合我国眩晕诊疗现状及国内外相关指南和资料编写而成，贴合临床实际需要，图文并茂，可作为有志于从事眩晕临床诊疗工作的医务人员的参考书，希望对大家的临床工作有所裨益。

张素玲　岳伟

# 目　录

## 第一部分　总　论

**第1章　眩晕总论** ……………………………………………………………… 3
　　第一节　眩晕的概念、病理生理学和分类 ……………………………… 3
　　第二节　眩晕的诊断、鉴别诊断、定位和治疗原则 …………………… 9
**第2章　耳科应用解剖学** …………………………………………………… 16
　　第一节　耳的应用解剖学 ………………………………………………… 16
　　第二节　前庭器官的解剖、神经通路 …………………………………… 23
**第3章　前庭系统的生理功能（平衡生理学）及前庭功能检查** ……… 28
　　第一节　前庭系统的生理功能 …………………………………………… 28
　　第二节　前庭功能检查 …………………………………………………… 34
**第4章　前庭疾病相关的听功能检查** …………………………………… 69
　　第一节　纯音听阈测试 …………………………………………………… 69
　　第二节　言语测听法 ……………………………………………………… 72
　　第三节　声导抗检测 ……………………………………………………… 72
　　第四节　耳声发射检测法 ………………………………………………… 74
　　第五节　听性诱发电位检测法 …………………………………………… 79

## 第二部分　各　论

**第5章　两种常见位置性眩晕类型** ……………………………………… 87
　　第一节　良性阵发性位置性眩晕 ………………………………………… 87
　　第二节　中枢性位置性眩晕 ……………………………………………… 92
**第6章　梅尼埃病** …………………………………………………………… 97
**第7章　前庭神经病变** ……………………………………………………… 110
　　第一节　前庭神经炎 ……………………………………………………… 110
　　第二节　听神经瘤（前庭神经鞘瘤） …………………………………… 112
**第8章　迷路炎** ……………………………………………………………… 119
**第9章　前庭性偏头痛** ……………………………………………………… 123

第 10 章　创伤性眩晕……………………………………………………………129

第 11 章　精神性眩晕……………………………………………………………134

第 12 章　运动病…………………………………………………………………140

第 13 章　药物性眩晕……………………………………………………………144

　第一节　概述……………………………………………………………………144

　第二节　分论……………………………………………………………………145

第 14 章　突发性聋伴发的眩晕…………………………………………………152

　第一节　突发性聋………………………………………………………………152

　第二节　突发性聋伴发的眩晕…………………………………………………154

第 15 章　伴眩晕的各种全身性疾病和综合征…………………………………161

　第一节　伴眩晕的各种全身性疾病……………………………………………161

　第二节　伴眩晕的各种综合征…………………………………………………164

第 16 章　中枢性眩晕……………………………………………………………171

　第一节　中枢性眩晕的解剖基础和临床特点…………………………………171

　第二节　中枢血管性眩晕………………………………………………………173

　第三节　其他中枢性眩晕………………………………………………………179

　第四节　中枢性眩晕的治疗……………………………………………………181

## 第三部分　眩晕的康复治疗及护理

第 17 章　前庭康复治疗…………………………………………………………185

第 18 章　耳石复位治疗…………………………………………………………194

第 19 章　眩晕的外科手术治疗…………………………………………………203

　第一节　周围性眩晕的外科手术治疗…………………………………………203

　第二节　其他类型眩晕的手术治疗……………………………………………210

　第三节　其他和展望……………………………………………………………212

第 20 章　眩晕的护理……………………………………………………………214

　第一节　眩晕的一般护理………………………………………………………214

　第二节　周围性眩晕的护理……………………………………………………216

　第三节　中枢性眩晕的护理……………………………………………………220

## 第四部分　眩晕检查仪器简介

第 21 章　听功能检查、前庭功能检查仪器简介………………………………227

　第一节　听功能检查仪器………………………………………………………227

　第二节　前庭功能检查仪器……………………………………………………234

索　引……………………………………………………………………………245

第一部分

# 总　论

# 第1章　眩晕总论

## 第一节　眩晕的概念、病理生理学和分类

### 一、眩晕的概念

眩晕不是一个独立的疾病，而是不同病因导致的不同疾病的主要症状，这些疾病可能来源于内耳、脑干或小脑，甚至可能由心理原因造成。尤其是在老年人群中，近来的研究证实眩晕的患病率随着年龄的增长而上升，女性较男性更多见，不同种族之间无明显差异。其病因主要是前庭系统疾病，如偏头痛、心血管疾病、精神因素等。青少年人群以系统性及周围性病因居多；青壮年及中年人群多为精神性及周围性病变；老年人群则以中枢性及系统性为主要病因。各研究报道眩晕的患病率为4%~50%，其变化之大与定义及研究人群的不同有关，因此，明确眩晕及相关名词的概念有利于眩晕疾病的诊断及治疗。

说起眩晕，就不得不提到头晕。临床中，患者在描述自身具有平衡失调特征的异常感觉时通常使用"头晕"一词，而几乎没有患者会说"眩晕"。据统计，18~79岁的人群中约30%因头晕而就诊。

目前存在两种关于头晕或眩晕的概念体系：第一种是以希氏内科学为代表的概念体系，其将头晕分为四个类型，即眩晕、晕厥前状态、平衡障碍及精神性头晕；第二种概念体系是巴拉尼协会于2009年发布的《前庭症状国际分类》，其中眩晕和头晕概念是并列的，都归类在前庭症状的大概念之下，如果患者静止不动，但却有动的感觉，即为眩晕；如果患者主诉头晕，只是空间定位障碍，而没有运动错觉，即为头晕。眩晕强调了"内在的"前庭感觉，有别于"外在的"运动视觉感觉。不过，无论是何种概念体系，眩晕的定义都是一致的。

眩晕是一种特异性的平衡功能障碍的症状，是因机体对空间定位障碍而产生的一种运动性或位置性错觉，患者主观感觉自身或外界物体呈旋转摆动、直线运动、倾斜、升降或头重脚轻等不稳感觉。眩晕为主观感受，而平衡失调为客观表现。眩晕为临床常见的症状之一，在临床工作中，眩晕的病因常难以明确，因此诊断及处理相对杂乱；而且，除耳鼻咽喉疾病可致眩晕外，其与神经内科、神经外科、骨科、眼科、精神科等也关系密切。

## 二、眩晕的病理生理学

机体的平衡是通过视觉系统、本体感觉系统（包括皮肤浅表感受器和颈、机体的深部感受器）和前庭系统的相互作用，以及周围及中枢神经系统之间的复杂相互作用来维持的。外界各种刺激分别经上述系统的感受器传入各前庭神经核、小脑、红核、脑干、丘脑和大脑皮层，再通过其相应的神经通路，及时而反射性地调节机体对各种姿势的平衡和对各种加速度做出正确而适度的反应，促使机体在运动中与外界环境保持协调和平衡。其中前庭系统是维持平衡、感知机体与周围环境的最重要的结构。

前庭系统包括内耳迷路末梢感受器、前庭神经、脑干中的前庭各神经核、小脑蚓部、内侧纵束、前庭皮质代表区（颞叶）。其末梢感受器的三个半规管及椭圆囊和球状囊中的位觉斑，分别感受直线及角加速度刺激，冲动通过前庭一级神经元 Scarpa 神经节传至二级神经元位于延髓的前庭神经核，再通过前庭脊髓束、网状脊髓束、内侧纵束、小脑和各动眼神经核，产生姿势调节反射和眼球震颤。大脑前庭的代表区为颞上回的后上半部、颞顶交界岛叶的上部。从末梢感受器到大脑前庭中枢的整个神经通路称为前庭或静动系统，其将头部加速度运动力转换成控制体位、姿势或眼球运动的神经冲动，前庭系统病变或受非生理性刺激不能履行运动力转换时，前庭感受器所传入的信息不代表其真实的空间位置，与来自肌腱-关节本体觉感受器和视觉感受器所传入的信息不一致，皮层下前庭中枢对这种信息矛盾无法自动调节，于是，大脑就感到自身空间定位失误，从而产生眩晕和平衡障碍等临床症状。同样，如果肌腱-关节本体觉感受器和视觉感受器之一受损，也会发出异常冲动而引起眩晕。

在静止状态下，两侧前庭感受器不断地向同侧的前庭神经核对称地发送等值的神经冲动，通过一连串复杂的反射，维持机体的平衡。

当病变刺激或损害一侧前庭时，单侧的前庭病变迅速干扰了一侧的神经冲动发放，破坏了左右两侧前庭感受器向中枢发放动作电位的对称性或均衡性，严重的前庭失衡导致出现眩晕。眩晕若起病急骤，自身的前庭代偿功能来不及建立，则患者眩晕重，视物旋转感明显。稍后由于自身调节性的前庭功能代偿，患者眩晕逐渐消失，因此绝大多数前庭周围性眩晕呈短暂发作性病程。若双侧前庭功能同时损害，如耳毒性药物所致前庭病变，两侧前庭动作电位的释放在低于正常水平下基本维持平衡，故通常不产生眩晕，仅主要表现为躯干平衡不稳和摆动幻觉；由于前庭不能自身调节代偿，症状持续较久且恢复慢。缓慢进展的单侧前庭损害，如听神经瘤，通常也可不导致眩晕，因为两侧前庭兴奋传递的不平衡是逐渐形成的，再加上中枢神经系统的代偿。

前庭及耳蜗的血液供应来自内听动脉，该动脉有两个分支，大的耳蜗支供应耳蜗和前庭迷路的下半部分，小的前庭前动脉支供应前庭迷路的上半部，包括水平半规管和椭圆囊，两支血管在下前庭迷路水平有吻合，但在前庭迷路的上半部则无吻合。由于前庭前动脉的血管径较小，又缺乏侧支循环，前庭迷路上半部分选择性地对缺血更敏感。当颅内血管即使是微小的病变（如狭窄）或血压下降，均可影响前庭系统的功能而出现眩晕。

前庭神经核通过内侧纵束与各眼球运动神经核有着密切联系，所以眩晕发生时可伴眼球震颤。这种眼球震颤具有快、慢交替而规律性出现的特点。其慢相是前庭迷路受刺激所致，它与水平半规管的内淋巴流动方向一致；快相为大脑皮质和脑干各眼球运动核及其传出神经，促使双眼球反射性地向与慢相相反方向做同向偏斜的一种运动，它与内淋巴的流动方向相反，与眩晕的方向一致；前庭神经核还通过前庭脊髓束及前庭-小脑-红核-脊髓束，与脊髓前角细胞发生联系，病理状态下可出现躯体向一侧倾倒和定位错误等体征；前庭神经核也与脑干网状结构内的迷走神经核和交感神经系统有联系，因此，当前庭感受器等受损时，还可伴发不同程度的恶心、呕吐、出汗、面色苍白，以及心率、脉搏和血压异常等自主神经功能紊乱。

## 三、眩晕的分类

眩晕的分类至今尚不统一。为了临床诊断和治疗的需要，根据解剖部位，可分为前庭及非前庭性；也可分为系统性眩晕（有旋转运动感）与非系统性眩晕（无运动感），耳源性与非耳源性，真性（旋转性）与假性（非旋转性）眩晕；根据病变器官分类，可分为耳源性、血管性、中枢性、颈源性和视性、全身性疾患、神经学疾患等；Edward分类法将其分为颅外型（外耳、中耳、内耳病变引起）及颅内型（前庭神经、前庭神经核及中枢神经通路病变引起）等。

下面介绍几种常用的分类方法，以及相关学科对眩晕性疾病的分类方法。

### （一）按病变部位及发病原因分类

#### 1. 前庭性眩晕

（1）前庭外周性眩晕：由迷路与前庭神经病变引起。

耳蜗前庭疾患，同时存在前庭及耳蜗症状（耳鸣、听力障碍、眩晕及眼震）。①迷路内：梅尼埃病、迟发型膜迷路积水、特发性突聋、耳硬化症、外伤性眩晕、药物中毒、自身免疫性内耳病及内耳供应不足、镫骨摘除术后、中耳乳突炎并发迷路炎、梅毒性迷路炎、病毒感染、前庭震荡、膜窗破裂、药物及中毒、血管病变等；②迷路外：外耳道耵聍栓塞、外耳道异物、中耳负压、Ramsay Hunt 综合征、脑桥小脑角肿瘤及颞骨骨折、血管畸形、动脉瘤、蛛网膜炎等。

前庭疾患（只有眩晕与眼震）。①迷路内：良性阵发性位置性眩晕、晕动病等；②迷路外：前庭神经元炎等。

（2）前庭中枢性眩晕：由前庭神经核与皮层中枢及其中枢径路病变引起。

血管性：锁骨下动脉盗血综合征、椎-基底动脉 TIA 或血栓形成、Wallenberg 综合征、小脑前下动脉综合征、内听动脉前庭支综合征（前庭性卒中）、基底动脉偏头痛、小脑出血及过度换气综合征等。

非血管性（肿瘤、外伤、变性）：桥小脑角处肿瘤、颞叶肿瘤、颅后窝肿瘤、感染、前庭性癫痫、多发性硬化、遗传性共济失调、扁平颅底或颅底凹入症、中枢性位置性眩晕、脑干炎症/肿瘤/变性、小脑病变、延髓空洞症、第4脑室肿瘤（Bruns综合征）、颅脑外伤等。

**2. 非前庭性眩晕**

（1）眼性眩晕：视力障碍、屈光不正、先天性眼震、眼外肌麻痹等。

（2）颈源性眩晕。

（3）全身疾病或循环系统疾病：高血压、低血压、心律失常、阿斯综合征、严重贫血、真性红细胞增多症、脑动脉硬化等。

（4）内分泌及代谢性疾病：糖尿病、低血糖、甲状腺功能减退等。

（5）精神性眩晕：神经官能症、自主神经功能失调等。

根据解剖部位分类，目前最简单的分类为中枢性及周围性两大类，有利于临床医师实际工作。

**（二）按眩晕性质分类**

根据眩晕的性质，结合是否有耳蜗症状、神经系统症状进行分类，临床医师更容易迅速做出初步诊断，便于进一步确定特殊检查。

**1. 眩晕（运动错觉）**

（1）单次发作

伴耳蜗症状：突发性耳聋、迷路窗膜破裂、迷路炎、外伤性眩晕。

无耳蜗症状：前庭神经炎。

（2）反复发作

伴耳蜗症状：

无其他神经系统症状：梅尼埃病、迟发性膜迷路积水、迷路炎、耳硬化症。

有其他神经系统症状：桥小脑角疾患、脑干疾患、Ramsay Hunt综合征。

无耳蜗症状：

无其他神经系统症状：良性阵发性位置性眩晕、儿童良性阵发性眩晕、过度换气综合征、运动病。

有其他神经系统症状：椎-基底动脉短暂缺血性眩晕、偏头痛伴眩晕、颈源性眩晕、前庭性癫痫、多发性硬化。

**2. 平衡失调**

（1）伴耳蜗症状

无其他神经系统症状：药物中毒性前庭损害。

有其他神经系统症状：桥小脑角疾患、脑干疾患、颅内感染、颅底凹入症、颅内肿瘤。

（2）无耳蜗症状

无其他神经系统症状：低血糖、直立性低血压、眼性眩晕、药物中毒性前庭损害。

有其他神经系统症状：小脑疾患、多发性硬化症。

**3. 头晕、头昏**

椎-基底动脉短暂缺血性眩晕、血液病、低血糖、心血管疾病、甲状腺功能障碍、高脂血症、过度换气综合征、精神性眩晕、血管性眩晕等。

### （三）巴拉尼协会于 2009 年发布的《前庭症状国际分类》

**1. 眩晕**

（1）自发性眩晕：无明显诱因的眩晕。

（2）诱发性眩晕：存在明显诱因的眩晕。

①位置性眩晕：头相对于重力的空间位置变化所引发及之后出现的眩晕。②头运动眩晕：仅发生在头部活动时的眩晕（即与头部活动的时间锁定），可以是由头部活动所引发的眩晕，也可以是头部活动加重的自发性眩晕。③视觉引发的眩晕：由复杂的、变形的、大视野或移动的视觉刺激所引发的眩晕，包括伴随机体活动时相对的视景运动，视觉引发的环形或线性自身活动（常称为"对流"）的错觉。④声音引发的眩晕：听觉刺激所引发的眩晕。⑤Valsalva 动作引发的眩晕：由任何可能导致颅内压或中耳压力增加的机体活动所引发的眩晕。⑥直立性眩晕：因坐起或站起所诱发或产生的眩晕（如机体姿势从躺到坐或从坐到站的改变），应与位置性眩晕和头运动眩晕相鉴别。⑦其他诱发性眩晕：包括脱水状态、药物、环境压力改变（如深海潜水、高原、高压氧、气耳镜检查中的吹气）、运动/用力（包括上肢运动）、长时间被动运动（如航海）后、激素、过度换气、恐惧状态、衣领过紧、振动，以及只针对个别患者的个体特异性的非典型诱因。

**2. 头晕**

头晕是指空间定向能力受损或障碍的感觉。这里定义的头晕不包括眩晕性感觉。虽然"头晕"这一术语被广泛使用且包含有虚假运动的感觉，但在本分类中，术语"眩晕"和"头晕"是有明确区分的。同样，该定义也不适用于患者的主诉是全身或局部的运动无力，以及不舒服、疲劳或不适（有时被称为"虚弱及头昏眼花"）等非特异性的感觉。

（1）自发性头晕。

（2）诱发性头晕：位置性头晕、头运动头晕、视觉引发的头晕、声音引发的头晕、Valsalva 动作引发的头晕、直立性头晕、其他诱发性头晕。

**3. 前庭-视觉症状**

前庭病变或视觉与前庭系统相互作用所引起的视觉症状。包括运动的虚假感觉、视景的倾斜及因前庭功能（而非视力）丧失相关的视觉变形（模糊）。

（1）外在的眩晕：视景旋转或摇晃的虚假感觉。外在的眩晕（视觉症状）常常伴有内在的眩晕（身体运动）。但是，单纯跳跃性眼震可引起连续性视觉运动而无自体运动的虚假感觉（内在的眩晕）。

（2）振动幻视：视景来回摆动的虚假感觉。

（3）视觉延迟：视觉延迟是指头部运动后延迟出现的视景跟随的错误感觉，或是头部运动完成后出现的短暂的漂移感，一般持续 1～2 秒。

（4）视觉倾斜：视景与真实垂直轴偏离的虚假的定向感。如果视觉倾斜是运动的（即角度在变）而非静止的（即角度固定），那就应归为外在的眩晕（视觉感觉）或（内在的）眩晕（身体感觉），而非视觉倾斜。

（5）运动引发的视物模糊：在头部运动过程中或运动后短暂的视敏度下降。前庭系统有助于保持视网膜图像的稳定。该功能损害则会导致视网膜图像不稳，从而导致头部运动中或运动后短暂的视敏度下降。

**4. 姿势性症状**

与维持姿势稳定有关的平衡症状，仅见于直立位（坐位、站位或行走）。

（1）不稳：在坐、立或行走时感觉不稳，无特定的方向性。增加稳定性的动作（即靠住平稳的物体，如墙面）能显著减轻或消除任何不稳感，否则应考虑患者的症状是否为眩晕或头晕。

（2）方向性倾倒：在坐、立或行走时感觉不稳，要向特定的方向转向或跌倒的感觉。需要明确方向是向侧方、后方或前方。若为向侧方，还应分向左或向右。

（3）平衡相关的近乎跌倒：与强烈的不稳、方向性倾倒或其他前庭症状（如眩晕）有关的将要跌倒（但没有完全跌倒）的感觉。

（4）平衡相关的跌倒：强烈的不稳、方向性倾倒或其他前庭症状（如眩晕）有关的完全跌倒。

在本分类中，眩晕和头晕是有明确区分并处于同一地位的。眩晕和头晕可以共存或依次出现，一个症状并不排斥另外的症状。正确认识这种症状的共存和转变，对于临床疾病的识别与诊断有一定意义。

**（四）2008 年出版的《希氏内科学》依据常见原因对眩晕的分类**

（1）生理性眩晕：晕动病、晕空病和恐高性眩晕。

（2）良性位置性眩晕

（3）急性周围前庭病变：前庭神经元炎。

（4）梅尼埃病

（5）偏头痛性眩晕

（6）创伤后眩晕

（7）脑震荡综合征

（8）其他原因导致的周围性眩晕：慢性细菌性中耳乳突炎、自身免疫性内耳病、前庭功能障碍、耳毒性抗生素的应用、中毒。

（9）供血不足：椎-基底动脉供血不足和脑干、小脑梗死。

（10）脑桥小脑角肿瘤

（11）其他原因的中枢性眩晕：如多发性硬化、感染伴发的脑脊髓炎、肉芽肿脑膜炎、软脑膜转移瘤、颞叶癫痫等。

### （五）2010 年中华医学会神经病学分会分类

**1. 中枢性眩晕**

（1）血管源性

（2）肿瘤

（3）脑干或小脑感染

（4）多发性硬化

（5）颅颈交界区畸形

（6）药物源性

（7）其他少见的中枢性眩晕：包括偏头痛性眩晕、癫痫性眩晕、颈源性眩晕、外伤后眩晕。

**2. 周围性眩晕：按有无听觉障碍**

（1）无听力障碍：良性发作性位置性眩晕、前庭神经元炎。

（2）伴听力障碍：梅尼埃病、迷路炎等。

**3. 精神性**

**4. 不明原因性**

（金硕雯）

# 第二节　眩晕的诊断、鉴别诊断、定位和治疗原则

## 一、眩晕的诊断

眩晕的表现多种多样，引起眩晕症状的疾病涉及许多临床学科，且眩晕的病理资料极少，动物模型建立困难，客观诊断方法尚不够完善或特异性较小。另外，同一种疾病可同时发生于前庭系统的不同部位，引起不同形式的眩晕；而同一部位的病变可由不同的疾病引起，且疾病的不同阶段均可出现不同形式的眩晕及伴随症状，导致眩晕的定位、定性诊断极为困难。但是，眩晕诊断必须做出定位、定性，才能使治疗有的放矢。

### （一）病史采集

眩晕的诊断通常基于病史，病史也是眩晕诊断的最重要依据。要给患者时间回忆自己的症状表现，引导其准确地表达自身的不适，以便得到详细而准确的病史，然后通过检查及分析进行诊断。故正确收集病史极为重要，应问清楚如下问题。

**1. 眩晕发作前的情况**

发病前是否有颅脑外伤、烟酒过度、精神情绪不稳、劳累、失眠等因素。帮助患

者分清是头晕还是眩晕，眩晕是头晕的一种特殊类型，是一种运动错觉，发作时自感身体不稳定、上下漂浮、左右摇摆感，最突出的特征是眩晕发生时有一个"动"的特点。患者经常将头晕、眼花、意识模糊统称为"眩晕"。当自身或周围环境有旋转、漂浮、偏斜等"动感"多为前庭系统病变，无"动感"多为非前庭系统或中枢病变。

**2. 眩晕发作时的情况**

外界物体或自身是否发生旋转，有无头重脚轻、头沉重压迫感，是突然发作还是缓慢开始，是一直存在还是时轻时重、时发时好，每次发作持续多久，发病前有无预感，在何种情况下或体位下容易发病，头及身体转动时眩晕是否加重，睁、闭眼时眩晕是减轻还是加重，声光刺激、变换体位时眩晕是否加重，发作时有无听力减退、耳鸣/耳胀满感的程度加重，有无说话困难、神志不清、上下肢活动障碍。

**3. 眩晕的伴发症状**

以下伴发症状发生于眩晕之前、之中、之后。在眩晕发作前后或同时出现听力损失、耳鸣及耳闭塞感，大多为前庭周围性疾患；如果伴发神经系统的症状（如头痛、意识障碍、知觉丧失、抽搐、平衡失调、感觉及运动障碍），特别是伴有面部麻木、言语及构音障碍、吞咽困难等脑干及小脑症状，则应考虑为中枢性神经系统疾病。自主神经症状的出现，如恶心、呕吐、出汗及面色苍白、心动过速等，多为前庭系统疾病的一种表现，且明显见于前庭周围性疾病（见表 1.1）。颈部疼痛、肩痛、上下肢麻木或无力，应考虑颈源性眩晕或椎-基底动脉短暂缺血性眩晕。

表 1.1　周围性眩晕与中枢性眩晕的鉴别要点

|  | 周围性眩晕 | 中枢性眩晕 |
| --- | --- | --- |
| 起病 | 多较快，可突然发作 | 多较慢，缓慢发生，逐渐加重 |
| 性质 | 真性眩晕，有明确运动错觉 | 可呈头晕，平衡失调，阵发性步态不稳 |
| 持续时间 | 多较短，数秒及数小时 | 多持续较长 |
| 消退 | 逐渐减轻并消退 | 多持续不退，逐渐加重或间歇加重 |
| 间歇期 | 梅尼埃病有间歇期，间歇期无眩晕或头晕，中毒或炎症无间歇期 | 无间歇期，但可持续轻度头晕，阵发加重或突然步态歪斜 |
| 听力症状 | 可伴发耳鸣、耳堵及听力下降，梅尼埃病早期呈波动性听力下降 | 小脑角占位病变可有耳鸣及听力逐渐下降，其他中枢性眩晕可无听力症状 |
| 自主神经症状 | 眩晕重时伴冷汗、苍白、恶心、呕吐、大便次数增多 | 可无自主神经症状及体征 |
| 声、光刺激及头部运动 | 强声、强光刺激及头部运动均可使眩晕及自主神经症状加重 | 症状与头部运动无关，声光刺激一般也可引起症状加重 |
| 自发性眼震 | 在眩晕高潮时出现，水平型或旋转型，有快慢相之分，方向固定，持续时间不长 | 如伴眼震，可持续较长时间，可出现各种类型眼震，如垂直型、翘板型，可无快慢相之分，方向不固定，可出现凝视性眼震 |

（待续）

表 1.1（续）

| | 周围性眩晕 | 中枢性眩晕 |
|---|---|---|
| ENG | 无过冲或欠冲现象，固视抑制正常，视动性眼震（OKN）试验正常，视跟踪 I 型或 II 型曲线，诱发眼震方向及类型有规律可循，可出现前庭重振现象 | 可出现过冲或欠冲现象，固视抑制失败，OKN 可不正常，视跟踪 III 型或 IV 型，可出现错型或错向眼震，可出现凝视性眼震 |
| 其他中枢神经系统症状 | 无其他中枢神经系症状和体征，无意识丧失 | 可同时有展神经、三叉神经、面神经症状与体征，可伴意识丧失 |

### （二）病史分析

根据眩晕的表现形式，单次发作还是多次发作，是否伴发耳蜗症状及神经系统症状等，即可初步判断眩晕是前庭性还是非前庭性，是前庭中枢性还是前庭周围性，是前庭疾患还是全身性疾病，是半规管疾患还是耳石器疾患，是否合并有心理学因素，应通过病史分析弄清楚这些问题。

### （三）相关检查

病史采集和分析之后，根据需要进行有关检查，以便明确病因及部位。

## 二、眩晕的鉴别诊断

眩晕是最常见的临床综合征，位列门诊常见症状第三位。它涉及多学科，据统计，眩晕占内科门诊患者的 5%，占耳鼻喉科门诊的 15%。65 岁以上老年人眩晕发病率：女性为 57%，男性为 39%。老年人 50%～60% 有眩晕症，占老年人门诊的 81%～91%。当前国内医院大多没有专门的眩晕症诊疗中心或耳神经功能检查治疗中心，眩晕患者分散在不同科室，由各科诊治，难免有片面现象，且尚无深入研究及大宗病例报道，故疗效不尽如人意。眩晕的病理生理基础、分类、临床诊断定性和定位较复杂，现主要鉴别耳源性眩晕及非耳源性眩晕，以利于眩晕患者的治疗。

### （一）耳源性眩晕

#### 1. 梅尼埃（Meniere）病

该病在耳源性眩晕中占 50% 以上，以中年后发病最常见。其临床表现为发作性眩晕、波动性听力下降、耳鸣及耳胀满感，三者也可能会同时出现。梅尼埃病眩晕发作的特点一般是突发性的，患者自述感觉周围事物旋转或左右摇晃不稳，严重者不能站立、行走，只能静卧。眩晕发作时出现不同程度的恶心、呕吐、出汗及面色苍白等自主神经系统症状及眼球震颤，电测听呈现不同程度的感音性耳聋。

#### 2. 良性阵发性位置性眩晕（耳石症）

该病属于耳源性眩晕疾病之一，临床上 30～60 岁的患者居多，发病急骤，多发生在某种特定头位，通过短暂的潜伏期后突发旋转性眩晕，一般持续时间为数秒，同时存有短暂的水平性、旋转性眼震。该病没有听力障碍和其他神经系统症状。

### 3. 前庭神经元炎

该病也称为前庭神经炎，通常情况下是由于一侧的前庭神经元不全而受损。该病在临床上一般表现为急性或亚急性的眩晕或平衡障碍，有时有眼震、姿势及自主神经系统症状。该病没有听力障碍等其他神经系统症状，持续时间一般为数秒至数天，因人而异。该病和梅尼埃病非常相似，且容易混淆，但是值得注意的是该病没有耳蜗症状，眩晕持续的时间长、无反复发作的特点，鉴别诊断时可有无病毒感染的前驱症状。

### （二）非耳源性眩晕

#### 1. 脑血管疾病性眩晕

该病最常见的病因是患者伴动脉粥样硬化、高血压、低血压，以及其他动脉炎、动脉痉挛、血栓、血管畸形、心血管等疾病，一般在中年以后发病，发病突然。患者病变离内耳越近，耳鸣、耳聋就越严重，病变离动脉主干越近，内耳的症状就越不明显，而以其他神经症状为多见。

#### 2. 颈源性眩晕

该病是由于颈椎和其关节囊、韧带、神经、血管、肌肉等相关组织发生器质性、功能性的变化，以及上颈椎本体感受器的不正常冲动传入前庭核而引起的。该病在临床颈部影像学检查会表现异常，一般表现为椎体不稳、椎间盘突出等，同时大部分患者还伴有颈部外伤史，患者在颈部活动后会出现头晕或眩晕伴颈部疼痛、恶心、呕吐、共济失调、平衡障碍、耳鸣耳聋，以及黑蒙、复视、弱视等症状，部分患者颈扭转试验阳性，该病持续的时间较短。

## 三、眩晕的定位诊断

可引起眩晕的疾病刺激一侧前庭时可发生眩晕，一侧前庭功能突然丧失可发生眩晕，与刺激有关的中枢或与前庭有反射联系的神经也可引发眩晕。较常见的如外耳道耵聍栓塞、小儿肠道蛔虫症。迷走神经末梢受刺激引起两侧前庭兴奋性不均衡可产生眩晕，妊娠中期及晚期盆腔迷走神经丛受压迫也可引起眩晕。已知刺激大脑皮层的若干区域可引起眩晕，可见可引发眩晕的原因较多。

临床上可以观察到，耳科、神经科有不少疾病可引起眩晕，内科、外科、儿科也有若干疾病可引起眩晕。列举如下：①耳科疾病：外耳，如外耳道异物及耵聍栓塞，少数患者可发生眩晕。主要为外耳道后壁的迷走神经分支即 Anord 神经受压，刺激反射到前庭系统引起的眩晕感；中耳，中耳气压损伤或中耳炎，部分患者可发生眩晕；内耳，多数内耳病累及前庭器官引起眩晕。常见的有梅尼埃病、各种迷路炎、突发性耳聋伴眩晕、前庭神经炎、前庭系中毒及运动病等。②神经科疾病：脑部肿瘤，尤其是小脑、脑干和第 4 脑室肿瘤及其他占位病变（如小脑脓肿）、脑血管疾病（主要是椎基底系统痉挛、栓塞、出血或血栓形成等）、眩晕性癫痫、多发性硬化、延髓空洞症、自主神经功能紊乱、癔症等。③内科疾病：血液病、心血管疾病、代谢病、内分泌病、结缔组织病等，仅在部分患者可伴发眩晕，多由病变侵犯到前庭系统所致，例如，白血病或出血性紫癜引起内耳出血，结节病或动脉周围炎引起内耳供血障碍，风湿性或先天性心脏病引发迷路动脉栓塞等。④外科疾病：颈椎病、颈肌扭伤等。⑤儿科疾病：肠蛔虫病、贫血、感染及遗传因素所致的良性发作性眩晕等。⑥妇产科疾病：妊娠眩晕。

病理性眩晕只是一种症状，多种疾病可引发这种症状，由于眩晕引起的痛苦较明显，往往成为患者的主诉，也可能是某些疾病早期的唯一症状，如在小脑蚓部肿瘤及第 4 脑室肿瘤的早期，眩晕可能成为主诉甚至是唯一症状，因而不易与外周性眩晕鉴别，可能误诊为内耳的疾病。

### 四、眩晕的治疗原则

引发眩晕症状的疾病很多，即使为同一疾病，其临床表现也不尽相同，且其病程、伴发症状、疾病的严重程度也不同，因此治疗上应因人而异，根据不同情况而变化。

眩晕患者的治疗应包括一般治疗、心理治疗、病因治疗、症状治疗、前庭康复训练和手术治疗。

**1. 一般治疗**

急性发作时，应绝对卧床，房间应保持安静，避免头部活动，通常数天之后，眩晕将进行性减轻。此时，应逐渐增加头部及身体的活动，以利于恢复。为了让神经系统重新调整对视觉、本体感觉及前庭信号之间的联系，需要更多的头、眼及机体活动，使患者脱离慢性虚弱的状态。

**2. 心理治疗**

眩晕是一种令人恐惧的症状，医生必须给患者提供心理支持，使其宽心，减少焦虑，那么患者的痛苦感也会减轻。通过询问病史及体格检查，若可以排除严重疾病，则可告知患者，其眩晕疾状并非致命，是完全可以治愈的。

**3. 病因治疗**

当引起眩晕的疾病得到明确诊断之后，针对病因的特殊治疗极为重要，有些眩晕疾患，如感染性眩晕、血管性眩晕，可以针对疾病进行治疗；但有一部分眩晕疾患，即使病因明确，去除病因治疗尚存在一定困难。

**4. 症状治疗**

抗眩晕药物有很多种，其效果多为经验式治疗，难以确定哪种药物有效或何种合并用药有效，由于同类患者个体间对疗效反应不一致，通常可用抗胆碱药（东莨菪碱、阿托品等）、单胺能药（苯丙胺、麻黄碱等）、抗组胺药（美克洛嗪、异丙嗪等）、抗多巴胺药（丙氯拉嗪、氯丙嗪等）、安定类药（地西泮、艾司唑仑、阿普唑仑）、丁酰苯类药（氟哌啶醇、氟哌利多）、钙通道阻滞剂（氟桂利嗪、桂利嗪）、敏使朗、都可喜、地芬尼多、银杏叶制剂。

**5. 用药原则**

药物的选择与合并用药，应根据每种药物对某一疾病的效果、副作用、是否为同类药 [合并用药可致作用超量（如氟桂利嗪与尼莫地平同用）]、症状的严重程度及时间过程等因素来决定。

（1）急性发作且症状严重时：安定类药的应用极为需要且最有效，但这类药物皆有副作用，使用时应慎重。

（2）慢性复发性眩晕：可选用抗组胺药、单胺药及抗胆碱药。异丙嗪与麻黄碱合并应用，可减少异丙嗪的副作用，且明显减少自主神经症状。而美克洛嗪、赛克力嗪、苯海拉明、东莨菪碱对轻度发作性眩晕有效。

总之，眩晕用药应根据病情来选择，避免多种药物的同时应用，且应注意许多抗眩晕药物本身的副作用即可引起眩晕及头晕，避免同时应用同一类药的不同药物，老年患者更应注意其对药物的敏感性及副作用加重等情况。

**6. 手术治疗**

眩晕症由于病因复杂，牵涉学科广泛，手术治疗必须有明确定位诊断和适应证，盲目行事后果不佳，手术方法将在后面章节中专门讨论。

（郭红梅）

## 参考文献

1. 易洋，付青梅，李昊，等. 常见头晕、眩晕的分类与诊断[J]. 武警医学，2015（12）：1269-1272.

2. 刘薇，张祥建. 临床易混淆的概念及诊治技巧（二十一）——眩晕的分类及其治疗[J]. 中国全科医学，2006（24）：2087.

3. 冯智英，杨晓岚，沈沸，等. 前庭症状的分类：迈向前庭疾患的国际分类[J]. 神经病学与神经康复学杂志，2012（03）：127-137.

4. 吴子明. 前庭症状国际分类及在国内应用的思考[J]. 中国医学文摘（耳鼻咽喉科学），2014（05）：277-278.

5. 吴子明，张素珍. 前庭症状国际分类与解析[J]. 中华耳科学杂志，2015（01）：187-189.

6. 徐霞，卜行宽. 眩晕的流行病学研究[J]. 临床耳鼻咽喉科杂志，2006（07）：334-336.

7. 孙彦. 眩晕的概念与分类[J]. 青岛医药卫生，1995（11）：46.

8. 韩英博，彭俊阳，姚建华. 眩晕的病因分类与规范诊治[J]. 中国老年医学杂志，2015（09）：2590-2592.

9. 粟秀初. 眩晕的病理生理学基础及其常见病因[J]. 人民军医，1986（12）：27-28.

10. 姜树军，单希征. 头晕眩晕临床研究热点[J]. 武警医学，2016（11）：1081-1084.

11. 李晓荟，姜树军. 头晕的现代概念及分类[J]. 中华老年心脑血管病杂志，2011

（08）：765-766.

12. Strupp M, Dieterich M, Brandt T. The treatment and natural course of peripheral and central vertigo. Dtsch Arztebl Int. 2013 Jul; 110 (29-30): 505-15; quiz 515-6. doi: 10. 3238/arztebl. 2013. 0505. *Epub* 2013 Jul 22. Review.

13. Bisdorff A, Von Brevern M, Lempert T, Newman-Toker DE. Classification of vestibular symptoms: towards an international classification of vestibular disorders. *J Vestib Res.* 2009; 19 (1-2): 1-13. doi: 10. 3233/VES-2009-0343.

14. 黄选兆．实用耳鼻咽喉头颈外科学［M］．北京：人民卫生出版社，2007.

15. 孔维佳．耳鼻咽喉头颈外科学［M］．北京：人民卫生出版社，2010.

16. 田勇泉．耳鼻咽喉头颈外科学［M］．北京：人民卫生出版社，2013.

17. 姜泗长．耳鼻咽喉头颈外科诊断与鉴别诊断［M］．北京：中国协和医科大学出版社，2001.

18. 黄选兆，汪吉宝，孔维维．实用耳鼻咽喉头颈外科学［M］．2 版．北京：人民卫生出版社，2008.

# 第 2 章　耳科应用解剖学

## 第一节　耳的应用解剖学

耳分为外耳、中耳和内耳三部分。颞骨包括外耳道骨部、中耳、内耳及内耳道。

### 一、颞骨

颞骨是解剖结构最为复杂的机体器官之一。位于头颅两侧，镶嵌在顶骨、蝶骨、颧骨和枕骨之间，构成颅骨底部和侧壁。颞骨为复合骨，以外耳道为中心可将颞骨分为 5 个部分：鳞部、鼓部、乳突部、岩部和茎突。

#### 1. 鳞部

又称颞鳞。居颞骨前上部，形似鱼鳞，分内、外两面。鳞部外面光滑而略外凸，近中部有纵行的颞中动脉沟，沟下方有向前突出的颧突，颧突和颧骨的颞突汇合成颧弓。颧突有三个根，即关节结节、关节后突和颞线，颞线常作为颅中窝底平面的颅外标志。颞线之下骨性外耳道口后上方有一小棘状突起，称为外耳道后上棘。棘的后方，外耳道后壁向上延伸与颞线相交所形成的表面粗糙、稍凹陷的三角区域称为道上三角区，又名筛区，其深面为鼓窦。鳞部内面略凹，与颞叶相接触并有脑回压迹及脑膜中动脉沟。鳞部后上缘与顶骨衔接，前下缘与蝶骨大翼衔接。鳞部下缘与岩骨前缘融合，形成岩鳞缝，此缝在成人仅留痕迹，但在幼儿较明显，并有细小血管自硬脑膜经此缝进入中耳，故幼儿中耳炎可致脑膜刺激症状。

#### 2. 鼓部

鼓部为一弯曲的 "U" 形骨板，位于鳞部之下，乳突之前及岩部外下侧，构成骨性外耳道前壁、下壁和后壁的一部分。鼓部与乳突之间为鼓乳裂，鼓部前上方以鳞鼓裂与鳞部相接，内侧以岩鼓裂与岩部接连。鼓部的前下方形成下颌窝后壁，鼓部内端有沟槽状的鼓沟，鼓膜边缘的纤维软骨环即嵌附于鼓沟内。鼓沟上部有缺口，名为鼓切迹，鼓切迹处无鼓沟和纤维软骨环。

#### 3. 乳突部

乳突部构成颞骨后下部，呈锥状突起。乳突部外侧面粗糙，外下方为胸锁乳突肌、头夹肌和头最长肌的附着处，乳突后方近枕乳缝处有一贯穿颅骨内外的乳突孔，乳突导血管通过乳突孔沟通颅外静脉与乙状窦，枕动脉亦有小支经此孔供给硬脑膜。乳突尖内侧有深沟，名为乳突切迹，为二腹肌后腹的起点；切迹内侧有一较浅的枕动脉沟，容纳枕动脉。乳突内侧面有一弯曲下行的深沟称乙状沟，乙状窦位于其中。乙状沟的深浅、宽窄及其骨壁的厚薄因乳突气房发育程度的不同而有很大差异。乳突气房发育良好者，乙状窦骨板较薄且位置偏后，与外耳道后壁之间的距离较大；乳突气房发育较差者，乙状窦骨板坚实，位置前移，与外耳道后壁距离较小，在乳突手术时易损伤乙状窦而造成出血，并可因此发生气栓。

**4. 岩部**

岩部位于颅底，嵌于蝶骨和枕骨之间，形似三面锥形体，因此又称岩锥，其内含听觉和平衡器官。岩部的底朝外，与鳞部和乳突部融合；尖端粗糙不平，朝向内前而微向上，嵌在蝶骨大翼后缘和枕骨底部所形成的角内，构成破裂孔的后外界，颈动脉管内口开口于破裂孔。岩部包括三个面：

（1）前面。组成颅中窝后部，并与鳞部的脑面相连。由内向外有下列重要标志：①近岩尖处有三叉神经压迹，容纳三叉神经半月神经节；②压迹的后外侧有两条与岩锥长轴平行的小沟，靠内侧者为岩浅大神经沟，向后伸展达面神经裂孔；③外侧者为岩浅小神经沟，向后伸展达面神经裂孔外侧的鼓室小孔，为岩浅小神经进入鼓室的通道，此二沟各容纳同名神经；④后外方有一骨性凸起，名为弓状隆起，前半规管位于其下方，大多数前半规管的最高点位于弓状隆起最高点前内方的斜坡中；⑤再向外有一分隔鼓室和颅中窝的浅凹形的薄骨板，名为鼓室盖。

（2）后面。为岩上窦、岩下窦和乙状窦围成的三角形骨面，顶朝内，底朝外，组成颅后窝的前壁，并与乳突部内侧面相连（见图6.3）。岩部后面中央偏内有一内耳门（内耳道口），向外通入内耳道。内耳道与岩锥体的长轴近似成直角。内耳门的后外有一薄骨板遮盖的裂隙，内有前庭小管外口，内淋巴管和内淋巴囊在此延续。上述裂隙与内耳门之间的上方有一小凹，名为弓形下窝，有硬脑膜的细小静脉经此穿过。

（3）下面。粗糙凹凸不规则，组成颅底外面的一部分。在岩部内侧，有两个紧邻的深窝，前内为颈动脉管外口，有颈内动脉和颈动脉神经丛经过，后外为颈静脉窝，内藏颈静脉球。颈动脉管外口和颈静脉窝之间的薄骨脊上有鼓室小管下口，舌咽神经的鼓室支即鼓室神经经此管进入鼓室。颈动脉管外口的内前方、接近岩尖的粗糙骨面上，有腭帆提肌和咽鼓管软骨附着。颈静脉窝外侧骨壁上有乳突小管的开口，为迷走神经耳支的通路。在颈静脉窝前内方有一三角形小窝，窝内有蜗水管外口，硬脑膜呈管形延伸其内，外淋巴液通过此小管流入蛛网膜下隙，此管位置恒定，且紧邻舌咽神经，是重要的定位标志。

岩部包括三个缘：岩部上缘最长，其上有岩上沟，容纳来自侧窦汇入海绵窦的岩上窦，沟缘有小脑幕附着；上缘内端有一切迹，内含三叉神经半月神经节的后部；上缘尖端借岩蝶韧带和蝶骨接连并形成小管，内有展神经和岩下窦经过，故在气化非常良好的颞骨发生急性化脓性中耳乳突炎时可并发岩尖炎，并出现三叉神经痛和展神经麻痹症状。岩部后缘的内侧段有岩下沟，内含由海绵窦汇入颈静脉球的岩下窦；后缘的外侧段和枕骨的颈静脉切迹围成颈静脉孔。岩部前缘的内侧部分与蝶骨大翼接连形成蝶岩裂，外侧部分组成岩鳞裂和岩鼓裂；在岩部与鳞部之间，有上下并行的鼓膜张肌半管和咽鼓管半管通入鼓室。

内耳道：是位于岩部内的骨性盲管，平均长约 10 mm，平均垂直径为 5.9 mm。内耳道内有面神经、蜗神经、前庭神经、中间神经及迷路动脉、迷路静脉经过。岩部后面中央偏内的内耳道口（也称内耳门），呈扁圆形，前缘圆钝，后缘锐而突起。内耳道向后、外侧伸入颞骨岩部，与岩部的长轴几乎成直角，硬脑膜经内耳门延伸入内耳道，并铺贴于其表面。内耳道外端由一垂直而有筛状小孔的骨板所封闭，此骨板即为内耳道底，内耳道底构成前庭和耳蜗内壁的大部分。内耳道底上有一横行的脊状隆起，将内耳道底分成上下两区，上区较小，并被一垂直脊分为前后两部。内听道底前上部为面神经管区，面神经由此进入面神经骨管，向外延续为迷路段。后上部为前庭上区，呈漏斗状，内有数小孔，穿过上前庭神经终末支，分布于椭圆囊斑、前半规管及外半规管壶腹。前下方为蜗区，有许多呈螺旋状排列的小孔，有蜗神经纤维通过。后下方为前庭下区，有数个小孔，为分布至球囊的前庭下神经所通过。前庭下区后下方尚有一单孔，前庭神经的后壶腹支由此通过。

### 5. 茎突

茎突位于乳突之前，鼓部下方的中段。茎突外形细长，伸向前下方，平均长约 2.5 cm。茎突近端被鼓部的鞘突所包绕，远端有茎突咽肌、茎突舌肌、茎突舌骨肌、茎突舌骨韧带和茎突下颌韧带附着。在茎突与乳突之间有一茎乳孔，而神经主干由此出颅。婴儿由于乳突尚未发育，茎乳孔的位置较浅，此时施行乳突手术须做耳后切口，切口不宜向下延伸过度，以免损伤面神经主干。

## 二、外耳

耳郭和外耳道统称为外耳。

### 1. 耳郭

左右对称，与头颅侧面约成 30° 角，分前（外）面和后（内）面。耳郭前面凹凸不平，有较多的表面标志：耳轮、耳轮脚、耳郭结节、三角窝、舟状窝、耳甲艇、耳甲腔、耳屏、对耳屏和耳屏间切迹等。耳屏与耳轮脚之间的凹陷称为耳前切迹，因为此处无软骨连接，所以常常经此处行手术切口，可不损伤软骨而直达外耳道和乳突的骨膜。耳屏下方无软骨的部分称为耳垂，耳垂不含软骨，由脂肪组织和结缔组织构成。耳郭后面较平坦而稍隆起的附着处称为耳郭后沟，是耳科手术的重要标志物。除耳垂之外的耳郭组织均为弹性纤维软骨组织，外覆软骨膜和皮肤。耳郭软骨无神经分布，但有神经纤维随血管走行而分布于软骨膜。耳郭前面的皮下组织很少，皮肤与软骨粘连较后面紧密，若因炎症等发生肿胀时，神经纤维易受压迫而产生剧痛；若形成血肿或有较多渗液时则极难吸收。耳部手术或耳郭外伤可引起化脓性骨膜炎，甚至发生软骨坏死而致耳郭变形。耳郭血管位置浅表、皮肤较薄，易冻伤。

**2. 外耳道**

起自耳甲腔底向内止于鼓膜的一条伸入颞骨的略呈 S 形弯曲的盲管，由软骨部及骨部组成。外 1/3 为软骨部，内 2/3 为骨部。在检查外耳道深部或鼓膜时，须将耳郭向后提起，使外耳道呈一直线而易窥及。新生儿的外耳道软骨与骨部尚未完全发育，由纤维组织组成，故耳道较狭窄而易塌陷。1 岁以下的婴儿外耳道几乎为软骨构成。外耳道有两处狭窄，一处为骨部和软骨部交界处，另一处为骨部距鼓膜约 0.5 cm 处，称为外耳道峡。外耳道外段向内、向前而微向上，中段向内、向后，内段向内、向前而微向下；检查外耳道深部及鼓膜时应将耳郭向后上方提起，使外耳道呈一直线。

外耳道软骨前下方常有 2~3 个由结缔组织填充的垂直裂隙，为外耳道软骨切迹，可提高耳郭的可动性，其内含纤维组织、血管及神经通过，是外耳道和腮腺之间相互感染的途径。外耳道骨部的后上方由颞骨鳞部组成，其深部与颅中窝仅隔一层骨板，故外耳道骨折可累及颅中窝；外耳道前壁、下壁和部分后壁由颞骨鼓部构成，其内端形成鼓沟，鼓膜紧张部边缘的纤维软骨环嵌附于鼓沟内。鼓沟上部的缺口名为鼓切迹。

外耳道皮下组织很少，皮肤几乎与软骨膜和骨膜相贴，故当感染肿胀提示易致神经末梢受压而引起剧痛。软骨部皮肤较厚，毛囊和皮脂腺丰富，并含有类似汗腺结构的耵聍腺，能分泌耵聍。骨部外耳道皮肤较薄，既无毛囊也无腺体，故疖肿只发生在外耳道软骨部。耵聍腺分泌的耵聍、皮脂腺分泌的皮脂和外耳道皮肤脱落上皮混合形成蜡状耵聍，可抑制外耳道内的真菌和细菌。颞下颌关节位于外耳道前方，外耳道软骨部随着颞下颌关节的闭合和张开而活动，有助于外耳道耵聍及上皮碎屑排出。外耳道有炎症时，常因咀嚼活动牵拉外耳道而加剧疼痛。

**3. 外耳的神经、血管及淋巴**

外耳的神经来源有三处：一为三叉神经下颌神经支的耳颞神经，分布于外耳道前部，故牙痛可引起反射性耳痛；二为分布于外耳道后壁的迷走神经的耳支，故刺激外耳道后壁皮肤时可引起反射性咳嗽；最后是来自颈丛的耳大神经和枕小神经，以及来自面神经和舌咽神经的分支。外耳的血液有颈外动脉的颞浅动脉、耳后动脉和上颌动脉供给，后者只供应给外耳道。耳郭的前后面分别有颞浅动脉和耳后动脉供给。外耳与动脉同行的静脉回流至颈外静脉，部分血液可回流至颈内静脉。耳后静脉可经乳突导管与乙状窦相通。外耳的淋巴引流至耳郭周围淋巴结。耳郭前面的淋巴结引流至耳前淋巴结和腮腺淋巴结，耳郭后面的淋巴结流入耳后淋巴结，耳郭下部及外耳道下壁的淋巴结流入颈部淋巴结。

**三、中耳**

中耳介于外耳和内耳之间，是位于颞骨中的不规则含气腔和通道。包括鼓室、咽鼓管、鼓窦及乳突四个部分。中耳的主要功能是将外界的声音传递至内耳，如果中耳发生病变而引起传音功能障碍，则会出现传导性耳聋。

### （一）鼓室

鼓室位于鼓膜和内耳外侧壁之间，是颞骨内最大的不规则含气腔。前方经咽鼓管与鼻咽部相通，后方经鼓窦入口与鼓窦及乳突气房相通，外借鼓膜与外耳道相隔，内借骨岬、前庭窗、窝窗与内耳相邻。以鼓膜紧张部的上下缘为界可将鼓室分为上鼓室、中鼓室和上鼓室三部分。鼓室内外径在上鼓室约 6 mm，在下鼓室约 4 mm，中鼓室鼓膜脐与鼓岬之间的内外径最小，约 2 mm，上下径约 15 mm，前后径约 13 mm。鼓室内含听骨、肌肉、韧带及神经等。

**1. 鼓室 6 壁**

鼓室包括外、内、前、后、顶、底 6 个壁。

（1）外壁：由骨部及膜部构成。鼓膜是介于外耳道和鼓室之间的椭圆形或圆形的半透明薄膜，高约 9 mm、宽约 8 mm、厚约 0.1 mm。鼓膜前下方向内倾斜，与外耳道底成 45°～50°角。新生儿至 5 个月婴儿的鼓膜倾斜角尤为明显，约 35°角。鼓膜边缘较厚，大部分借纤维软骨嵌附于鼓沟内，称为紧张部；上方鼓沟缺如的鼓切迹处，直接附着于颞鳞部的鼓膜较松弛，称为松弛部。鼓膜由内到外可依次分为上皮层、纤维组织层和黏膜层。锤骨柄附着于纤维组织层中间。鼓膜中心部最凹点相当于锤骨柄的尖端，称为脐。自脐向上稍向前到达紧张部上缘处的灰白色小突起称为锤凸，即锤骨短突隆起的部位。在脐与锤凸之间的白色条纹称为锤纹，为锤骨柄透过鼓膜表面的影像。锤骨短突挺起鼓膜向前、向后分别形成锤骨前壁和后壁，为紧张部和松弛部的分界处。用耳镜检查鼓膜时，自脐向前至鼓膜边缘可见一三角形反光区，称为光锥，是外来光源被鼓膜的凹面集中反射而成。当鼓膜内陷时光锥可变形或消失。婴儿由于鼓膜倾斜度明显，无光锥可见。临床上将鼓膜分为 4 个象限（沿锤骨柄做一假象直线，另经鼓膜脐做一与其垂直的直线），即前上、前下、后上和后下象限。

（2）内壁：即内耳的外壁。鼓岬为内壁中央较大的突起，为耳蜗底周所在处；其表面有鼓室神经丛。鼓岬后上方有一小凹，称为前庭窗龛，龛的底部为前庭窗，面积约 3.2 mm²，向内通向内耳的前庭，由镫骨足板及其周围的环韧带所封闭。鼓岬后下方有一小凹，称为蜗窗龛，其底部偏上方有蜗窗，又名圆窗，向内通过耳蜗的鼓阶，并由蜗窗膜而封闭，又称第二鼓膜，面积约 2 mm²，蜗窗和镫骨足板所在平面近似呈直角。面神经管凹后上方为外半规管凸，迷路瘘管好发于此。匙突位于前庭窗稍前上方，为鼓膜张肌管的鼓室段弯曲向外形成；鼓膜张肌的肌腱绕过匙突，向外至锤骨柄和颈部交界处的内侧。

（3）前壁：前壁下部有一极薄的骨板与颈内动脉相隔。上部有两口，上为鼓膜张肌半管的开口，下为咽鼓管的鼓室口。

（4）后壁：又称乳突壁，上宽下窄，面神经管垂直段通过其内侧。后壁上方有鼓窦入口，上鼓室借此与鼓窦相通。鼓窦入口的底部有一容纳砧骨短脚的窝，称为砧骨窝，为中耳手术的重要标志物。后壁下方于前庭窗的高度有一椎状突起，名为椎隆起，内有一小管，镫骨肌腱由此小管伸出而附着于镫骨颈后部。在锥隆起的外侧和鼓沟内侧之间有鼓索小管的鼓室口，鼓索神经由此穿出而进入鼓室。

（5）顶壁：为鼓室的顶壁，名为鼓室盖，有颞骨岩部的前面构成，将鼓室和颅中窝分开。前与鼓膜张肌的顶相连。位于鼓室盖上的岩鳞裂在婴儿时常未闭合，硬脑膜的细小血管经此裂与鼓室相通，为中耳感染向颅内扩散的途径之一。

（6）底壁：一较顶壁狭小的薄骨板，分隔鼓室与颈静脉球，前内方为颈动脉管的后壁。鼓室先天性缺损时，颈静脉球可凸入鼓室，鼓室底壁呈暗蓝色。此情况下行鼓膜切开术，容易伤及颈静脉球而发生严重出血。底壁内侧有一小孔，有舌咽神经鼓室支通过。

**2. 鼓室内容物**

听骨为机体中最小的一组小骨，包括锤骨、砧骨和镫骨。三者相互连接，形成听骨链。听骨链位于鼓膜和前庭窗之间，介导声波由外耳传入内耳。

**3. 鼓室黏膜**

鼓室各壁、听骨、肌腱、韧带和神经表面均覆盖黏膜。前部和下部由柱状纤毛上皮或复层柱状纤毛上皮覆盖，后部由立方上皮或低柱状纤毛上皮覆盖。正常中耳上皮有杯状细胞和中间细胞两种分泌细胞，前者分泌黏液，后者分泌浆液。鼓室黏膜受细菌感染、鼓室内 $O_2$ 和 $CO_2$ 含量改变或血液循环及营养障碍，均可使上皮分化为复层鳞状上皮。

**4. 鼓室血管和神经**

（1）鼓室的血管：动脉血液主要来自颈外动脉。上颌动脉的鼓室前动脉供应鼓室前部，耳后动脉的茎乳动脉供应鼓室后部级乳突，脑膜中动脉的鼓室上动脉及岩浅动脉供应鼓室盖及内侧壁，咽升动脉的鼓室下动脉供应鼓室下部及鼓室肌肉；颈内动脉的鼓室支供应鼓室前壁。鼓膜外层由上颌动脉的耳深支供应，鼓膜内层由上颌动脉的鼓前支和茎乳动脉的分支供给。鼓膜的血管主要分布在松弛部、锤骨柄和紧张部的周围，故鼓膜发生炎症时，自鼓膜松弛部开始充血，继而延伸至锤骨柄及鼓膜周边。静脉回流入翼静脉丛和岩上窦。

（2）鼓室的神经：主要为鼓室丛与鼓索神经。鼓室丛由舌咽神经的鼓室支及颈内动脉交感神经的上、下颈鼓支组成，位于鼓岬表面，司鼓室、咽鼓管及乳突气房黏膜的感觉；鼓索神经自面神经垂直段的中部分出，经岩鼓裂出鼓室，汇入舌神经支配舌前 2/3 的味觉。

**（二）咽鼓管**

咽鼓管位于颞骨鼓部与岩部交界处，颈内动脉管的外侧，上方仅有薄骨板与鼓膜张肌相隔，为沟通鼓室与鼻咽的管道，成人全长约 35 mm。外 1/3 为骨部，内 2/3 为软骨部；咽鼓管鼓室口位于鼓室前壁上部，咽口位于鼻咽侧壁，下鼻甲后端的后上方，自鼓室口向内、向前、向下达咽口，故咽鼓管与水平面约成 40° 角，与矢状面约成 45°

角。骨部管腔为开放性的，内径最宽处为鼓室口，越向内越窄。骨与软骨部交界处最窄，称为峡，长约 2 mm，内径约 1 mm。自峡向咽口又逐渐增宽。软骨部的后内及顶壁由软骨板构成，前外壁系由黏膜和肌膜组成，在静止状态时软骨部闭合成一裂缝。由于腭帆张肌、腭帆提肌、咽鼓管咽肌起于软骨壁或结缔组织膜部，前二肌止于软腭，后者止于咽后壁，因此当张口、吞咽、打哈欠、歌唱时借助上述三肌的收缩，可使咽口开放，以调节鼓室气压，从而保持鼓膜内、外压力的平衡。咽鼓管黏膜为假复层纤毛柱状上皮，纤毛运动方向朝向鼻咽部，可使鼓室的分泌物得以排除；又因软骨部黏膜呈皱襞样，具有活瓣作用，因此能防止咽部液体进入鼓室。成人咽鼓管的鼓室口约高于咽口 2～2.5 cm，小儿的咽鼓管接近水平，管腔较短，约为成人的一半，且内径较宽，故小儿咽部感染易于经此管侵入中耳。

### （三）鼓窦

鼓窦为鼓室后上方的含气腔，内覆有纤毛黏膜上皮，前与上鼓室、后与乳突气房相连，出生时即存在，但幼儿鼓窦的位置较浅、较高，几乎位于外耳道的正上方，随着乳突的发育而逐渐向下移位。鼓窦向前经鼓窦入口与上鼓室相通，向后下方通乳突气房；上方以鼓窦盖与颅中窝相隔，内壁前部有外半规管凸及面神经管凸，后壁借乳突气房及乙状窦骨板与颅后窝相隔，外壁为乳突皮层，相当于外耳道上三角。成人鼓窦的大小、形状、位置因人而异，并与乳突气化的程度有直接关系。

### （四）乳突

乳突为鼓室和鼓窦的外扩部分。乳突气房分布范围因人而异，发育良好者，向上达颞鳞部，向前经外耳道上部至颧突根内，向内达岩尖，向后延至乙状窦后方，向下可伸入茎突。根据气房发育程度，乳突可分为四种类型：①气化型，乳突全部气化，气房较大而间隔的骨壁较薄，此型约占 80%；②板障型，乳突气化不良，气房小而多，形如颅骨的板障；③硬化型，乳突未气化，骨质致密，多由于婴儿时期鼓室受羊水刺激、细菌感染或局部营养不良所致；④混合型，上述 3 型中有任何两型同时存在或 3 型俱存者。乳突在初生时尚未发育，呈海绵状骨质，两岁后由鼓窦向乳突部逐渐发展，6 岁左右气房已有广泛的延伸，最后形成许多大小不等、形状不一、相互连通的气房，内有无纤毛的黏膜上皮覆盖。乳突腔内下方、近乳突尖有一由后向前的镰状骨嵴，称为二腹肌嵴，后者是确定面神经垂直段的重要标志。乳突后内壁略向前膨出，为乙状窦前壁；乳突内壁的内侧有内淋巴囊，后者一般位于后半规管的下方、乙状窦的前方、面神经垂直段的后方这一区域内。

（王茹媛）

## 第二节　前庭器官的解剖、神经通路

### 一、前庭器官的解剖

前庭器官是指内耳迷路中除耳蜗外，还有 3 个半规管、椭圆囊和球囊，这三者合称为前庭器官，是机体对自身运动状态和头部空间位置的感受器。当机体进行旋转或直线变速运动时，速度的变化（包括正、负加速度）会刺激 3 个半规管或椭圆囊中的感受细胞。

前庭略呈椭圆形，位于耳蜗及半规管之间，容纳椭圆囊及球囊，前下部狭窄，有一椭圆孔通入耳蜗的前庭阶；后上部较宽，有 3 个骨半规管的 5 个开口通入，其外壁即为鼓室内壁，上有前庭窗及蜗窗。内壁构成内耳道底。上壁骨质中有面神经迷路段穿过，前庭腔内面有从前上向后下弯曲的斜形骨嵴，称为前庭嵴。嵴的前方为球囊隐窝，内含球囊；窝壁有数个小孔称为中筛斑（球囊筛区）。嵴的后方有椭圆囊隐窝，容纳椭圆囊；此窝壁至前庭嵴前上端有多数小孔，称为上筛斑（椭圆囊壶腹筛区）。椭圆囊隐窝下方有前庭水管内口，其外口（颅内开口）位于岩部后面的内淋巴囊裂底部，即内耳门的外下方，前庭小管内有内淋巴管与内淋巴囊相通。前庭嵴的后下端呈分叉状，其间有小窝，名为蜗隐窝，蜗隐窝与后骨半规管壶腹之间的有孔区称为下筛斑（壶腹筛区）。上、中筛斑区的小孔为前庭神经纤维的通道，下筛斑区的小孔则有支配前庭端蜗管的耳蜗神经纤维通过。

椭圆囊位于前庭后上部的椭圆囊隐窝中。借结缔组织纤维、微血管和前庭神经的椭圆囊支紧密相连于骨壁。其底部的前外侧有椭圆形、较厚的感觉上皮区，即椭圆囊斑，分布有前庭神经椭圆囊支纤维、感受位觉，亦称位觉斑。后壁有 5 个孔，与 3 个半规管相通。前壁内侧有椭圆球囊管，连接球囊与内淋巴管，后者经前庭小试管止于岩部后面硬脑膜内的内淋巴囊。内淋巴管至椭圆囊处有一瓣膜，可防止逆流。

球囊位于前庭下方的球囊隐窝中，较椭圆囊小，其前壁有球囊斑，也称为位觉斑，呈匙状，有前庭神经球囊支的纤维分布。后下部接内淋巴管及椭圆球囊管，球囊下端经连合管与蜗管相通。

椭圆囊斑和球囊斑为椭圆囊神经和球囊神经的终端，椭圆囊斑位于椭圆囊的外侧壁，球囊斑位于球囊的前壁，两斑互相垂直且构造相同，由支持细胞和毛细胞组成。人体椭圆囊斑的毛细胞数为 33 100 个，球囊斑为 18 800 个，分别由 5952 根和 4050 根神经纤维支配。毛细胞的纤毛上方覆有一层胶体膜，名为耳石膜，此膜是由多层以碳酸钙结晶为主的颗粒即耳石和蛋白凝合而成。

膜半规管附着于骨半规管的外侧壁，借 5 孔与椭圆囊相通，约占骨半规管腔隙的 1/4。但膜壶腹几乎充满骨壶腹的大部分空间，膜壶腹内有一横位的镰状隆起，名为壶腹嵴。

壶腹嵴上有高度分化的感觉上皮，有前庭神经壶腹支的纤维分布，为重要的平衡觉感受器，此感觉上皮也由支持细胞和毛细胞所组成，毛细胞的纤毛较长，常互相黏集成束，插入圆顶形的胶体层，后者称终顶或嵴帽。超微结构研究表明，囊斑及壶腹嵴的感觉细胞有两种：Ⅰ型细胞形似烧瓶，与耳蜗的内毛细胞相似；Ⅱ型细胞近于圆柱形，与耳蜗外毛细胞相似。

位觉纤毛相比听觉纤毛更粗且长。每个位觉毛细胞顶端有 1 根动纤毛及 50～110 根静纤毛。动纤毛位于一侧边缘，最长，较易弯曲；静纤毛以动纤毛为排头，按长短排列，距动纤毛愈远则愈短。外半规管壶腹嵴所有位觉毛细胞的动纤毛皆位于管侧（背离椭圆囊）。当纤毛因为内淋巴流动而朝动纤毛方向倾斜时，该半规管则处于刺激状态，若朝静纤毛方向倾斜，则其处于抑制状态。

半规管由骨半规管及膜半规管构成。骨半规管位于前庭的后上方，为 3 个相互垂直的 2/3 环形的小骨管，依其所在的位置，分别称外（水平）、前（上垂直）、后（下垂直）半规管。两侧外半规管在同一平面上，当头前倾 30° 时，外半规管与地面平行。两侧前半规管所在平面向后延长并相互垂直；一侧的前半规管和另侧的后半规管所在平面则相互平行。每个半规管的两端均开口于前庭，其稍膨大的一端名为壶腹。内径约为管腔的 2 倍，前、后半规管的另一端组成一总脚，外半规管内端为单脚，故 3 个半规管共有 5 孔通入前庭。

## 二、前庭神经及其中枢

### （一）前庭神经

前庭神经的神经元细胞在内耳道底部形成前庭神经节。前庭神经节主要由传导前庭末梢器官细胞的兴奋冲动的双极神经元构成，分为上前庭神经节和下前庭神经节。两个神经节之间由神经分支相连。

**1. 前庭上神经**

前庭上神经穿过内耳道底的前庭上区的小孔，分支分布于前半规管壶腹嵴（前壶腹神经）、外半规管壶腹嵴（外壶腹嵴）、椭圆囊斑（椭圆囊神经），另有一细小分支分布于球囊斑前上部（Voit 神经）。

**2. 前庭下神经**

前庭下神经穿过内耳道的前庭下区，分布于球囊斑（球囊神经）和后半规管壶腹嵴（后壶腹神经）。

**3. 神经吻合支**

上下前庭神经之间、前庭神经与耳蜗神经以及前庭神经与面神经之间有细小分支相吻合。

（1）Voit 神经：指上前庭神经的细小分支，分布于球囊斑的前上部。

（2）前庭耳蜗吻合支（Oort 吻合支）：自前庭下神经发出，与耳蜗神经吻合。为耳蜗传出神经。

（3）面神经前庭神经吻合支：指中间神经与前庭神经之间的吻合支。据推测，该吻合支可能为副交感神经纤维。

前庭神经在绳状体前内侧、蜗神经上方进入脑桥及延髓。前庭神经在进入脑部后有两个主要投射部位，即前庭神经核和小脑。

### （二）前庭神经核

前庭神经核（又称前庭神经核复合体）位于脑干的脑桥和延髓交界处，相当于绳状体内侧的第四脑室底部。每侧的前庭神经核由 4 个主要核区和数个较小的神经元群组成。

**1. 主要前庭神经核团**

（1）前庭神经上核：前庭神经上核位于前庭复合体的背部和头侧，可进一步分为中央区和外周区。一般认为前庭神经上核与前庭眼反射有关。

（2）前庭神经外侧核：前庭神经外侧核可进一步分为背外侧核（Deiter 核）和腹外侧核。背外侧核发出纤维加入前庭脊髓外侧束；腹外侧核发出纤维加入前庭眼反射通路、前庭脊髓内侧束和前庭丘脑通路。

（3）前庭神经内侧核：是前庭神经诸核中最大的，其从功能上可分为头部核和尾部核。前庭神经头部内侧核发出纤维投射至眼运动核，而前庭神经尾部内侧核发出纤维至小脑。

（4）前庭神经下核：是分布于耳石器的前庭传入神经纤维主要上行投射部位之一。前庭神经下核发出纤维主要投射至小脑，部分纤维加入前庭脊髓通路。

**2. 较小的细胞群**

与前庭神经核相关的较小细胞群，包括 X、Y、Z 和 F 细胞群。

（1）X 细胞群：X 细胞群位于前庭神经各核团的尾端，它接受来自脊髓的纤维，并发出纤维至小脑。

（2）Y 细胞群：Y 细胞群位于前庭上神经核外侧的尾端。Y 细胞群接受来自球囊的传入神经冲动，而 Y 细胞群与控制眼球运动有关，尤其是与垂直面的眼球运动有关。

（3）Z 细胞群：严格地说，Z 细胞群与前庭神经核并无直接联系。

（4）F 细胞群：F 细胞群位于前庭神经核头部内侧核的腹内侧。它主要发出神经纤维至前庭末梢器官。

前庭神经纤维进入脑干前庭神经核后，向头端和尾端分支支配前庭神经核。来自前庭末梢器官的传入纤维在前庭神经核内有一定的投射部位。例如，前庭神经背外侧核和前庭神经下核的神经元的兴奋活动主要与耳石器的功能状态有关，而前庭神经上核、前庭神经内侧核以及前庭神经腹外核的神经元的兴奋活动，主要与半规管的功能状态有关。

前庭神经核不仅接受来自前庭神经节的纤维，它也接受脑干许多区域及小脑的纤维投射。同侧的前庭神经各核团之间有神经纤维互相连接。前庭联合纤维连接除前庭神经背外侧核之外的双侧前庭神经核团。它在维持双侧兴奋冲动平衡方面有着极其重要的作用。

### （三）前庭神经核的纤维投射

#### 1. 前庭小脑束

除了前庭神经背外侧核以外，所有前庭神经核皆发出纤维投射至小脑，包括小脑蚓部、绒球及顶核。除到达绒球的纤维为同侧性分布外，其他前庭神经核至小脑的投射纤维皆为双侧分布，而以同侧为主。

此外，前庭神经节还有部分传入纤维不经前庭神经核，而直接投射至小脑。因此，前庭末梢向小脑的传入神经通路有两种：一种为通过前庭神经节双极节细胞和前庭神经核这二级神经元相联系，另一种仅与前庭神经节细胞直接联系。

小脑接受前庭纤维投射的区域与躯干纵向肌群，以及头部和眼球的共济运动有关。

#### 2. 前庭脊髓束

前庭神经核发出的纤维经两条不同的路径到达脊髓：前庭脊髓外侧束和前庭脊髓内侧束。

（1）前庭脊髓外侧束：前庭脊髓外侧束由前庭神经外侧核发出纤维，沿同侧脊髓的腹侧下行，到达同侧腰膨大以上脊髓前角运动神经元。前庭脊髓外侧束实行小脑对前庭脊髓反射的控制，对于姿势平衡非常重要，单侧前庭损害时，到达同侧伸肌的兴奋冲动减少，若无视觉信号补偿，则有向患侧倾倒的趋势。

（2）前庭脊髓内侧束：前庭脊髓内侧束起自前庭脊髓内侧核，尚有少量纤维起自前庭神经下核、腹外侧核及上核，经内侧纵束到达双侧（主要为对侧）颈段脊髓前角运动神经元。因此，前庭脊髓内侧束的功能之一是维持头部位置。

#### 3. 前庭眼束

前庭眼束指发自前庭神经核，主要经内侧纵束至眼外肌运动核的神经传导束，它们是前庭反射（VOR）反射弧的组成部分。

（1）交叉性前庭眼束：由前庭神经内侧核发出纤维，在贴近展神经核高度进入两侧的内侧纵束，到达对侧的动眼神经核（主要支配下斜肌）和滑车神经核，少部分传入纤维止于同侧动眼神经腹核（支配内直肌）。而由前庭神经外侧核发出的纤维，在贴近展神经核高度进入两侧的内侧纵束，主要交叉止于对侧展神经核、滑车神经核及动眼神经核中群（支配对侧眼上直肌），还有少数神经纤维止于同侧动眼神经核。

（2）非交叉性前庭眼束：前庭神经上核发出的纤维经内侧纵束，主要止于同侧动眼神经和滑车神经核。

由此可见，眼外肌运动由双侧前庭神经核团支配。还有如 Caial 中介核等非前庭神经核团投射纤维至眼外肌运动核，与前庭眼束共同参与对前庭眼反射的精细调节。

**4. 前庭网状束**

前庭神经内侧核发出纤维到达同侧和对侧的网状结构，并与迷走神经的运动核、分泌核等相联系。因此，前庭末梢器官受刺激时，通过上述联系可引起自主神经系统（主要为副交感神经系统）反应，如面色苍白、出汗、恶心、呕吐等。而自主神经系统受刺激时，也可引起前庭系统的症状，如眩晕等。

**5. 前庭与丘脑的联系**

前庭经腹外侧核有纤维投射至丘脑，该纤维联系可能与无视觉信号时的眩晕有关。

### （四）前庭与大脑皮层的联系

前庭末梢器官受刺激时可引起眩晕，故一般认为前庭系统与大脑皮层之间存在传导路径。不少实验结果表明，前庭末梢器官和前庭神经核与大脑皮层的确存在连接，前庭系统在大脑皮层有一定投射区。然而，对于皮层前庭中枢的部位尚意见不一。Figge（1996）认为前庭中枢在顶叶的中央后回，即皮层感觉区的第二区。也有实验报道，前庭系统的皮层中枢可能在大脑颞叶听觉中枢附近。

总之，胞体位于前庭神经节的双极神经元，将前庭末梢器官感觉上皮的信号传入前庭神经核，后者与小脑、脑干诸神经核团及网状结构、脊髓等相互形成广泛的联系，完成各种复杂的反射。因此，前庭末梢器官、前庭神经节及前庭神经为前庭系统的周围部分，胞体位于前庭神经节的双极神经元为初级前庭神经元。前庭神经核、与之有关的传导束和前庭皮层中枢为前庭系统的中枢部分，前庭神经核为次级（二级）前庭神经元。

哺乳类动物前庭传出神经系统的神经元胞体位于脑干。它们发出交叉和不交叉纤维，双侧投射分布于同侧和对侧前庭末梢器官。传出神经末梢与前庭感觉上皮的Ⅱ型毛细胞直接形成轴-树突触，与呈杯状包绕前庭感觉上皮的Ⅰ型毛细胞的传入神经形成轴-树突触。

（杨晓璐）

### 参考文献

黄选兆，汪吉宝，孔维佳. 实用耳鼻咽喉头颈外科学（第2版）. 北京：人民卫生出版社，2008.

# 第3章 前庭系统的生理功能（平衡生理学）及前庭功能检查

## 第一节 前庭系统的生理功能

机体平衡的控制主要涉及前庭觉、视觉以及本体觉三个系统，三个系统共同协调来维持身体的平衡。三个系统通过各自的感受器搜集外界信息后，经传入神经到达前庭中枢，前庭中枢分析后经传出神经发出相应的指令，到达相应的效应器，构成一个完整的反射弧，从而控制、调节机体平衡。通常将前庭系统参与的机体平衡的感觉称为前庭觉，而涉及机体平衡相关的三个系统的感觉部分称为平衡觉，所以，前庭觉为平衡觉的一部分。各系统之间不断发生功能互相作用，进行多感觉整合，以实现正确的空间定向活动。

前庭系统包括前庭外周和前庭中枢两部分，其中前庭外周包括 3 对半规管、2 对耳石器；前庭中枢是指前庭神经核、上行投射纤维和大脑皮层前庭中枢。其中，前庭神经核与小脑、动眼神经核团、脊髓前角运动神经元及脑干网状迷走神经核等有紧密的联系。

### 一、前庭外周生理

前庭外周系统又可分为半规管系统和耳石器两个系统（见图 3.1）。

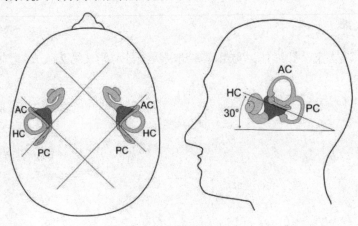

图 3.1　半规管和耳石器[2]。

**1. 半规管系统**

机体半规管系统共 3 对半规管，包括水平半规管（外半规管）、上半规管（前半规管）、后半规管。在机体直立位的时候，水平半规管的空间位置与水平方向呈 24°～30°的夹角，而两侧的上半规管在与矢状线呈约 45°夹角的矢状平面内，后半规管在与冠状线呈 45°夹角的冠状平面内，所以，一侧的垂直半规管与对侧的后半规管大致平行。

顾名思义，半规管是半圆的管状结构，约为圆周的 2/3，外部为坚硬的骨半规管和内部的膜半规管。骨半规管内径约 1 mm，膜半规管内径约 0.3 mm。每个半规管的两端均开口于前庭，其中一端膨大为骨壶腹部，骨壶腹部膨大的部位称为膜壶腹，膜壶腹中的镰状隆起称为壶腹嵴。超微结构研究表明，壶腹嵴内有 I 型（杯状）和 II 型（柱状）毛细胞，每个毛细胞由一根长的动纤毛和多根静纤毛组成。在水平半规管动纤毛靠近椭圆囊侧，在垂直半规管动纤毛背离椭圆囊侧。动纤毛和静纤毛的生长排列方式与兴奋冲动的产生密切相关，当静纤毛压向动纤毛时，放电频率增加（即去极化，兴奋），而动纤毛压向静纤毛时，则放电频率减少（即超极化，抑制）。在水平半规管由于壶腹嵴毛细胞的动纤毛靠近椭圆囊侧，当内淋巴流向椭圆囊侧时，其静纤毛向动纤毛倾倒，产生兴奋，增加放电频率；而在垂直半规管由于壶腹嵴毛细胞的动纤毛位于管侧，即背离椭圆囊侧，只有当内淋巴液背离椭圆囊方向流动时，其静纤毛向动纤毛倾倒，产生兴奋，即增加放电频率（图 3.2）。该规律对于了解前庭生理和前庭功能检查具有非常重要的意义。

半规管主要感受正负角加速度的刺激，壶腹嵴发生偏斜的过程取决于多方面的因素，包括作用于内淋巴液的量值和方向、由于内淋巴液流动产生的胶顶两侧压降差、膜半规管壁对内淋巴液的摩擦阻力、内淋巴液的惯性、胶顶的弹性和惯性等。当机体处于静止状态时，内淋巴液无相对流动，壶腹嵴顶处于直立位；当头部向某一方向加速转动时，内淋巴液因惯性与半规管发生相对运动，使壶腹嵴向内淋巴液转动的方向发生偏移（图 3.3），进而刺激毛细胞产生动作电位，引起神经冲动。

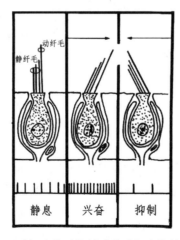

**图 3.2**　毛细胞的动静纤毛移动与自发放电[2]。

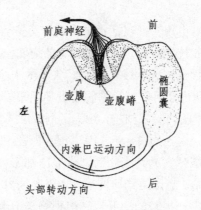

**图 3.3**  头部转动与内淋巴液流动[2]。

1842 年，法国神经生理和解剖学家 Flourens 发现，当分别给鸽子的半规管造孔刺激时，发现鸽子会发生不同平面的倾倒，即头部运动的平面和半规管刺激的平面相同。1892 年，德国专家 Ewald 明确阐述了半规管平面和内淋巴液流动方向与诱发性眼震和头部运动方向之间的关系，被统称为 Ewald 定律：

（1）诱发性眼震和头部运动所在的平面，总是发生在半规管受到刺激后的平面和内淋巴液流动的方向上，即水平规管为水平眼震、上半规管为垂直眼震，后半规管多为旋转性眼震。

（2）水平半规管内的内淋巴液向壶腹方向流动时，比离壶腹方向流动时产生的反应大，反应的强弱比为 2～3:1。

（3）垂直半规管内的内淋巴液离壶腹方向流动时，比向壶腹方向流动时产生的反应大，所以内淋巴在水平半规管与垂直半规管所产生的生理效应刚好相反，这与毛细胞的动静纤毛在半规管中的分布排列密切相关。Ewald 定律对于了解眼震机制的产生至关重要。

**2. 耳石器系统**

顾名思义，耳石器是耳石存在的器官，即指椭圆囊和球囊。椭圆囊位于前庭后上部的椭圆囊隐窝中；球囊位于前庭前下方的球囊隐窝中。在椭圆囊和球囊上含有椭圆囊斑和球囊斑，又称位觉斑，分别连接前庭神经的椭圆囊支和球囊支，可感受位置。囊斑上皮由支持细胞和毛细胞组成，在毛细胞的表面有一层耳石膜，耳石膜是由多层以碳酸钙结晶为主的颗粒即耳石和蛋白凝胶合成。球囊和椭圆囊囊斑的毛细胞动纤毛是按微纹线排列，球囊囊斑毛细胞动纤毛呈背离微纹线方向排列，椭圆囊囊斑毛细胞的动纤毛向微纹方向排列（图 3.4）。囊斑毛细胞的兴奋过程与壶腹嵴相似，毛细胞纤毛向动纤毛侧弯曲时呈兴奋状态，向静纤毛侧弯曲时呈抑制状态。椭圆囊斑可感受左右、前后直线加速度的刺激；球囊斑可感受头足轴与前后轴之间的直线加速度运动的刺激。当机体做直线加速度运动时，使耳石膜移动，从而使纤毛弯曲，产生复杂的生化反应，进而产生神经冲动。

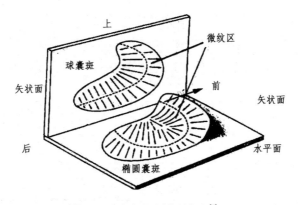

**图 3.4**　球囊斑和椭圆囊斑[2]。

## 二、前庭中枢生理

前庭外周感受器接受外界刺激后，经前庭神经传至前庭神经核，前庭神经核将搜集的信息传至大脑皮层。前庭神经核信息的传入和传出非常复杂，很多地方尚待研究，于立身教授所著的《前庭功能检查技术》一书中将之整理如下（图 3.5 和图 3.6）。

目前认为前庭信息的处理经过三级中枢，分别是脑干、小脑、大脑。其中前庭神经系统至少有 7 条投射通路，分别是前庭眼动通路、前庭脊髓通路、前庭自主神经通路、前庭小脑通路、前庭网状通路、视前庭互相作用神经通路和前庭大脑皮层通路。

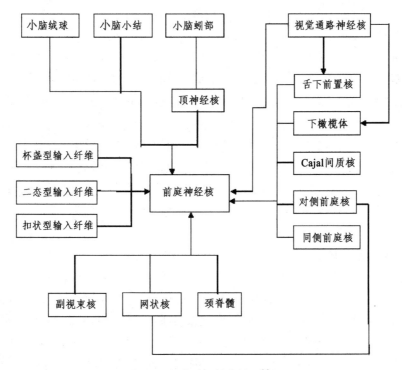

**图 3.5**　前庭神经核的输入[1]。

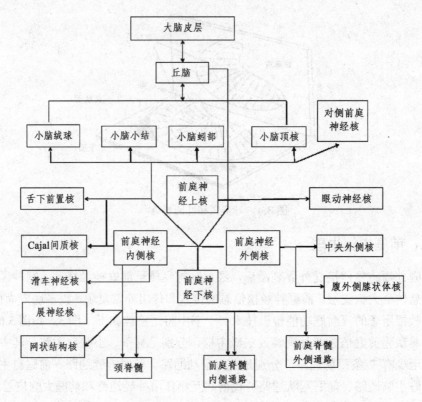

**图 3.6** 前庭神经核的输出[1]。

### 1. 前庭眼动通路

前庭眼反射（VOR）是指刺激半规管和耳石器后通过前庭眼束引起眼球运动。俗话说"眼睛是心灵的窗户"，通过眼睛可以观察到许多机体内在的生理反应，前庭眼反射目前已广泛应用于前庭功能的检测。前庭眼反射的生理意义是使机体在运动时能够保持清晰的视野。来自半规管系统或耳石器系统的毛细胞兴奋后，通过前庭上或下神经传递到脑干的前庭神经核。二级神经元经同侧和对侧内侧纵束到达第六、第四和第三动眼神经核。第三个神经元再支配眼外肌，引起共轭眼球运动。3 对半规管与 3 对眼外肌所在的平面基本一致，外半规管与内直肌、前半规管与上下直肌、后半规管与上下斜肌相互平行，每条眼肌接收来自同一半规管的冲动，角加速度刺激时，引起反射性的运动。

### 2. 前庭脊髓通路

前庭脊髓反射（VSR）是指刺激前庭后，机体可通过前庭脊髓束控制颈肌、躯干和四肢肌肉的运动。前庭脊髓反射的意义在于通过调节颈部、躯干以及四肢抗重力肌肉的肌张力和运动来控制头部和身体的协调。前庭脊髓反射受小脑和高级神经中枢的控制。

### 3. 前庭自主神经通路

前庭自主神经通路极其复杂，可参与所有的自主神经活动，与前庭自主神经通路密切相关的疾病包括晕动病、眩晕等。最近发现，前庭系统在机体血压调节上有着不容忽视的作用，与前庭神经通路的研究还需进一步研究。

**4. 前庭小脑通路**

小脑感受前庭外周器官引起的神经冲动后将其传送至小脑，小脑可经小脑传出通路对眼外肌、颈部、躯干和四肢肌肉的反射性运动和肌张力状态进行反射性调节，以纠正偏差、维持平衡。

**5. 前庭网状通路**

前庭网状结构接受来自前庭外周的信息，与中枢神经发生极其广泛和密切的联系。与其发生联系的神经核和神经组织包括眼动神经核、橄榄核、红核、视丘、小脑、脊髓、边缘系统和大脑皮层。

**6. 视前庭互相作用神经通路**

其实质是视眼动反射与前庭眼反射的结合，其意义在于维持视觉的稳定性，应用于临床的前庭功能检查包括前庭视觉固视试验（VOR-Fix）、头脉冲试验、前庭自旋转及摇头试验等。

**7. 前庭大脑皮层通路**

前庭大脑皮层通路有两条：一条经前庭神经核、丘脑特异神经核至大脑皮层前庭代表区；另一条经前庭神经核至网状结构、小脑、丘脑非特异神经核，以及经下丘脑至边缘系统至前庭皮层代表区。

## 三、前庭的特殊生理

由于前庭系统神经传导通路的复杂性，其生理及病理的表现都比较复杂，一些现象和机制至今尚未完全阐明，尚需进一步研究与探讨。在此就几种比较特殊的生理现象做如下概述。

**1. 前庭代偿**

前庭代偿是一侧或两侧前庭神经纤维失去输入后发生的前庭功能恢复的过程，前庭代偿与中枢密切联系。当前庭功能不能完全恢复时称为前庭代偿不完全，例如，在黑暗中步态不稳，不平的地面上行走时易跌倒，潜水时发生定向障碍等。代偿形成后在不利的条件下可再次出现眩晕和平衡障碍，称为失代偿。前庭代偿呈静态代偿和动态代偿两个过程。静态代偿是指前庭损伤后出现自发眼震、头倾斜、姿态不稳和眩晕等症状，在机体不动和静态休息条件下逐渐减轻和消失，但在活动尤其是头部活动时仍出现上述症状。动态代偿是指在活动中，特别是快速头部活动时症状不再出现。Balaban C. D. 将前庭代偿的过程分为急性期、动态恢复期和已代偿期。急性期表现为，在光亮下有自发眼震、摔倒和颈歪扭的姿态不稳症状和眩晕感觉；动态恢复期表现为，症状开始减弱和最大限度恢复；已代偿期表现为，在活动状态下不出现症状。理解前庭代偿的过程对于疾病恢复过程的判断和眼震电图的识别具有重要的临床意义。

**2. 前庭习服和前庭适应**

前庭习服是指前庭系统由于受到一系列相同的刺激，表现为反应性逐渐降低或衰减的现象。前庭习服产生后可以存在数周至数月，其产生的具体部位和机制尚不清楚。前庭适应是指前庭眼反射系统对任何改变了的刺激进行相应的调整，以获得最佳的前庭眼反射。前庭适应的发生除了前庭冲动传入，还需要视觉信号的参与。一般认为前庭习服产生于前庭中枢，前庭适应产生于小脑。

### 3. 前庭冲动复制

当机体受到复杂而有节律性的综合刺激时，中枢神经系统可将其作为母型加以复制，以便对抗和控制。在刺激消失后，这种前庭冲动复制品可保留数小时或数日，因此外来刺激虽然已经消失，但还存在与受刺激时相同的前庭反应，如航海人员在航行中受到暴风雨袭击，登陆后数日仍觉得身处剧烈晃动的海船上。慢性晕动病可能与前庭冲动复制有关。

### 4. 前庭的宽频特性

前庭系统与听觉系统一样具有频率特性，但其自然活动频率范围比听觉系统的频率范围低得多，前庭系统的频率范围在 0.003～3000 Hz。临床的前庭功能检测都具有频率特性，例如，温度试验检测≤0.025 Hz，旋转试验 0.01～1 Hz，头脉冲试验 2～5 Hz，前庭自旋转 2～6 Hz 等。不仅前庭功能检测具有频率特性，与前庭功能损伤相关的疾病同样具有频率特性。例如，耳毒性药物引起的前庭损伤主要表现为高频功能下降，耳石性眩晕（BPPV）主要为低频下降，前庭神经炎多数为全频下降等。目前单病种的前庭功能损伤尚处于研究阶段，单病种的前庭损伤的频率特异性尚待进一步研究。

## 第二节　前庭功能检查

### 1. 前庭功能检查的分类

根据前庭系统的解剖特性，前庭功能检查分为半规管检查和耳石器功能检查。半规管检查包括温度试验、绕垂直轴旋转试验、摇头试验、头自旋转试验、头脉冲试验；耳石器检查包括四柱秋千检查、两柱秋千检查、主观重力垂直/水平线试验、线加速度试验、偏转轴心试验、前庭诱发肌源性电位、眼重力错觉试验。

根据前庭系统宽频特性可分为低频、中频、高频检查。此外，还可以根据眼动或眼震进行分类，根据机体重心进行分类等。

### 2. 前庭功能检查的影响因素

临床实践表明，前庭功能检查的影响因素大致有三类，包括药物作用、受试者的身心状态、前庭适应和前庭累加效应。任何兴奋或抑制中枢神经系统的药物都可在影响前庭功能状态，特别是苯巴比妥类药物、抗组胺剂、镇静剂、抗惊厥药物、酒精（乙醇）等；受试者过度疲劳、精神过度紧张、处于昏迷状态等，都可以严重影响前庭功能检查结果；反复的前庭刺激会使前庭反应逐渐减弱，强刺激的前庭功能检查需要休息一段时间再做复查。

**3. 前庭功能检查对受试者和检查者的要求**

对受试者的要求：①检查前 48 小时，最少 24 小时禁服任何中枢兴奋性或抑制性药物；②检查前不应从事重体力劳动；③检查前夜尽量保持良好的睡眠；④检查前排尽大小便，空腹，不宜饱腹；⑤检查过程中集中注意力配合和遵守检查的各种要求，尤其是保持要求的头位。

对检查者的要求：①了解检查目的、临床病史、主诉和相关检查结果；②了解检查者是否有前庭功能检查适应证；③询问受试者是否了解检查要求并能遵守；④检查前应用一般神经科检查方法检查受试者眼动、外耳道、骨膜、颈椎等情况，并保证受试者在检查前先休息 30 分钟；⑤检查应在暗室睁眼，或半暗室睁眼戴眼罩条件下进行；⑥涉及贴电极的检查应在暗室内适应 3～5 分钟后再进行定标；⑦检查后应至少再观察 30 分钟后方可离开；⑧做两次以上的重复检查，应尽量安排在一天的相同时间段；⑨组合项目要按照先自发后诱发的顺序进行；⑩属于视眼动系统功能的检查当日可复查，而属于前庭诱发试验的检查不能在当日进行，至少要间隔 1～2 天。

**4. 前庭功能检查的适应证和禁忌证**

适应证：任何原因所致的眩晕病症；有听力损伤者，尤其是低频听力损伤；有空间定向障碍者；有小脑疾病或功能障碍可疑者；老年经常摔倒者；颅骨外伤后头晕者；脑供血不足，尤其是后循环供血不足者；有中枢神经系统功能障碍或可疑占位病变者；有自主神经功能紊乱者；有晕动病者；眼动系统功能异常或可疑者。

禁忌证：癫痫患者；颅内压增高者；眩晕发作期不宜做诱发试验；可做自发性试验；脑血管痫疾患者意外急性期；中枢性疾病卧床不起者禁做诱发试验，可做床边自发试验；严重精神疾病患者；外耳道炎和鼓膜穿孔患者禁做冷热水温度试验；盲人禁做以眼动反应为定量观察指标的试验，可做灌气温度试验；昏迷患者禁做诱发试验，可观察眼动反应；服用中枢兴奋或抑制药物者 48 小时内不做前庭功能检查。

（申绍波　徐开旭）

## 一、眼震电图检查

**1. 眼震电图的基本原理**

人的眼球类似于一节电池，是一个双极性的球体，角膜相对于视网膜带正电，视网膜相对于角膜带负电，也就是说在角膜和视网膜之间形成了一个电位差。当眼球在正视位时，角膜与视网膜间电位约为 $1\mu V$，在眼球周围形成一个微弱的电场。当眼球运动时，该电场发生规律性变化，这种电场的变化就是眼球周围的生物电信号。这种生物电信号被采集下来约放大 2 万倍，再以图形的方式表示出来，就是眼震电图。

**2. 眼震电图记录系统**

第一代眼震电图仪普遍采用描绘器，通过电动装置推动描绘笔在走动的条形记录纸上描绘出眼震图形，其结果需要手工测算，较为烦琐。随着现代电子计算机技术的迅猛发展，眼震电图的记录系统也在不断改进，图形质量越来越好，其结果页可由电子计算机自动计算。

眼震电图的导程分为水平导程和垂直导程，水平导程又分为单眼水平导程和双眼水平导程，垂直导程只能是单眼。临床上采用双眼水平导程和单眼垂直导程，用两通道记录或显示。

电极式眼震电图是一种间接测量眼球转动的方法，是依据角膜-视网膜电位差在眼球转动时的变化确定眼球转动的角度，而角膜-视网膜电位差受很多因素影响（如光线），而视网膜的功能状态也经常在变化，因此在试验过程中要反复进行定标。通常水平导程眼动幅度用眼动 20° 的幅度定标，垂直导程用眼动 20° 的幅度定标，这样的差别是为了降低垂直导程受眨眼的影响。影响眼动幅度定标值的因素很多，如光线、受试者精神状态、服用中枢神经系统兴奋性或抑制性药物、年龄等，眼震幅度定标的正确与否直接影响眼震参数。

**3. 眼震电图参数**

眼震电图参数包括质的参数和量的参数。其中量的参数主要指潜伏期、反应期、眼震总次数和强度，后者包括频率、振幅和慢相角速度；质的参数主要是指眼震的方向、类型和节律，以及两侧或两个方向的不对称参数。两个常用的不对称参数为双侧不对称比（UW）和优势偏向（DP）。此外还有一组重要的参数为相位和增益。增益是输出/输入比，没有单位；相位是输出与输入在时域上的时间差。

**4. 眼震电极的安放**

（1）双眼水平导程：在距两眼外眼角 1 cm 处各安一枚电极，无关电极安在额中央发际下方无皱纹处。

（2）单眼水平导程：在距两眼外眼角 1 cm 处各安一枚电极，在鼻梁左右侧各安一枚电极，无关电极安在额中央发际下方无皱纹处。

（3）单眼垂直导程：在眼球中心垂直线上、下方各安一枚电极，上方的电极安在眉弓上，下方的电极安在眶上缘下方，无关电极安在额中央发际下方无皱纹处。单眼垂直导程通常用右眼。

**5. 安放电极处的皮肤处理**

安放电极处的皮肤处理方法很多，主要是去脂。一般外用乙醚擦洗。在用去脂液体擦洗皮肤时要把皮肤拉紧，同时避免液体流入眼内。电极下皮肤阻抗要小于 10 000 Ω，电极间的阻抗要少于 3000 Ω。

**6. 眼震电图的基本特点**

眼球可绕三个轴向运动，但眼震电图记录的眼动是在二维平面上，因此对记录的眼动波方向要有一个公认的规定。眼震方向按其快动相方向确定，分为水平左向眼震、水平右向眼震、垂直上跳性眼震、垂直下跳性眼震和旋转性眼震。

**7. 眼震电图检查项目**

眼震电图的检查项目主要有：自发性眼震、凝视试验、扫视试验、平稳跟踪试验和视动性眼震试验、静态位置试验、动态位置试验和温度试验、旋转试验、前庭自旋转试验、摇头试验、振动试验、视前庭功能相互作用试验、科里奥利加速度试验。

眼震电图是目前观察眼震方法中应用广泛、量化水平高、效果好的一种手段。视频眼震图问世后，越来越受到临床医生的青睐，有的已经完全替代了电极式眼震电图。视频眼震图是否可以完全替代电极式眼震电图？那么，电极式眼震电图是否就成为历史了呢？答案是否定的。电极式眼震电图和视频眼震图各有优缺点，而且前庭自旋转试验只有用电极式眼震电图才能进行检查。电极式眼震电图的技术和知识是视频眼震图的基础，只有了解电极式眼震电图的原理，才能很好地应用视频眼震图，二者观察的眼震参数是一样的，区别仅在于其采集眼动或眼震信号的处理方式不同，应该优势互补，互为辅助。

（印志娴）

## 二、红外视频眼震电图检查

### 1. 红外视频眼震电图（VNG）

前庭功能检查是应用视频眼罩检测眼球震颤的仪器，来进行眼震视图描记的检查方法。采用红外线技术，通过观察眼球的活动，产生视眼动反射来了解前庭功能，是近年来临床上取代传统的眼震电图前庭功能检查所采用的一种新的技术方法。受试者戴上特制的视频眼罩，该眼罩上有红外摄像头，直接采集眼动图形，再将信号输入计算机，进行量化分析处理，获得观察数据，从而判断患者是否存在不同程度的前庭功能障碍。

### 2. 检查原理

视频眼震电图由计算机硬件和软件、摄像机组件构成。其工作原理是利用安装在密闭眼罩内的红外微型摄像机将眼球的活动摄录下来并输送到计算机，由计算机软件对眼震的各种成分如眼震慢动相、快动相等进行测定并分析处理。

### 3. 红外视频眼震电图仪的性能要求

（1）两部摄像头：两眼各一部，摄像头最低分辨率为 400 有效像素。

（2）两个导程：水平和垂直各一个导程。

（3）摄像头的帧频：最低每秒 30 帧。

（4）摄像头和眼罩固定位置：要能够调节，使其与凝视线一致，允许范围为 ±10°。

（5）眼罩在固定时能保持有效而清晰的视野：水平向为 ±30°，垂直向为 ±20°。

（6）内置固视抑制灯：用于视觉固视抑制试验。

（7）暗环境试验时眼罩内应全暗，不应看到红外线光源。

（8）分辨率：水平眼动最低为 0.2°，垂直眼动最低为 0.3°。

（9）红外光线发射强度：符合安全标准。

（10）摄像头直接摄录，无反光镜，不起雾。

### 4. 红外视频眼震电图检查的项目

（1）自发性眼震试验：患者取坐位，戴好视频眼罩，在没有任何灯光、物体刺激的情况下，让患者平视正前方，观察眼球的活动情况。

（2）凝视试验：患者取坐位，戴好视频眼罩，受试者注视正前方、上、下、左、右各 30°位置的靶点，每个位置记录眼动 20 秒以上。

（3）扫视试验：患者取坐位，戴好视频眼罩，受试者注视往复跳动的靶点，当视线由一个注视靶点快速移至另外一个靶点时，眼球急速跳动，迅速准确地定位于靶点。

（4）平稳跟踪试验：患者取坐位，戴好视频眼罩，双眼追视视野中连续移动的物体，称为视跟踪。

（5）视动性眼震试验：患者取坐位，戴好视频眼罩，双眼注视前方连续向同一方向移动而过的物体时，出现的物象会落于视网膜周边部位，为了使其落在黄斑成像，眼球会产生反射性反跳，这种快慢交替、双侧对称且与物体移动方向相反的眼震，称为视动性眼震。检测这种视功能的试验，就称为视动性眼震试验。

（6）位置性试验：患者取坐位、仰卧位（头向左、右扭转）、仰卧悬头位（头向左、右扭转）。每次变换位置时均应缓慢进行，每一头位记录 30 秒，观察是否在某一头位出现位置性眼震。

（7）动态位置试验：检测受试者在头位迅速改变的过程中或其后短时间内出现的眼震，即是否存在变位性眼震，包括 Dix-hallpike 试验和滚转试验。

（8）温度试验：患者取仰卧位，头前倾 30°，戴好视频眼罩，通过将冷空气（24℃）和热空气（50℃）分别注入双侧外耳道内，诱发前庭反应，观察并记录眼震的方向和强度，评价双侧水平半规管的功能状态。

**5. 应用红外视频眼震电图进行前庭功能检查的背景**

前庭器官小且复杂，位于头颅的颞骨岩部内，既不能像检查胸腹部器官那样可以从形态学角度，通过视、触、扣、听或超声等手段查看其形态，也不能像检查心脏那样在体表贴上电极，从电生理角度直接通过描记其电位变化查看功能状态。另外，前庭神经系统与全身其他系统存在广泛联系，故前庭功能检测比较困难、复杂而特殊，临床只能通过前庭反应间接检测其功能状态。

前庭反应包括三项内容：①感觉性反应（眩晕）；②运动性反应（眼球震颤、身体倾倒和过示）；③自主神经反应（恶心、呕吐、出汗和面色苍白）。其中眩晕仅仅是主观性感觉，不能客观分析，而第 3 项虽属客观反应，但缺乏客观分析指标。目前临床只能对眼球震颤和身体倾倒反应对前庭功能进行客观分析，即是当前临床眩晕诊查中普遍应用的眼震电图和姿势图（包括静态和动态两种）。

医疗科技的迅速发展使前庭功能检测日臻完善，临床常用有眼震电图（ENG）和姿势图（PG）检查，近年来视频眼震图（VNG）、前庭自旋转试验（VAT）、视频头脉冲试验（V-HIT）、动态视敏试验（DVA）、主观视觉直线试验、动态姿势图及高频旋转试验等新兴前庭试验技术已陆续在临床推广应用。

**6. 检查的临床意义**

前庭功能检测属于无创、功能性检查，分别从前庭眼反射、前庭脊髓反射等方面客观评价前庭功能状况，可以明确前庭神经系统和眼动系统功能状态有无异常或病损，以及病损的程度、侧别、属于中枢性（如脑干、小脑水平）或周围性，进行定位、定性、量化分析，帮助医生分析病情演变、判断病程阶段及预后等，对眩晕类疾病的诊断、鉴别和治疗具有重要价值，对判断听神经瘤的部位、大小及确定手术方案也具有指导意义，是重要的辅助诊断方法。

**7. 检查优势**

红外视频眼震电图前庭功能检查与传统的眼震电图前庭功能检查相比，区别在于：眼震视图直接记录眼动，再由电子计算机分析处理，无须电极；眼震电图则是通过角膜-视网膜电位的变化，间接测量眼震。具体来说包括如下方面：

（1）图形质量：眼震视图图形背景噪声小，信噪比较好，比眼震电图更清晰。

（2）分辨率：理论上眼震视图分辨率可达到 0.1°，实际测量中眼震最小幅度为 0.5°。眼震电图的分辨率理论上可达到 1.0°，实际分辨率为 2°～3°。因此眼震视图的分辨率高于眼震电图，意味着眼震视图能检测到幅度更小的眼震。

（3）眼震类型：眼震电图和眼震视图均能记录水平眼震和垂直眼震，眼震视图记录垂直眼震的效果更理想，且只有眼震视图能记录到旋转性眼震。

（4）变位试验：变位试验中的 Dix-Hallpike 试验常出现旋转性眼震，必须选用眼震视图。

（5）测量范围：眼震视图可记录水平方向±30°，垂直方向±20°的眼震，而眼震电图可记录水平和垂直方向±30°～±45°的眼震。所以，眼震视图可能无法准确测量终极性眼震。

（6）采样频率：眼震视图的采样频率与摄像头的像素相关，眼震电图的采样频率可达到 240 Hz。

（7）定标：眼震视图定标后，只要不移动视频眼罩，就无须再次定标。眼震电图测试需要多次定标，比较耗时。

（8）准备时间：眼震视图测试时需要戴眼罩，并需要清洁面部皮肤，粘贴电极。

（9）舒适度：眼震视图测试时需要戴眼罩，患者会感到眼罩沉重不适，甚至个别患者会产生幽闭恐惧。眼震电图在去除电极时，会产生轻微疼痛感等不适。

（10）局限性：眼震视图不能用于上眼睑下垂及有类似症状的患者，眼震电图不能用于角膜-视网膜电位缺失及皮肤对电极过敏的患者。

**8. 检查适应证**

该项检测技术适用于任何原因所致的眩晕，包括：

（1）有听力损伤，特别是低频听力损伤者。

（2）有空间定向障碍者（包括飞行人员发生严重错觉者）。

（3）可疑小脑病损者。

（4）颅骨外伤者。

（5）脑供血不足，特别是椎-基底动脉供血不足者。

（6）有运动疾病者。

（7）有中枢神经系统功能障碍或可疑占位病变者。

（8）有自主神经系统功能紊乱者。

### 9. 检查禁忌证

（1）癫痫。

（2）颅内压增高者。

（3）外耳道炎或鼓膜穿孔者禁做温度试验。

（4）眩晕急性发作期，不做诱发试验，可做自发试验。

（5）服用中枢兴奋或抑制性药物者。

（6）脑血管意外发生急性期。

（7）严重中枢神经系统疾病卧床不起者（禁做诱发试验，可做自发试验）。

（8）严重精神疾病患者。

### 10. 检查的并发症和合并症

前庭功能检查属于生理性、功能性检查，尽管检测过程中少数患者可能有不同程度的头晕、出汗、恶心等不适，但它对机体无任何损害，休息后可自行缓解，故前庭功能检查属无创性检测。

### 11. 检查的常用参数

（1）潜伏期：给予任何刺激之后都要经过一段时间才能出现反应，只是时间长短不同而已。从给予刺激到出现眼震反应所花费的时间为潜伏期，以秒为单位。在前庭功能检查的温度试验有时需要用到潜伏期这个参数，连续出现 3 个眼震波视为出现眼震。

（2）眼震持续时间：是指从出现眼震到眼震消失之间的时间，以秒为单位。有时会难以判断眼震是否消失，通常以连续 10 秒不再出现眼震波视为眼震消失。在前庭功能检查的温度试验、旋转试验、自发性眼震等有时要用到这个参数。

（3）眼震总次数：是指从眼震出现到眼震消失整个过程中的眼震次数，以次数为单位。在前庭功能检查的温度试验、旋转试验等有时候要用到这个参数。

（4）眼震频率：是指 1 秒内的眼震次数，以次数/秒为单位，几乎前庭功能检查的所有项目都要用到这个参数。

（5）慢动相速度：眼震慢动相幅度与慢动相时间的比值，以度/秒为单位，几乎前庭功能检查的所有项目都要用到这个参数，这个参数也是反映前庭功能状态最为重要的参数。一般取最强反应期的慢动相总值，用于反映一侧迷路反应的总强度。

（6）两侧或两个方向的不对称参数：整个前庭系统的各部分都是由两侧组成，两侧的功能反应是否对称是反映前庭系统功能状态的重要标志。用以上各参数都可以计算两侧不对称性。两个常用的不对称参数是 UW（或 CP）和 DP，UW（或 CP）代表两侧不对称比，DP 代表优势偏向。UW（或 CP）的计算公式为：[（RC+RW)-（LC+LW)]/[（RC+RW)+（LC+LW)]×100%。优势偏向又分为相对优势偏向（RDP）和绝对优势偏向（ADP）。

相对优势偏向的计算公式为：RDP＝［（RC＋LW）－（LC＋RW）］/（RC＋RW＋LC＋LW）×100%。

绝对优势偏向的计算公式为：ADP＝[RW* LC-RC* LW]/[RC+RW+LC+LW]×100%。

（7）相位和增益：前庭功能检查中表述反应特性常用这两个参数，如扫视、跟踪，其反应幅度与刺激波幅度之间的关系用相位和增益来表述。旋转试验的正弦摆动曲线与眼震慢相速度曲线的关系用相位和增益来表述。前庭自旋转试验（VAT）用相位、增益和不对称比三个参数来表述。增益是输出/输入比，没有单位；相位是输出与输入在时域上的时间差，以度为单位。

（印志娴）

### 三、前庭功能检查

#### 1. 扫视试验

扫视是一种快速眼动，即双眼共轭注视感兴趣的目标影像，快速改变眼轴方向的眼动。

扫视试验又称为辨距不良试验或定标试验。扫视可分为水平扫视和垂直扫视。水平扫视神经控制通路为视网膜→外膝体→枕皮层→额叶、额中脑下通路（内囊、苍白球、下丘脑）→动眼神经核水平交叉至对侧下降至旁正中脑桥网状结构（PPRF）→动眼神经核→眼外肌。垂直扫视神经控制通路为视网膜→外膝体→枕皮层→双侧额叶→前四叠体垂直凝视中心不交叉→眼动神经核→眼外肌。前庭神经核不参与扫视神经传导通路，故前庭外周病变不影响扫视过程。扫视试验可用来检测扫视眼动系统是否有病理过程，用于鉴别前庭系统的病理过程是否属于中枢性。

试验方法：受试者取头直端坐位，保持头部不动，双眼平视正前方，注视、追踪前方以固定频率或伪随机频率出现的左、右或上、下交替的光点。扫视光点高度在视水平线上，水平方向扫视最大视角为30°，垂直方向扫视最大视角不超过20°。受试者头动、注意力不集中、眨眼或叠加凝视眼震、先天性眼震等均会影响扫视结果，因此测试中应注意扫视的准确性、速度和潜伏期，检查定标是否正确。

扫视试验结果判读：临床上多采用扫视波形态判断正常与异常。

（1）正常扫视：为快速上升或下降的方波。潜伏期约为200 ms，上限为350 ms。扫视快相后眼位没有达到目标位可存在一潜伏期短于正常扫视波的小的矫正性眼动，此矫正性扫视潜伏期为100~150 ms。

（2）异常扫视：分为过冲、欠冲、慢化和扫视不能等异常形态。

临床意义：周围性前庭损害不出现此种情况。过冲扫视，损伤见于小脑蚓部背侧/顶核。欠冲也称为扫视不足，多见于脑干和小脑病变。扫视慢化见于高龄受试者、药物影响、脑干损伤、眼动系统损伤等。扫视延迟见于高龄、注意力不集中、眼动系统失能、帕金森病等。

### 2. 平稳跟踪试验

平稳跟踪是把缓慢运动的外界目标影像稳定在视网膜中央凹附件，以获取对运动目标的最佳视力。前庭神经核是视跟踪眼动神经控制通路的中心环节，平稳跟踪试验常用于鉴别前庭系统疾患是否为中枢性病变和检测眼跟踪系统有无异常。

试验方法：受试者取头直立端坐位，头不动，双眼平视跟随正前方以一定频率呈正弦样摆动运动的目标。摆动频率在 1 Hz 以下时跟踪准确，常用 0.3 Hz。水平跟踪检查范围限制于视中心线 30° 内，垂直跟踪最大视角控制在视中心线上下开角各 10°，总夹角 20° 可避免生理性的末位性眼震。结束测试后结合跟踪曲线形态查看增益值是否合理，若增益值＞1 应重新确认定标值是否正确，避免因患者配合欠佳导致出现假阳性结果。

平稳跟踪试验结果判读：

（1）正常平稳跟踪增益（平稳跟踪速度/目标运动速度）应大于 0.7，左右方向相等，跟踪波无扫视性眼动。潜伏期多在 100～130 ms。

（2）异常跟踪，主要有扫视性跟踪、失常型跟踪、失常失共轭型跟踪。

临床分型：Ⅰ型：平滑正弦曲线，为正常型；Ⅱ型：平滑正常曲线上附加少量眼急动，也为正常型；Ⅲ型：曲线不平滑，叠加较多眼急动，呈阶梯状，为小脑、脑干病变，一侧前庭急性周围性损伤；Ⅳ型：曲线波形完全紊乱，为中枢性病变。

临床意义：急性前庭外周病变、镇静药物、皮层病变、小脑病变等均可使跟踪试验异常。前庭外周病变常呈现扫视跟踪而不出现跟踪完全不能的情况，这有助于鉴别前庭外周疾病与中枢性疾病。

### 3. 视动性眼震试验

视动性眼震（OKN）为物体在视野中连续运动所引起的眼的反射性摆动，是一种非意识性的、共轭的，以求稳定视网膜影像的往返眼动。

当眼注视视野中连续移动的物体时，移动的物体受到两眼的注视及跟随，但当出现的物体像落于视网膜周边部位时，为使物体像能落在黄斑部眼球出现反射性反跳，这种快慢交替的眼动形成视动性眼震。

试验方法：先做眼动幅度的定标，受试者取头直立端坐位，头不动，双眼注视大视屏上垂直、水平、斜向或旋转光条，分别用于诱发垂直、水平、斜向和旋转性视动眼震。视动光条以 0.05 Hz 频率、60°/s 峰速做正弦摆动，运行 5 个周期。

视动性眼震试验结果判读：

（1）正常视动眼震的特点：①眼震的快相和视动刺激方向相反；②左右向或上下向视动眼震强度对称；③眼震强度在一定刺激强度范围内随视动刺激强度增加而增加，在刺激速度超过 60°/s 后，大多数人的视动眼震强度随着视动刺激强度增加，而慢性速度降低。

（2）异常视动眼震：①单侧或双侧视动眼震增益降低；②单侧或双侧视动眼震缺

失；③节律或振幅不规则、不对称；④眼震方向逆转。

临床意义：异常视动性眼震主要为中枢性病变，如皮层、间脑、小脑、脑干病变，周围性前庭损害急性期也可出现双侧不对称。

**4. 凝视试验**

检测在眼原位和在水平、垂直方向上，眼球偏离原位后正视前方时出现的眼震的检查称为凝视性眼震试验（简称凝视试验）。

凝视与脑干中的旁正中脑桥网状结构（PPRF）和小脑密切相关，当存在病变时可使双侧眼动神经核兴奋性不一致而发生凝视性眼震。

试验方法：受试者取头直立端坐位，头不动，按照中央→右→中央→左→中央→上→中央→下→中央的顺序注视光点，每处凝视 20 秒，有凝视性眼震时持续观察 60 秒。

凝视试验结果判读：

正常人无凝视性眼震。出现凝视性眼震时应注意眼震方向、强度和持续时间。如汴视快相侧时强度增加的单向眼震提示外周性病变；向一侧凝视时出现高幅、低频眼震，向另一侧凝视时出现低幅、高频眼震是听神经瘤的典型表现；眼向一侧凝视出现凝视性眼震，当眼回到原位时出现反向眼震，这种反跳性眼震为小脑病损的表现。

**5. 自发性眼震**

自发性眼震（SN）是指在没有任何外界干预的暗环境中睁眼，且头取正位，眼睛直视前方时出现的眼震现象。

（1）基本原理：自发性眼震是由于前庭眼动系统和视觉眼动系统在其不同水平上产生的兴奋性不对称，使两侧对应的眼外肌兴奋性不对称，或两侧眼外肌本身的紧张性不对称所致。

（2）操作方法：患者取端坐位，头部无偏转倾斜，佩戴视频眼震记录眼罩，患者保持清醒状态并睁开双眼，注视前方视靶，此时开始记录固视状态下眼动数据；30 秒后遮蔽双眼，记录非固视状态下眼动数据；30 秒后令患者分别向左、右注视 30 秒，并记录眼动数据。

（3）结果类型

无眼震：慢相速度小于 $0.5°/s$。

轻度眼震：慢相速度小于 $2°/s$。

中度眼震：慢相速度介于 $2°/s$ 与 $5°/s$。

重度眼震：慢相速度介于 $5°/s$ 与 $10°/s$。

极重度眼震：慢相速度大于 $10°/s$。

（4）临床意义：自发性眼震作为静态代偿指标，对于判断患者前庭代偿程度有着重要意义，自发性眼震的形式又可以帮助鉴别中枢与外周性眩晕，眼震的强度可对患者眩晕前庭病损程度进行初步的甄别。

患者在固视状态下即出现明显的自发性眼震，多见于眩晕急性发作期。

固视状态下无眼震，非固视状态下即出现眼震，多见于恢复期，为不完全静态代偿指征；非固视状态无自发性眼震，则为完全静态代偿指征。

外周性眩晕所致的自发性眼震，其眼震方向多为水平向，若出现垂直向或扭转型眼震，则应考虑中枢性眩晕。

外周性眩晕患者存在自发性眼震的情况下，向不同方向注视时，眼震方向一般不会发生改变，仅改变眼震强度；如果眼震方向随注视方向发生改变，则应考虑中枢性眩晕。

强自发性眼震占自发眼震发生人数的 5%；处于急性单侧前庭障碍期、前庭神经元炎、局部缺血、外伤、急性内淋巴液积水危象、梅尼埃综合征发作期多会出现强自发性眼震。

轻、中度自发性眼震占自发性眼震发生人数的 95%；缓慢渐进性的一侧前庭功能减弱（神经瘤）、一侧前庭功能持续减弱已被代偿（局部缺血、某些前庭神经元炎）、延迟恢复性眼震（某些前庭神经元炎）、低压性迷路积水多会出现轻、中度自发性眼震。

### 6. 旋转试验

1907 年，Barany R. 首次描述了旋转试验，并将手摇转椅用于前庭功能检测。随着科学技术进步，旋转试验所用的旋转椅几经发展，从绕垂直轴旋转的初始手动转椅→电动转椅→计算机程序化电动转椅，逐渐发展为目前的多轴向、涵盖高、中、低频的多功能旋转椅（图 3.7）。旋转椅搭载的眼球运动观测技术也从初始的肉眼目测→眼震电图，发展为目前的视频眼震图技术，使旋转试验的临床价值得到进一步提升。

内耳前庭属于机体重要的内感受器，感受身体的空间位置及变化。有别于外感受器功能的直接评估，前庭功能检查的测评对设备高度依赖，并随着其研究的逐步深入和临床需求的进一步提升，对设备的要求更加高精。前庭医学发展催生了旋转试验技术设备的革命性进步，但是设备的高端提升，又限制了它的推广。因此，高端的旋转试验技术只能在大型医学中心发挥它的引领研究作用，并成为同类便携技术衍生的母

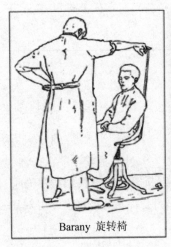
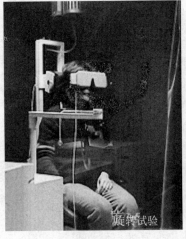
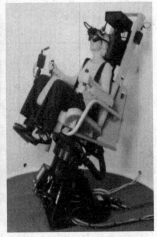

图 3.7　Barany 转椅、计算机程序化电动转椅和现代多功能旋转椅[8]。

版、发展的标尺。前庭自旋转试验（VAT）与头脉冲试验（HIT）技术就是成功衍生于旋转试验的便携技术（见其他章节）。

旋转试验（RT）是前庭眼动反射（VOR）测评技术序列的临床前庭功能检查项目。

（1）原理：通过旋转椅使机体绕身体（头部）某一旋转轴以不同的模式旋转、刺激诱发前庭眼动反射（VOR），根据所诱发 VOR 的情况（眼震或眼动）评估受试者的前庭功能状态。

传统旋转试验属于低速、低频旋转，两侧前庭感受器（同平面的半规管）同时受刺激，当分别向两个方向旋转时，一侧兴奋而另一侧抑制，均呈现综合性"推拉效应"。急性单侧前庭病损时，前庭神经核接受了两侧前庭外周的非对称信息，可以通过两个方向的旋转试验识别病损侧别。但是当急性单侧前庭病损后机体建立前庭代偿时，前庭神经核及其他代偿结构就平衡了两侧前庭外周的非对称信息。在此期间，向两个方向的旋转试验显示出无差异的综合效应，不能辨别原有的病损侧（图 3.8）。此外，由于传统旋转试验同时作用于两侧前庭系统，长期以来还将其作为唯一能够定义双侧前庭外周病变的工具。

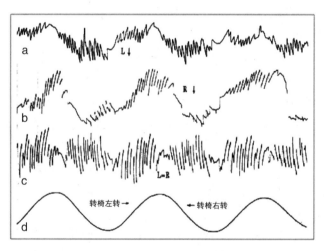

**图 3.8**　（a）左前庭神经炎急性期，向左侧（患侧）旋转诱发眼震减弱；（b）左前庭神经炎恢复代偿过程中，向右侧（健侧）旋转诱发眼震减弱；（c）前庭代偿建立后，向左右旋转诱发眼震恢复对称性；（d）转椅左右旋转曲线[8]。

因此，基于低频旋转试验的特点和临床查找病损侧别的基本目的，旋转试验的临床价值一直存在分歧，甚至在临床眩晕诊疗中一度摒弃旋转试验技术。其实，剖析传统旋转试验的本质与临床眩晕诊疗的关系，旋转试验的这些特点恰恰是其优势所在，更符合临床前庭疾病眩晕患者的诊疗需求，即在单侧前庭病损急性期，旋转试验辨别病损侧别，缓解期则评估前庭代偿进程。因为前庭疾病眩晕患者症状体征的减轻缓解主要依靠自身的前庭代偿，或是代偿加功能恢复的结果。临床眩晕诊疗中，前庭代偿的评估应是前庭病损定位基础上的另一个重要目的，这一点在临床前庭疾病眩晕诊疗中尚未引起足够的重视。

近年来，在传统低频转椅的基础上，诞生了高频、高速、多轴向的旋转椅，根据临床要求，不但可以完成包括半规管和耳石器更复杂的旋转试验测试，高频、高速的旋转刺激还产生了对侧抑制性中断，仅显示兴奋侧的刺激效应，实现了前庭代偿期的病损侧别鉴别。VAT 与 HIT 技术的定侧别作用与这种旋转试验具有类似的作用机制。

（2）试验方法：旋转试验有多种模式，包括绕垂直轴旋转试验、偏垂直轴旋转（又称动态单侧离心试验，DUC）、偏轴心旋转试验（VAR）三个类别。绕垂直轴旋转试验主要用于水平半规管系统的测评，从早期的旋转急停、正弦摆动、正弦谐波（0.01～0.64 Hz）加速度（SHAT），到目前的宽频正弦谐波加速度（0.01～3 Hz）、高速脉冲旋转等；DUC 和 OVAR 主要用于耳石器功能测评。临床最常用的几种旋转试验模式包括 Barany 旋转、旋转急停、正弦摆动、SHAT 等。而高速脉冲旋转、DSVV 和 OVAR 尚未在临床推广普及。

• Barany 旋转：1907 年，Barany R 应用手摇转椅首次在临床实施了旋转试验，该方法是最早的绕垂直轴旋转试验，目前也常被用于床边检查。受试者端坐在手摇转椅上，低头 30°，分别以顺时针和逆时针方向在 20 秒内摇转椅 10 圈，然后立即停动，用肉眼观察比较顺时针、逆时针旋转后诱发眼震的方向、幅度和持续时间，以此判断两侧前庭（水平半规管）功能状态。

• 旋转急停：临床常用有慢加速和快加速两种模式，前者以 $1°/s^2 \sim 2°/s^2$ 的加速度，首先向一个方向加速旋转至 $60°/s \sim 90°/s$，再恒速旋转 1 分钟消除壶腹嵴的惯性偏斜，使内淋巴与壶腹嵴达到同步运动后突然停止。然后做同样的相反方向的旋转，比较两次旋转急停（旋转后）诱发眼震的强度、持续时间或时间常数（Tc）。

快加速又称阶跃刺激，是在 1 秒内把转椅驱动达到设置的角速度值，通常采用的设置角速度为 $60°/s \sim 240°/s$。然后转椅以设置的角速度进入恒速度运行 1 分钟，再在 1 秒内迅速停动转椅，记录旋转后眼震。再以相反方向的同样阶跃刺激，比较两次急停后诱发眼震的强度，持续时间或时间常数。

• 正弦摆动：早期的正弦摆动旋转试验是由某一频率的一组正弦摆动刺激组成，如以 0.5 Hz 正弦摆动 4～6 个周期，比较左右摆动诱发眼震的强度。现在普遍接受和广泛使用的单频正弦摆动试验的参数为：频率 0.05 Hz，峰速 60°/s，一般做 4 个周期。计算机程序化以后可以进一步比较该频率下摆动刺激的 VOR 增益、相位和非对称，在此基础上还可以施加视觉的作用，如视觉加强（VVOR）、前庭视觉抑制（VOR-Fix）等（图 3.9）。不但可以反映特定频率下两侧 VOR 的反应情况，还能够反映视觉眼动反射与前庭眼动反射的相互关系。

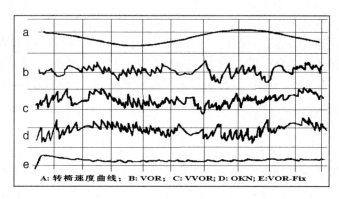

A: 转椅速度曲线；B: VOR；C: VVOR；D: OKN；E:VOR-Fix

**图 3.9**　正弦摆动试验组合-正常人反应[8]。

- 正弦谐波加速度（SHAT）：这是在正弦摆动模式基础上派生出的一种正弦谐波加速试验，是一组频率倍增的正弦摆动试验，摆动频率为 0.01、0.02、0.04、0.08、0.16、0.32 和 0.64 Hz，各频率采用的峰速为 50°/s，或 60°/s。其诱发的眼震特性与正弦摆动试验诱发的眼震一样，但其特点是可以观察不同频率正弦刺激的眼震反应。正弦摆动试验通常采用频率 0.05 Hz 和峰速 60°/s 的正弦刺激，正弦谐波加速试验采用的频率范围为 0.01 Hz～0.64 Hz，目前最高可以达到 3 Hz（图 3.10），检测频带更加广泛。

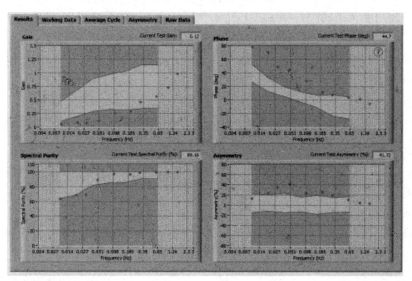

**图 3.10**　右耳梅尼埃病，在宽频带 SHAT 显示低频区增益、相位和非对称异常，而高频区各项指标均在正常范围[8]。

（3）临床意义

- 前庭病损侧别判定：单侧前庭病损未建立前庭代偿之前，低频旋转试验模式可以提示前庭病损的侧别。

- 前庭代偿状态评定：单侧前庭病损后，随着前庭代偿的建立，两侧前庭神经核及其他代偿结构平衡了两侧前庭外周传入的非对称信息，低频旋转试验可以动态监测这种非对称信息恢复平衡的变化过程，是判断前庭代偿进程的有效途径。

· 耳石器功能的评估：偏垂直轴旋转试验及偏轴心旋转试验（OVAR）是目前通过前庭通路测评耳石器功能的新方法，通过垂直轴的左右平移及垂直轴心的偏斜，选择性地刺激两侧耳石器，根据主观动态垂直线的偏斜程度以及眼球在不同方向上的偏转，评估两耳的耳石器功能状态。相比 VEMP 技术，这是真正意义上的耳石器生理功能测评。

· 前庭病损的定性分析：在各项旋转试验的评定指标值，VOR 的增益是帮助评估前庭病损性质的有效标值，高增益往往是前庭中枢病损的特征，而前庭外周性病损则多呈现低增益。

**7. 位置试验**

位置试验是检查观测受试者在某一个或几个特定头位是否诱发出位置性眼震（PN）及其眼震特征的试验技术，是临床眩晕患者诊疗中前庭功能检测技术序列的项目之一。

迄今的文献中仍存在着位置试验（Positional Test）和变位试验（Positioning Test）的两种表述，其实这两种试验是相互联系的，变位试验也是特定的位置试验，属于位置试验的子集，位置试验及位置性眼震则是各种头位变化相关试验的结果。因此，目前比较一致的观点是将位置相关的眼震统一命名为"位置性眼震"，将诱发该眼震的位置相关试验以及 BPPV 的各种位置的诱发试验统一命名为"位置试验"。

（1）试验原理：该试验基础是相对于重力方向的头位变化，与前庭系统、颅内或颈部病损有关，其阳性结果的产生机制很复杂，除了 BPPV 外耳石学说外，迄今对其他疾病位置试验阳性结果的机制及临床意义仍不明确。

（2）试验方法：传统的位置试验分别在坐位和卧位进行。

坐位：头正位、左转/侧头、右转/侧头、低头和仰头位。

卧位：仰卧位、左转头/左侧卧、右转头/右侧卧、后悬头、后悬头右倾斜和后悬头左倾斜。

BPPV 耳石定位的位置试验：主要采用 Dix-Hallpike 试验和滚转试验，分别针对前后半规管 BPPV 和外水平半规管 BPPV（详见 BPPV 相关章节）。目前，大部分文献仍将这两种特定的位置试验列入变位试验的条目。

坐位时头正位的位置眼震类似自发性眼震描记，卧位和坐位的其他头位时的位置眼震测试分别受到两侧前庭系统对称性、半规管和耳石、颈部血管神经及本体感受器所受刺激等多种因素的影响。此外，卧位时取头体同轴的左/右侧卧位代替左/右转头位，或采取坐在转椅上检查者用手固定受试者头部不动，而左/右转动转椅，或固定转椅不动只扭动颈部即可鉴别位置眼震源于前庭系统，还是与颈部血管神经及本体感受器等解剖结构的病理改变有关。

每一种头位至少观察 30 秒，观察在该头位是否诱发出位置性眼震，该眼震的潜伏期、方向、强度及持续时间，是否伴随眩晕等。如有眼震，则再重复该头位检查 2 次，如眼震不减弱，属不疲劳型，如眼震减弱或消失，为疲劳型。

（3）试验结果

• BPPV 位置性眼震：后半规管 BPPV：在 Dix-Hallpike 试验中患耳向地时出现带扭转成分的垂直上跳性眼震（垂直成分向上，扭转成分向下），由激发头位回归至坐位时眼震方向逆转。

• 外半规管 BPPV 眼震分型：①水平向地性：若双侧滚转试验均可诱发水平向地性眼震（可略带扭转成分），持续时间<1 分钟，则可判定为漂浮于外半规管后臂内的管石症。②水平离地性：双侧滚转试验均可诱发水平离地性眼震（可略带扭转成分），若经转换手法或能自发转变为水平向地性眼震，持续时间<1 分钟，则可判定为漂浮于外半规管前臂内的管石症；若诱发的水平离地性眼震不可转换，持续时间≥1 分钟，且与体位维持时间一致，则可判定为外半规管嵴帽结石症。

• 患侧判定：滚转试验中水平向地性眼震诱发眼震强度大、持续时间长的一侧为患侧；水平离地性眼震中诱发眼震强度小、持续时间短的一侧为患侧。当判断患侧困难时，可选择假性自发性眼震、眼震消失平面、低头-仰头试验、坐位-仰卧位试验等加以辅助判断。

• 前半规管 BPPV：在 Dix-Hallpike 试验中出现带扭转成分的垂直下跳性眼震（垂直成分向下，扭转成分向患耳），若扭转成分较弱，可仅表现为垂直下跳性眼震。

• 轻嵴帽位置眼震：①仰卧位滚转试验出现持续性向地性眼震，无潜伏期；②从患耳朝下体位往健侧转动头部一定角度（15°～40°）时，可出现向地性眼震消失点，该位置即为无效平面；③仰卧位眼震指向健侧；④俯卧位眼震指向患侧；⑤坐位头直立有自发性眼震指向健侧。

（4）其他分类

尽管传统的 Nylen 分类和 Aschan 分类比较粗糙甚至存在矛盾，但是在新的位置性眼震分类建立之前，鉴别中枢性和周围性眼震还是有参考价值的。

Nylen 将位置性眼震分为三型：

Nylen Ⅰ型：即方向变换型，眼震方向随头位改变而改变，多见于中枢性病变。

Nylen Ⅱ型：即方向固定型，眼震方向不变，即无论单一头位或多种头位出现眼震，其方向不变，多见于前庭末梢病变（外周性病变）。

Nylen Ⅲ型：为不规则型，眼震方向有时改变，有时固定，或同一头位不同时间出现不同的眼震方向。

Aschan 对 Nylen 分类进行了改进，仍将位置性眼震分为三型：

Aschan Ⅰ型：眼震持久，方向随头位改变，多为中枢性病变。

Aschan Ⅱ型：眼震持久，即无论多种头位或单一头位检查，眼震方向固定不变，多见于中枢性病变。

Aschan Ⅲ型：各种短暂方向固定的位置性眼震，多见于末梢性病变。

（5）临床意义

除了 BPPV 和轻嵴帽患者的位置试验诱发眼震具有相对明确的临床意义之外，对于其他眩晕类疾病患者位置试验诱发眼震的临床价值还缺乏明确共识，目前主要用于前庭中枢和前庭外周性眩晕的辨别（表 3.1）。

表 3.1　中枢性与周围性位置性眼震的鉴别

| 指标 | 周围性位置性眼震 | 中枢性位置性眼震 |
| --- | --- | --- |
| 潜伏期 | 有 | 无 |
| 持续期 | 15 秒左右 | 长或持续 |
| 类型 | 水平或旋转 | 垂直、水平或斜向 |
| 眩晕状况 | 一致 | 不一致 |
| 疲劳性 | 有 | 无 |
| 自主神经反应 | 明显 | 不明显 |
| 神经系统其他体征 | 无 | 常有 |

### 8. 温度试验

温度试验是通过外耳道灌注冷热水/气对水平半规管进行变温刺激，根据半规管诱发眼震反应的强弱或有无间接评估前庭-水平半规管超低频（≤0.003 Hz）功能的前庭试验技术。

（1）基本原理：该试验中，冷热刺激主要引起水平半规管内温度改变，然后引起内淋巴液密度改变（热水/气时密度降低，冷水/气时密度升高），使内淋巴液流动，壶腹嵴胶顶两侧从而形成压力差，使其偏向或背向壶腹-椭圆囊方向偏移，产生眼震。

（2）检测方法：检查时受试者平卧位，头抬高前倾 30°，使水平半规管处于垂直平面上。冷热试验前首先在该体位记录有无自发性或体位性眼震 60 秒。试验顺序先冷气后热气，刺激温度为 24℃和 49℃，流量为 5 L/min；刺激时间 40 秒，两次刺激间隔时间为上一次试验眼震消失后 5 分钟；测试过程中受试者保持睁眼并保持清醒状态。诱发眼震的峰值过后，进行视觉固视抑制试验。

受试者检查前 48 小时禁服任何中枢兴奋性或抑制性药物，保持外耳道干燥洁净，避免检查前过度疲劳、精神过度紧张。

（3）结果类型

分析指标包括：

慢相速度（SPV）、频率（f）、反应度（即reflectivity，或sensitivity）。

一侧减弱（UW）或称半规管麻痹（CP）；UW/CP＝（R向-L向/R向+L向）×100%。

优势偏向（DP）；DP＝（L向-R向/L向+R向）×100%。

视固视指数（FI）；FI＝（固视SPV/非固视SPV）×100%。

• 双侧半规管反应正常（图 3.11）。

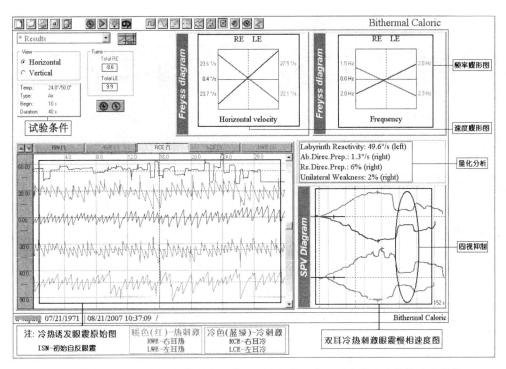

图 3.11　温度试验示双侧半规管反应正常（天津市第一中心医院前庭功能检查室提供）。

- 一侧眼震强度减弱或消失（图 3.12）。

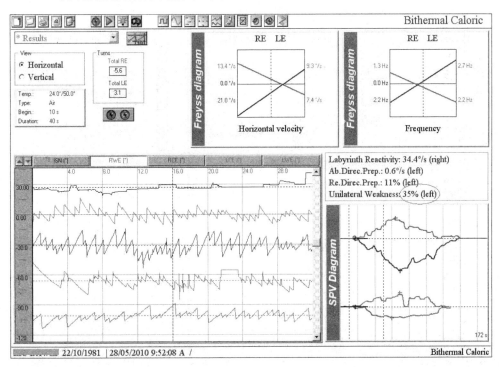

图 3.12　温度试验示一侧半规管反应减退（天津市第一中心医院前庭功能检查室提供）。

- 眼震反应亢进，或同时伴有失节律（图3.13）。

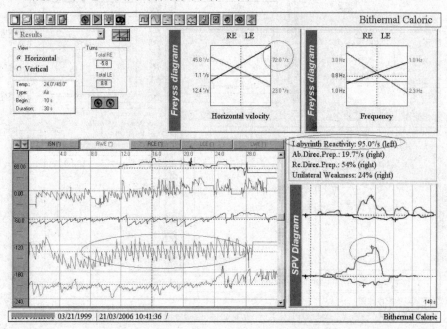

**图3.13** 温度试验示一侧半规管反应亢进（天津市第一中心医院前庭功能检查室提供）。

- 眼震呈优势偏向。
- 眼震强度一侧减弱伴健侧或对侧优势偏向（图3.14）。

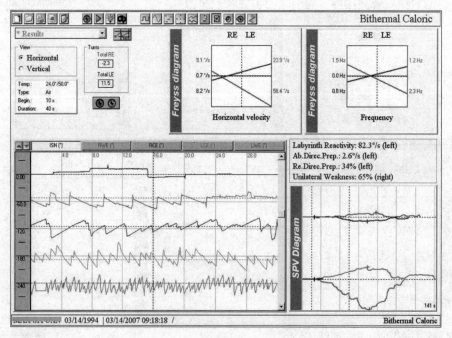

**图3.14** 温度试验示一侧半规管反应减弱伴健侧或对侧优势偏向（天津市第一中心医院前庭功能检查室提供）。

- 眼震固视减弱或失败（图 3.15）。

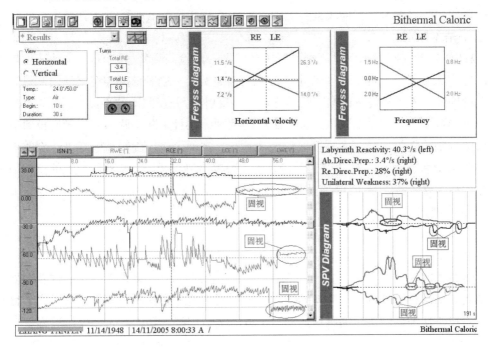

**图 3.15**　温度试验示眼震固视减弱或失败（天津市第一中心医院前庭功能检查室提供）。

（4）临床意义

温度试验是各种前庭功能评估项目中最重要的试验之一，可评定每侧水平半规管功能及前庭眼动反射弧的整体作用，目前在临床上应用非常广泛，它也是唯一能够对两侧前庭功能进行侧别评定的项目，它通过向两侧外耳道分别灌注冷、热水或冷、热空气刺激半规管诱发前庭眼震反应，根据两耳诱发眼震的强弱和有无，评估两侧前庭半规管功能状态。该方法只刺激一侧半规管，反映一侧前庭功能状态，能准确而稳定地显示损伤侧别，弥补大多数不可逆性前庭损伤在中枢代偿后其他检测难以查知的缺陷，受前庭系统内整合作用、中枢代偿和检测时机影响较小，一直是眩晕患者诊疗中评估前庭损伤侧别的金标准，迄今尚无其他前庭试验技术能够替代。

（陈太生　李姗姗）

## 四、前庭中高频功能检查

### （一）头脉冲试验

头脉冲试验（HIT）又称甩头试验（HTT），是前庭眼反射（vVOR）的高频检测技术之一，通过检测受试者快速被动甩头过程中的眼球运动情况或转头后扫视眼动的有无及强弱，评估两侧半规管系统功能，主要用于眩晕与平衡障碍者的两侧半规管 VOR 系统功能的量化分析和损伤定位评估。

视频头脉冲（V-HIT）是客观记录脉冲被动转头前后的瞳孔图像，观察、记录 HIT 中眼球的水平、垂直、斜向及旋转运动，实现了两耳 6 个半规管的分别测试。

**1. 基本原理**

HTT 作为前庭眼动反射高频区试验技术之一，检测频率达 5 Hz，头动速度超过 500°/s，其反射弧包括半规管壶腹嵴毛细胞→前庭神经→脑干前庭神经核→内侧纵束→眼动神经核→眼动神经→眼肌→眼球运动，该反射为前庭-眼动的直接反射通路。HTT 中视觉和颈部本体感受器输入失去对眼动的控制，并且中断了两侧半规管推拉效应中的对侧抑制，仅仅使同侧半规管接受兴奋刺激，实现了传统旋转试验难以达到的前庭损伤侧别鉴别。此外，HTT 有别于传统诱发眼震检测模式，只检测 VOR 的慢相而无快相中枢因素干扰，是 VOR 直接通路功能的客观检测。

**2. 检测方法**

（1）头脉冲试验（HTT）：HTT 可在床边或诊室完成，用于两侧水平半规管测试，向左、右水平转头，分别测试左、右侧水平半规管。

受试者取端坐位，并盯住一个视点（如检查者的鼻子）。操作者面对受试者而坐并把持其头部，在受试者无法预料的情况下突然而迅速地使其向左或右转头，肉眼目测受试者在快速被动转头时的眼球运动情况或转头后扫视眼动的有无。操作过程要包括被动、瞬时、不可预知、高加速度（最高达 4000°/s）和小振幅（20°～30°）五个要素。

（2）视频头脉冲试验（V-HIT）

前置摄像式 V-HIT：受试者取端坐位，并盯住前方的摄像头（视靶）。操作者站立于受试者后方并双手扶持其头部，在受试者无法预料的情况下，将其头在相对应的一组半规管平面内突然转动。红外视频摄像机及计算机采集、分析受试者在快速被动转头时的眼球运动情况。用于 6 个半规管的分别测试具体为：向右水平转头，测试右侧水平半规管；向左水平转头，测试左侧水平半规管；将头向右转 45°，在矢状面内向前下方摆头，测试左侧前垂直半规管；将头向右转 45°，在矢状面内向后上方摆头，测试右侧后垂直半规管；将头向左转 45°，在矢状面内向前下方摆头，测试右侧前垂直半规管；将头向左转 45°，在矢状面内向后上方摆头，测试左侧后垂直半规管。

头带式 V-HIT：受试者取端坐位，佩戴好头带装置（带有记录头动的多轴向陀螺仪和记录眼球运动的红外摄像镜头），并盯住前方墙面的视靶-视觉标记物。完成定标后，操作者站立于受试者后方并双手扶持其头部，在受试者无法预料的情况下，将其头在相对应的一组半规管平面内突然转动。头动陀螺仪和红外视频摄像机及计算机采集、分析受试者在快速被动转头时的眼球运动情况。用于 6 个半规管的分别测试同上。

**3. 结果类型**

目测 HTT：通过肉眼观测受试者在脉冲转头后是否存在扫视眼动波。视频 HTT：以头动-眼动同步记录曲线以及量化的增益值表达，还可以半规管地图的形式呈现。

（1）正常人或 VOR 反射通路完整者在 HIT 时所见双眼能够固视眼前视靶不动，无扫视性眼动。

（2）单侧或双侧前庭功能丧失及 VOR 通路损伤者在 HIT 向患侧快速转头时，眼球不产生与转头方向相反的转动而脱离视靶，为注视靶标随之诱发一个大的或连续几个小的、与转头方向相反的扫视眼动波，并在各种眼动记录技术中呈现不同的表达（图 3.16 和图 3.17）。

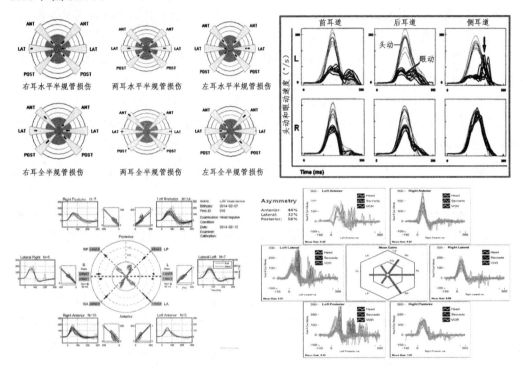

**图 3.16**　头脉冲试验异常（天津市第一中心医院前庭功能检查室提供）。

### 4. 临床意义

HIT 阳性作为前庭周围性损伤的客观指征，用于各种眩晕及平衡障碍类疾病患者的半规管系统高频检测，其具有以下优势：

（1）准确定位、评估全部 6 个半规管系统功能的分别测试和损伤。

（2）评估半规管系统功能损伤的程度、恢复和代偿情况。

（3）监测该损伤在半规管的高频、低频区间或某个单一频率。

（4）监测温度试验、传统旋转试验及其他前庭检测技术难以发现的某一个垂直半规管的高频损伤。

（陈太生　李姗姗）

### （二）前庭自旋转试验

前庭自旋转试验（VAT）也称为主动转头试验，是前庭眼反射检测技术之一，通过分析受试者主动地左右摇头和上下点头所诱发的慢相眼球运动，评估两侧半规管系统功能状态。

## 1. 基本原理

通过眼动电图（EOG）电极采集、记录头动诱发的各个方向的眼动信息，头动传感器同步检测记录头各个方向的运动。通过受试者左右摇头和上下点头运动诱发的前庭眼反射（VOR）慢相眼动的增益、相位及左右向眼动速度比，分析判断 VOR 系统在 2~6 Hz 高频区的功能状态。左右摇头检测水平半规管，上下点头检测垂直半规管。

## 2. 操作方法

（1）清洁和脱脂贴电极处的皮肤，戴好头部套件并按要求在左眼的上下方、双眉中稍上方和双眼外眦角处贴好 5 个电极。

（2）录入受试者信息，建立病历档案。

（3）受试者取端坐位，视靶为直径约 1 cm 的单色圆点，位于正前方 1.5 m、平视高度，且正前方视野内无其他干扰视景。

（4）指导受试者盯住视靶，随节拍的声音由慢及快、幅度由大到小，平稳且主动地左右摇头及上下点头。

（5）每次检测 18 秒，左右摇头及上下点头分别检测 3 次以获取平均值。分析、筛选和储存每次的监测数据，取增益、相位和非对称 5 组参数平均值。

## 3. 结果类型

测评指标：

（1）增益：即头动角速度与头动诱发的眼动角速度之比，即增益＝眼速/头速，为各个频率 VOR 反应的强度指标。正常增益接近 1，异常结果有高、低增益两种（图 3.17）。

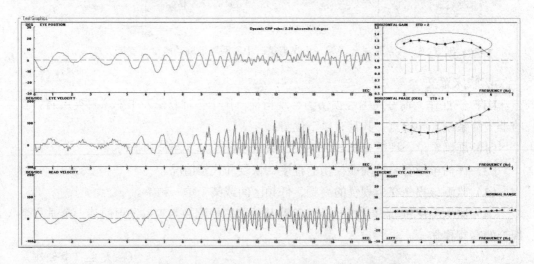

图 3.17　高增益（天津市第一中心医院前庭功能检查室提供）。

（2）相位：表示 VOR 输入与输出之间的时相关系，即 VOR 眼动启动时间与诱发该眼动的头动时间之间的关系。VOR 眼动时间总是延迟于头动时间，以度（°）表示，是各个频率 VOR 反应的敏感度指标，类似于潜伏期（图 3.18）。

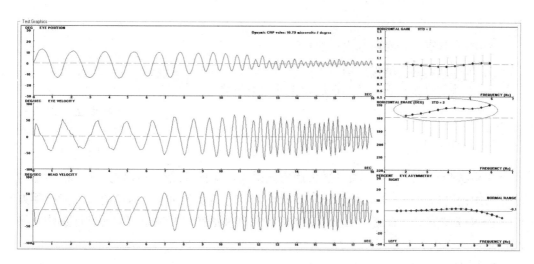

图 3.18　高相移（天津市第一中心医院前庭功能检查室提供）。

（3）非对称：表示 VOR 反应中左右向眼动的对称性，评估各个频率左右向眼动的综合向量是否存在向左或向右偏移，是各个频率 VOR 反应的侧别强弱指标。VAT 的非对称综合向量曲线偏向 VOR 较弱侧，正常非对称值＜±10。曲线上移（正值）表示右侧 VOR 减弱，曲线下移（负值）表示左侧 VOR 减弱。因垂直检测是两耳前、后半规管同时接受刺激，难以区分左、右及前、后半规管，所以垂直检测结果中没有非对称指标（图 3.19）。

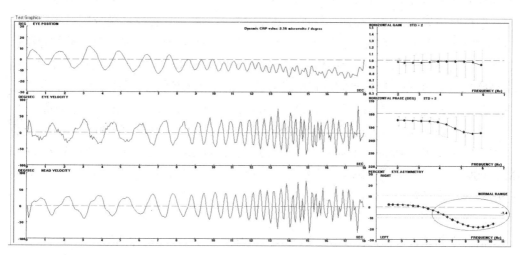

图 3.19　非对称比异常（天津市第一中心医院前庭功能检查室提供）。

## 4. 临床意义

- 检测各种眩晕和平衡障碍患者前庭半规管高频功能是否受损。
- 检测脑外伤后前庭高频功能，特别使垂直半规管是否受损。
- 检测后循环短暂缺血性眩晕（PCI-TIA）前庭高频功能损伤，鉴别属于中枢性还是外周型。

- 检测耳毒药物对前庭损伤的程度。
- 检测前庭眩晕病损代偿状况。
- 监测前庭康复程度及制订进一步的康复策略。

（陈太生　刘强）

### （三）摇头试验

摇头试验（HST）是一项以摇头后出现眼震，即摇头眼震（HSN）为分析指标的临床常用前庭试验技术，检测频率 1～2 Hz，目前一般认为可作为床边前庭功能检测方法。HSN 是前庭源性眼震，属于特定频率的病理性潜在自发性眼震，通过摇头诱发显现，正常人摇头后不存在。

**1. 原理**

摇头试验是通过两侧内耳半规管的前庭眼动反射系统评估两侧前庭系统功能的对称性，以检测特定频率下的单侧前庭功能不全，并做量化评估。目前从摇头试验，诱发出摇头眼震，基本可以肯定为异常，但对侧别和病理性质的认定应结合其他试验。

摇头眼震实质上是一种由摇头引发的自发眼震，前庭眼动系统前庭信息不对称是前庭眼震发生的基本机制，这已经为人们所公认。综合目前对摇头眼震发生机制的观点和其依据，我们认为摇头试验眼震产生的机制是多元性的，但其核心是一致的，即机体前庭系统从外周到各级中枢都是对称性结构，从受外界前庭适宜或非适宜刺激，到前庭信息生成、传递、存储、处理，各级中枢调节控制，再发送到效应器器官存在信息不对称。前庭信息不对称主要产生于：①前庭系统，特别是前庭眼动反射通路信息生成传递不对称；②前庭一级和二级中枢在接收（各前庭核和前庭小脑）、存储（速度存储机制）、前庭速度信息向位置信息转换（神经积分整合器）和快动相生成（旁正中脑桥网状结构）不对称；③前庭中枢回路对其他信息调整、适应和控制不对称。

总之，由于某种病理过程，前庭中枢在接收、存储、转换两侧前庭信息，以及快动相生成时发生如 Hain 所说的同步性不对称（Timing asymmetry）（Hain T.C.和 Cherchi M., 2009），实质上即为前庭中枢在接收、存储、处理两侧前庭信息上不同步，有时间上的差异。这是发生摇头眼震的第二种原因。

**2. 操作方法**

根据不同试验条件，可以分别以明视（裸眼）或 Frenzel 镜检测法、眼震电图法、视频眼震图法三种方法完成。观察指标包括摇头眼震的潜伏期、方向、强度和持续时间。

（1）明视（裸视）或 Frenzel 镜检测法。受试者取头低 30°闭眼端坐位，或戴 Frenzel 镜，以头垂直轴为轴心，于水平方向主动左右摇头。摇头频率 1～2 Hz，幅度左右方向各 30°或各 45°，连续摇头 30 次后停于头正中位并睁眼，裸视或在 Frenzel 镜下观察摇头眼震。若以单纯裸眼检测，其摇头后眼震由于受视觉固视抑制而影响试验结果。

（2）眼震电图法。受试者体位和摇头方法同明视（裸视）或 Frenzel 镜检测法，试验时戴眼罩。眼震电图自摇头开始全程描记，摇头停止后即使无眼震引出也要至少描记 15 秒。引出摇头眼震时，眼震电图描记至眼震消失后再继续描记 15 秒，以观察有无Ⅱ相摇头眼震。

（3）视频眼震图法。受试者体位和摇头方法同明视（裸视）或 Frenzel 镜检测法。试验时戴视频眼罩且摇头，在视频眼震采集过程中始终保持睁眼。眼震描记时间同眼震电图法。

另外，Hain 和 Cherchi（2009）提出被动摇头试验，在暗中观察眼动 10 秒作为基线。然后，检查者双手扶着患者的头快速地绕着垂直轴左右摆动，摆动的频率为 2 Hz，头摆动的幅度左右各 30°，连续摆头 20 周后突然停动。

**3. 试验要求和禁忌证**

（1）要求：受试者摇头时保持头低 20°～30°，摇头结束后不能闭眼，即使出现眩晕也要提醒其保持睁眼，但一定要消除固视作用，否则诱发不出摇头眼震；根据受试者颈椎活动情况，以 1～2 Hz 合适的频率完成该试验；若受试者配合欠佳，不能按要求主动摇头者可采取被动摇头。

（2）禁忌证：眩晕发作期、严重颈椎病、颅压明显增高、视网膜剥离、重度高血压。

**4. 摇头眼震（HSN）正常与异常表现**

直到目前，普遍认为正常人群不出现确定的摇头眼震。在正常人群中可有自发性眼震，但其强度，ENG 眼震慢相速度不超过 6°/秒，VNG 慢相速度不超过 2°/秒。如果说摇头眼震是一种潜伏性自发眼震，为强烈摇头诱发，从理论上讲有自发眼震的正常人在摇头后有可能出现摇头眼震。在这里我们用"确定"的摇头眼震这样的提法，以排除假阳性。所谓"确定"，是指摇头后出现的眼震强度，眼震慢相速度应在 5°/秒～6°/秒以上，持续时间要超过 1 秒，一般应为 5 秒（Hain T.C.，2010）。

出现确定的摇头眼震，可以确定地认为在旋转平面内的前庭输入失衡，属前庭外周性的，摇头眼震快相向健侧；出现持续不消的长时间眼震、垂直性眼震和失共轭性眼震应属于中枢性异常。

**5. 摇头眼震的分类**

Hain T.C. 和 Spindler J.（1993）依据摇头眼震是否改变方向、是否向健侧和是否单轴向将其分为三类，包括：

（1）单向型眼震或双向型眼震，前者为Ⅰ相眼震，后者为Ⅱ相眼震；依据眼震方向是否改变确定。

（2）向健侧-麻痹性眼震，或向患侧-颠倒型眼震。前者，眼震快相方向向健侧，即麻痹性眼震，占摇头眼震的 3/4；后者，眼震快相方向向患侧，即颠倒型眼震，占摇头眼震的 1/4；依据眼震方向是向健侧或向患侧确定。

（3）单纯水平性眼震，或水平与垂直性眼震同时存在，称为交叉偶合性眼震，弱的交叉偶合眼震，即垂直眼震很弱，属前庭外周性损伤；强的交叉偶合眼震，即垂直眼震成分很强，属中枢性损伤；是依据眼震是单轴性或多轴性确定。

陈太生等（2009）根据摇头眼震的潜伏期、方向、强度变化和持续时间特征，将摇头眼震分为减退型、双向型、恢复型、不变型和倒错型5个类型。根据给出的界定，减退型属于Ⅰ相摇头眼震；双向型眼震属于Ⅱ相摇头眼震；恢复型眼震没有Ⅰ相、只有Ⅱ相的Ⅱ相摇头眼震；不变型属于持续"不消"的Ⅰ相摇头眼震，或没有Ⅰ相、只有Ⅱ相的Ⅱ相性眼震，而又持续"不消"；倒错型属于交叉偶合眼震，即水平摇头出现垂直性眼震。

**6. 摇头眼震（HSN）类型与临床病损的关系**

（1）前庭外周性病损的HSN特征

· 初始相（Ⅰ相）向健侧。

· 第Ⅱ相眼震方向相反，且弱。

· 水平摇头不引发垂直眼震，或非常少。

· 垂直摇头可引发向患侧的眼震。

· 不是长时间和有强度的摇头不出现眼震。

初始相眼震（Ⅰ相）强度可达20°/s，逐渐衰减，约持续20秒，第Ⅱ相眼震弱，可持续100秒。摇头眼震出现与摇头强度有关，第Ⅱ相出现与摇头的次数有关，摇头次数多，如30次Ⅱ相眼震出现更多，但对Ⅰ相眼震没有影响。

（2）前庭中枢性病损的摇头眼震特征

· 眼震方向与病损侧相关性不强。

· 第Ⅱ相变异，可以与初始相（Ⅰ相）眼震一样的强度，或强于初始相。

· 常常呈交叉偶合性眼震。

· 摇头1~2次就可以出现眼震。

前庭中枢性摇头眼震形态不像外周性病损那么稳定；强的交叉偶合性摇头眼震是中枢性病损特征；另一特征是出现强的单向眼震和弱的摇头刺激就可以引发眼震；温度试验没有CP，而有摇头眼震；强的双相摇头眼震提示中枢性病损。既不是前庭外周性病损，也不是前庭中枢性病损也可以出现摇头眼震。

**Matsuzaki M.** 和 **Kamei**（1995）对摇头眼震类型和方向与前庭外周性病损的病程分期做了非常有意义的观察。该作者把病程分为5期，即Ⅰ期：激惹期，临床上罕见；Ⅱ期：麻痹期，通常在发病后1个月之内；Ⅲ-1期和Ⅲ-2期：代偿期，摇头眼震向健侧，反相眼震可有可无；Ⅲ-3期：摇头眼震可暂时消失；Ⅲ-4和Ⅲ-5期：摇头眼震向损伤侧，可无Ⅱ相眼震；Ⅳ期：自发眼震可再出现；Ⅴ期：无自发眼震和摇头眼震，是完全恢复期。40%的患者在发病后4个月内恢复，而约30%的患者甚至在发病后4个月仍停留在Ⅲ-1期或Ⅲ-2期。这一观察结果表明，摇头试验是否可以诱发眼震和诱发眼震的方向，与前庭外周损伤的病程有密切关系。因此，我们在应用摇头试验和分析其结果时要给予重视。

**Kwang D. C.** 等（2007）也观察到，HSN在单侧前庭损伤后的不同阶段，随着该损伤的恢复或两侧前庭系统中枢平衡代偿的建立，HSN不但有表现形式的变化，更有引出率的差异。例如，他们观察到急性前庭神经元炎患者在发病后 2 周内均出现 HSN，但在发病后 1 个月和 1 年随访，HSN 引出率分别降低至 85% 和 45%。

陈太生对单侧前庭损伤后的 HSN 类型不同病程阶段的动态变化做了更进一步的观察和分析，发现在单侧前庭病损后的各个阶段，HSN 可分别呈现不同类型。

因此，随前庭中枢代偿建立或损伤的前庭功能得到恢复，HSN 不但具有特异性的表型，HST 可以无 HSN 引出。这不但提示 HST 的阳性检测结果与检测时机有关，还要求评价 HST 结果时要有动态的观点，并通过 HSN 的表型分析和评估患者的病程阶段及病情转归。

（陈鱼）

## 五、前庭诱发肌源性电位检查

前庭诱发肌源性电位检查（VEMP）是由强声刺激在处于紧张状态的胸锁乳突肌表面记录到的短潜伏期双向（p13-n23）肌电图（EMG）。近年来被认为是一种能够反映前庭-丘脑通路完整性的无创电生理检查，能够比较客观地评价球囊功能。VEMP 可用于测试反映前庭-颈肌反射通路，目前对 VEMP 已经有了比较清楚的认识，对临床应用的各个参数的设置有了更多的比较和研究，VEMP 已被证明是临床评价前庭功能可以信赖的电生理测试手段。

### （一）来源

有研究者发现高强度的短声可使人的球囊兴奋，并在颈部肌肉记录到肌源性电位。VEMP 起源于前庭球囊斑这一假说不断地被动物试验及临床试验所证实，目前的争议是耳蜗的成分是否参与了 VEMP 的形成。前庭神经的上终末支主要分布于上半规管、外半规管和小部分球囊，冷热试验可评价其功能；其下终末支分布在后半规管和大部分球囊。研究者通过手术发现，选择性前庭下神经切除的患者术后冷热试验提示前庭上神经功能存在，而无论通过气导还是骨导给声刺激都无法诱发 VEMP，证明了 VEMP 与前庭下神经的相关性。研究者发现一些起源于前庭下神经的听神经瘤患者的 VEMP 可被引出（约占 30%），且术后听力水平是否保存也与 VEMP 相关，术前听力正常的患者其术后的 VEMP 倾向于无变化。某些患者在听力下降的同时伴 VEMP 潜伏期延长的现象亦可用耳蜗神经纤维与前庭神经元相关来解释，使得 VEMP 的起源难以判断。还有研究者发现在突发性耳聋患者的患耳侧均能引出正常的 VEMP，提示并没有耳蜗成分参与形成 VEMP。研究者在白噪声对 VEMP 的影响中指出，VEMP 是独立于耳蜗神经的，耳蜗成分对 VEMP 的影响仅存在于镫骨肌反射中。在这项试验中他们发现正常人的同侧或对侧耳暴露在 95 dBnHL 的白噪声下时，VEMP 的波幅明显下降，而 75 dBnHL 的白噪声下虽然有 ABR 的 V 波波幅的降低，VEMP 的波幅下降并不明显。但 95 dBnHL 的白噪声对单侧面瘫患者患侧的 VEMP 却没有影响。还有研究者发现在第 Ⅷ 对脑神经中耳蜗神经萎缩的有重度感音神经性聋的患者还能引出 VEMP，提示

VEMP 反应与耳蜗无关。

### （二）特点及采集方法

#### 1. 传导通路特点

VEMP 传导通路包括球囊斑、前庭下神经、前庭侧核、前庭丘脑束及同侧胸锁乳突肌运动神经元，因此可用 VEMP 来评价球囊和前庭下神经的功能。有研究者采用 Tone Burst 和 Click 单耳给刺激声，双侧同时记录胸锁乳突肌中上部分电位时发现，大多数受试者仅在同侧胸锁乳突肌记录到 VEMP，提示 VEMP 传导通路是以单侧为主。还有研究者在试验中使受试者头偏向一侧，并在这一侧给声，分别记录紧张的一侧胸锁乳突肌和松弛的一侧胸锁乳突肌表面的 VEMP，发现只在刺激声同侧紧张的胸锁乳突肌表面能记录到 VEMP，支持了 VEMP 单侧传导的特性。

#### 2. 波幅和潜伏期特点

有研究者在观察刺激强度与 VEMP 的波幅和潜伏期的影响时，发现波幅会随着刺激强度的增加而增大，而在潜伏期却不随刺激强度而改变。而且，短纯音的频率和潜伏期有反向相关关系。目前这一观点已得到学者们的一致同意。

#### 3. 采集方式

有研究者在对正常受试者的测试中采取了无胸锁乳突肌收缩/无刺激声，胸锁乳突肌收缩/无刺激声和胸锁乳突肌收缩/刺激声三种条件，结果提示只有在胸锁乳突肌收缩的条件下，给予刺激声时才能得到满意的 VEMP。还有研究者将记录电极分别放置于胸锁乳突肌的上部、中部和下部，在上部和中部分别记录到双向波（p13−n23），在上部得到的波幅最大，但是其潜伏期却不稳定，而在中部的波幅虽然较小，但潜伏期恒定，故应选择胸锁乳突肌中份作为放置电极的位置。

#### 4. 单侧记录和双侧记录

双侧胸锁乳突肌中点表面放置记录电极，胸骨上端放置参考电极，前额正中接地。很多研究者都采取仰卧去枕抬头位，头偏向对侧以兴奋同侧胸锁乳突肌而获得单侧 VEMP 的记录，前庭系统有病变者不能长时间承受。研究者报道了双耳同时给声刺激时可在双侧胸锁乳突肌获得对称的 VEMP。在测试过程中患者取仰卧位，头向上抬起，激活胸锁乳突肌，使其保持一定时间的强直收缩状态。研究者尝试在健康受试者和梅尼埃病患者采用双侧同时记录 VEMP，并且和单侧记录进行了比较，指出采用双侧同时记录 VEMP 有着相同的刺激率、潜伏期和耳间振幅差别率（IAD），和单侧记录一样，双侧记录同样能够反映球囊单侧传导通路的病变信息，而且双侧记录可以节省时间，减轻由于持续胸锁乳突肌张力而给患者带来的不适。还有研究者在比较双侧同时测试 VEMP 左右两侧差异时，两耳分别采用（R−L）95−95、85−95、95−85 和 85−85 dB HL 的短纯音刺激，发现刺激率和 p13 及 n23 的平均潜伏期左右耳没有明显的差别，在部分受试者中左右耳的绝对波幅 p13−n23 却有差别，但是相对双耳刺激信号（R−L）95−95、85−95、95−85 和 85−85 dB HL 而言，其相对波幅并无明显的左右差异。并且，在有绝对波幅左右差异和无差异受试者之间，他们的相对波幅和 IAD 比率并无明显差异。因此，指出可以使用相对波幅和 IAD 比率（即左右耳绝对波幅 p13－n23 之差除以左右耳绝对波幅之和：（R－L)/(R+L)）来调整左右耳绝对波幅 p13－n23 的差异，从而更好地在临床应用中，在双侧胸锁乳突肌同时收缩的条件下双耳给声获得双侧的 VEMP。VEMP 反应的振幅与胸锁乳突肌的肌张力水平有直接的比例关系，其间的函数关系为：y＝8.3 x-650（x 代表声强 dBHL，y 代表振幅 v）。单侧记录时通过监控器控制肌肉紧张程度。

**5. 刺激信号**

目前常用的刺激信号为短声、短纯音，骨导刺激和直流电刺激。Akin 等认为刺激强度应为 95～100 dB HL，500～750 Hz 的短纯音得到的 VEMP 波形最大，潜伏期最恒定。研究者报道，由短纯音诱发的 VEMP 反应，在 500 Hz 及 1 kHz 处振幅最高，且二者结果无显著性差异，而由骨导刺激诱发的 VEMP 反应，在 250 Hz 处振幅最高。个体间的振幅差异较大，而潜伏期无明显差异，可以通过对 VEMP 振幅的测量来判断球囊的功能。记录到波形分别命名为 p13（在 13 ms 左右出现的正波）和 n23（在 23 ms 左右出现的负波），其后为 p33 和 n43 等，p13 和 n23 出现率最高，临床应用意义最大。p13 和 n23 潜伏期较稳定，不受年龄、性别以及气导/骨导模式的影响。同时矫正记录到的肌电活动，最后采用的是两次肌电位的差值，比较耳间振幅差异的比值，即左右耳 p13 和 n23 振幅之差与二者振幅之和的比值。研究者在探讨短纯音刺激的平台期，上升/下降时间及刺激频率时发现上升/下降时间为 1 ms，平台期为 2 ms，刺激频率为 5 Hz 时 VEMP 耳间差异最小，波形的变异度最小，所用检查时间较短而且可以获得满意的信噪比。并建议将短纯音刺激信号的参数设置为：频率 500 Hz，刺激频率 5 Hz，上升下降时间为 1 ms，平台时间 2 ms，在这样的参数下波形的形态是最稳定和明显的。研究者建议将骨导的刺激信号设置为频率 200～400 Hz，强度 70 dB HL，上升/下降时间 1 ms，平台期 8 ms，刺激频率 10 Hz。短声和短纯音均属于气导刺激，要诱发出 VEMP 反应须保持中耳传音结构的完整，对于存在中耳病变或传音机构障碍的患者不能用气导刺激来诱发 VEMP。研究者通过比较骨导刺激和气导刺激诱发的 VEMP 来评价其前庭功能。周娜等比较了双侧短声、一侧短声、一侧短声对侧白噪声 3 种刺激模式的 VEMP 得出，一侧短声对侧白噪声刺激模式的 p13 和 n23 出现率最低，无特别的应用意义。双侧短声刺激对双侧听力正常者较为适宜且更适宜对双侧球囊功能对称性的筛选，一侧短声刺激适合于一侧耳聋的患者，还可用于了解每侧功能的绝对值。另外，持续较短的直流电直接刺激乳突，也可在胸锁乳突肌引出 VEMP，该 VEMP 有助于鉴别前庭神经的病变定位。因此，目前公认的刺激模式对于无中耳病变或传音结构障碍的患者，双侧短声刺激最佳，而对于存在中耳病变或传音结构障碍的患者最佳的刺激方式是骨导刺激。

**6. VEMP 的临床应用**

（1）VEMP 与梅尼埃病：VEMP 耳间振幅差异比值增强与球囊积水的严重性有关，

且 VEMP 增强多出现在平坦型或高频听力损失的患者，而低频听力损失的患者 VEMP 不增强，耳间振幅差异比值还与梅尼埃病的分期有关，而冷热试验与梅尼埃病的分期无显著性相关。VEMP 和甘油试验可用于鉴别常规方法检测不到的球囊功能障碍，可对仅表现为眩晕或头晕的患者进行鉴别，从而早期发现梅尼埃病。正常人 VEMP 振幅在 500 Hz 和 700 Hz 处最高，而梅尼埃病患者病变侧这一频率发生转移，振幅在 1 kHz 处最高。单侧梅尼埃病患者在无症状耳也会出现频率转移这一现象，只是相比受累耳程度较轻，因此 VEMP 也可以为检测无症状或症状出现前的球囊积水提供有用的临床信息。

（2）VEMP 与桥小脑角肿瘤：有助于术前 VEMP 检测可判断肿瘤的来源并为采取何种术式提供参考，术后 VEMP 检测可用来评价前庭下神经的残余功能。吴子明等研究发现，肿瘤体积与 p13 和 n23 潜伏期延长有一定的关系。所有肿瘤直径超过 2 cm 并对脑干、小脑构成明显压迫的患者，p13 和 n23 潜伏期均延长，而肿瘤直径在 1.5 cm 以下的患者，一般表现为正常引出或即使 p13 潜伏期延长，但 n23 潜伏期正常。VEMP 可以作为一项筛选检查，联合听性脑干反应和冷热试验，在桥小脑角肿瘤手术前全面了解前庭神经功能，对手术有一定的帮助。

（3）VEMP 与 Tullio 现象：患者出现 Tullio 现象时，主要是振动幻视而不是眩晕。振动幻视是由垂直扭转性眼震引起的，这种眼震来源于上半规管。这些患者可能患有镫骨足板过度活动等耳病，也可能是上半规管裂隙。这些患者的特征性改变是 VEMP 异常增大，阈值异常降低。正常受试者一般为 90～95 dB，Tullio 现象时阈值接近 20 dB。VEMP 的振幅在 100～105 dB 时接近 500 mv，若 70 dB 即可引出，提示存在 Tullio 现象，应进行颞骨高分辨 CT 扫描和 VEMP 检测做出诊断。

（4）VEMP 与前庭神经迷路炎：前庭神经迷路炎后，1/3 患者会在 3～4 个月内出现良性阵发性位置性眩晕（BPPV），此时 VEMP 是正常的。前庭神经迷路炎后，若 VEMP 不存在，就不可能并发 BPPV，且 BPPV 存在与否与冷热试验、纯音测听和 ABR 结果没有明确的相关性。

（5）VEMP 与耳硬化症：耳硬化症的好发部位为前庭窗前区和圆窗边缘，多数患者出现镫骨固定。据报道耳硬化症患者的患耳由气导刺激模式诱发的 VEMP（AC-VEMP）反应率为 24%，而由骨导刺激模式诱发的 VEMP（BC-VEMP）反应率为 76%，提出 AC-VEMP 的存在可能提示耳硬化症的早期阶段，而 BC-VEMP 的存在可能是耳硬化症的晚期阶段，因此应用 BC-VEMP 对耳硬化症进行分期时，AC-VEMP 可以为结果提供一些补偿性信息。

（6）VEMP 与上半规管裂综合征：良性上半规管裂综合征患者通过骨导给声模式的短纯音诱发的患侧 VEMP 比健侧更明显。VEMP 阈值明显低于正常是由于上半规管壶腹部敏感性增高而引起经球囊神经传入冲动增加所致，因此 VEMP 异常是上半规管裂综合征的诊断标准之一。

（7）VEMP 与脑部病变：多发性硬化症、脑出血、脑桥延髓梗死、瓦伦贝格综合征患者中，病变位于脑干上部累及中脑时，患侧 ABR 异常，VEMP 正常；而中下脑干病变患者的 VEMP 潜伏期延迟，振幅减小。研究发现一些基底动脉性偏头痛患者由于基底动脉区灌注不足，使球囊至第XI对脑神经传导通路受阻，出现 VEMP 的缺失和延迟，待脑供血改善后，VEMP 可恢复正常。冷热试验可评价上行通过脑干上部的前庭眼反射功能，而 VEMP 试验评价下行通过下部脑干的球囊丘脑反射，在评估脑卒中的病变程度时，二者结合可以提高阳性率。

VEMP 起源于球囊已无争议，传导通路也基本被公认，但传导机制还有待于进一步研究，参数的设置及结果目前尚无统一标准。VEMP 振幅的个体差异及耳间差异较大，有更好的应用价值，耳间振幅差异比值将会得到进一步的研究和应用，VEMP 阈值的耳间差异也将是今后研究的一个课题。目前对骨导刺激和直流电刺激诱发的 VEMP 研究较少。VEMP 是能够反映球囊和前庭下神经的一种客观无创的检查方法，可将 VEMP 与冷热试验和眼震电图一起作为一种常规的临床前庭功能检查方法，逐步推广应用。

（印志娴）

## 六、机体姿态控制检查

前庭系统主要功能之一是维持肌张力，保持机体平衡。正常情况下，维持机体平衡有视觉、本体觉、前庭觉三个系统的输入，而输出只有一个系统即前庭脊髓反射（VSR），维持身体肌张力及平衡。前庭系统在机体姿态控制中的作用：①感知位置与运动（感知自身运动）；②提供和选择适于不同感觉环境的姿势定向的相应感觉信息（垂直定向）；③控制静态和动态下的身体重心（控制重心）；④姿势运动时稳定头的姿态（稳定头位）。

### （一）机体姿势平衡（静态平衡和动态平衡）

静态平衡：是指身体不动时，维持身体于某种姿势的能力，如坐、站立、单腿站立、倒立、站在平衡木上维持不动等。

动态平衡：是指运动过程中调整和控制身体姿势稳定性的能力，它包括自动态平衡和他动态平衡。①自动态平衡：是指机体在进行各种自主运动，如由坐到站或由站到坐等各种姿势间的转换运动时，能重新获得稳定状态的能力。②他动态平衡：是指机体对外界干扰，如推、拉等产生反应，恢复稳定状态的能力。

### （二）机体姿势平衡检查（静态检查和动态检查）

正常人头部处于静息状态，两侧前庭神经元向中枢发出的静态信息相等，一侧前庭系统受损时，则双侧传入的信息不等而出现平衡障碍，可通过以下检查来确定病变侧别及前庭障碍的程度。

**1. 静态检查**

（1）Romberg 试验：受试者闭目，双脚并拢直立，两手臂向两侧伸直平举与肩平。迷路有病损时，将向患侧偏倒，头部转动时，偏倒方向随之改变；小脑有病变时，将向患侧或后方偏倒，不随头位的转动而改变偏倒的方向。此检查方法简便易行，可以定性，但不能提供姿势控制的感觉系统信息。

（2）静态平衡台检查：系统由测试平台、放大转换系统及计算机三部分组成。工作原理是机体站立平台上的力点，即机体重心力点与平台点的交点，机体摇动产生重心移动，导致平台上力点移动；平台下设有传感器，收集力点移动信号，输入计算机，经处理后可得瞬间力点与平台中心的距离，描绘出重心移动的轨迹图形，同时计算出机体重心晃动的轨迹长度、面积、角速度和动摇的频率，检查结果可在显示屏上显示。

检查时，检查室应安静，亮度适宜，受检者足底中心与平台上基准点保持一致，脱鞋，以两足并拢的直立姿势为基准，直立困难者可足尖分开，足跟并拢，双眼向前平视盯住前方的目标，双手抱胸或自然下垂，先睁眼测试 60 秒，以测前庭系统功能消除视觉对平衡的辅助作用，再闭眼测试 60 秒，睁闭眼比值为 Romberg 商，睁闭眼检查时，姿势应一致才有可比性，每次检查不是从上平台开始计算，应自平台稳定后开始计算。此检查方法可量化记录压力中心变化，加泡沫垫可增强对前庭功能检测效果，但不能提供与姿态控制的各类感觉系统功能状态的信息。

**2. 动态检查**

（1）过指试验：准确的上肢动作依靠小脑的协同作用以及由前庭支配的上肢的肌张力，故小脑和前庭病变均可出现过指试验的异常。双侧前庭兴奋性不等可引起双侧肌张力差别，过指试验偏向前庭受损侧，耳石和壶腹嵴病变都可出现偏指征。

检查时受试者端坐，先睁眼以一手示指触碰检查者手指，检查者手指放在受试者正前方，受试者手臂伸直可触及为宜，练习一次后，嘱受试者闭眼重复，双手分别检查。为便于观察该侧手臂倾斜方向和程度，可在受试者面前放一有刻度的弧形尺，正常人一般无过指征，一侧前庭功能减退者过指向患侧，与自发眼震慢相方向及倾倒方向一致。由于配合不好、疲劳、触觉障碍而容易出现偏差，此项试验临床价值有限，若为阳性结果，与其他测试结果一致时可彼此互为佐证。

（2）原地踏步试验：试验方法为在地上画三个同心圆，半径分别为 0.5 m、1 m、1.5 m，并以 30° 等分之，受检者闭目直立于圆心上，在消除声光源刺激情况下，嘱受检者以常速在原地踏步，要求大腿抬平，踏步 100 次，为 60～70 秒，停止后观察自转角、原地偏转角及移行距离等，根据 650 名正常人检查结果，确定正常值为：移行距离在 1.5 m 以内，自转角在 90° 以内，偏转角在 45° 以内。踏步试验对前庭轻度损害者有实用价值。

（3）星状步迹试验：原理与原地踏步相同，通过受试者在前进和后退活动中的偏移来判断前庭功能的不对称性。若前进时发生向一侧偏移，后退时向另一侧偏移，多次往返即形成星状步迹。

检查时在地上画一直径 3 m 的圆圈，试验时用黑布蒙住受试者双眼，检查前先让受试者睁眼前进，后退各 5 步，然后蒙眼嘱其在圆圈内直线走行，前进 5 步、后退 5 步，再缓慢前进，后退时应听从检查者"停、退、停、进"的口令，发出口令时检查者始终面向受试者，以免受听觉影响结果不准确。来回 5 趟后正常人仍旧能停止在原出发点，或仅有极小差别，第 5 趟回到圆圈上时自转度数不超过 90°。前庭末梢病变时前进偏向患侧，后退偏向健侧，前进后退步迹似星状，经 5 次进退试验后若步迹做逆时针星状偏转，则表明右侧前庭功能低下；若做顺时针星状偏转，表明左侧半规管功能低下。此试验只适用于前庭功能轻度障碍者。

（4）摇头试验：摇头试验诱发的眼震称摇头性眼震（HSN），前庭末梢与中枢性病变、椎-基底动脉供血不足、颈椎病变都可诱发 HSN，可认为是潜在狭义自发性眼震，正常情况下摇头不出现眼震，若出现眼震必然是病理性的。

检查时在半暗室，受试者端坐，头前倾 30°，检查者双手扶住其头部，轻柔向左右摇动，摇动范围 90°，速度为 2 Hz，时间 20 秒，通常摇头 15～20 次，裸眼或戴 Frenzel 眼镜，先用红外眼罩观察受试者 HSN，可同时 ENG 记录。

HSN 一般分为三型：Ⅰ型为减退型眼震，摇头后立即出现大幅度逐渐减弱型眼震，多为水平方向向健侧，持续 30 秒左右；Ⅱ型为恢复型眼震，摇头后不立即出现 HSN，10～20 秒后出现小幅度逐渐增强或不规则眼震，向患侧持续 30～100 秒，可能为病变恢复期出现的眼震；Ⅲ型为双相性眼震，摇头后出现Ⅰ型 HSN，数秒后出现反向Ⅱ型 HSN，若出现垂直、斜行眼震，可确定为颅后窝病变。本试验无须特殊设备，方法简单，对判断前庭末梢病变侧别及程度有一点价值，但严重颈椎病患者、老年患者应慎行。HSN 的结果与前庭损伤程度即半规管轻瘫（CP）有关。HSN 检查前庭失衡的敏感性和特异性分别为 46% 和 75%。

（5）头脉冲试验（HIT）：检查时，检查者双手扶住患者头部，要求受试者注视前面的物体，在水平面快速向一侧转动头部。这种快速运动在正常人将产生快速的反向的代偿性眼动，使其仍能继续注视前面的物体。如果患者一侧前庭功能低下，在向患侧快速转头时，不能产生快速的代偿性眼动，必须用眼扫视动作重新注视的物体。检查者能够发现在向患侧转头时，眼球跟随头动，随后是一种重新注视的扫视性眼动。HIT 可以了解三对半规管功能。HIT 的敏感性为 36%，特异性为 97%。

（6）扭颈试验：颈反射的感受器位于寰枕关节及最上三个颈椎关节囊中，传入径路可能是脊髓丘脑前束，传至前庭下核，故扭颈可刺激颈椎本体感受器，诱发眩晕；另外，扭颈可刺激颈交感神经、椎-基底动脉、颈肌及韧带，导致内耳血管痉挛、前庭血供障碍而引发颈源性眩晕和眼震。

检查时，受试者端坐，快速扭颈转头，其顺序为头直立位→向左扭颈→头回复直立位→向右扭颈→恢复头直立位，每个头位观察 15 秒，正常无眼震，若诱发出眼震应排除位置性眼震，让受试者颈部固定轮流向左右转体 60°，如仍为阳性则为位置性眼震；阴性则为扭颈诱发之眼震。此试验简单易行，对椎-基底动脉供血不足有诊断价值。

　　（7）动态平衡台检查：动态平衡台的平台及视野均可移动，分别测试前庭、视觉、本体觉对维持平衡的贡献，包括①戴眼罩挡住视觉测前庭脊髓反射维持平衡的能力；②视野变动，测本体觉及前庭系统维持平衡的能力；③视野及本体觉同时变动，测单纯前庭系统维持躯体平衡的能力。此检查可量化，显示不同环境条件下的姿态重心变化，可分析出参与姿态控制的哪类感觉系统有欠缺，以及采取的是哪种运动策略和姿态控制过程的重心变化，但这种分别测试三个输入系统维持平衡的动态平衡台价格昂贵，国内尚很少应用于临床。

（印志娴）

## 参考文献

1. 于立身，陈太生. 前庭功能检查技术. 西安：第四军医大学出版社，2013.

2. 黄选兆，汪吉宝，孔维佳. 实用耳鼻咽喉头颈外科学（第 2 版）. 北京：人民卫生出版社，2008.

3. 孔维佳，周梁. 耳鼻咽喉头颈外科学（第 3 版）. 北京：人民卫生出版社，2015.

4. 张素珍，吴子明. 眩晕症的诊断与治疗（第 4 版）. 北京：人民军医出版社，2015.

5. H. Kingma, R. Van de Berg. Anatomy, physiology, and physics of the peripheral vestibular system. Elsevier, 2016.

6. 于立身. 前庭功能检查技术（第一版）[M]. 西安：第四军医大学出版社，2013.

7. 中华耳鼻咽喉头颈外科杂志编辑委员会，中华医学会耳鼻咽喉头颈外科学分会. 良性阵发性位置性眩晕诊断和治疗指南（2017）[J]. 中华耳鼻咽喉头颈外科杂志，2017, 53（3）：172-177.

8. 于立身. 前庭功能检查技术[M]. 西安：第四军医大学出版社，2013：195-204.

9. 孔维佳. 耳鼻咽喉头颈外科学[M]. 北京：人民卫生出版社，2010：82-83.

10. 吴子明. 前庭诱发的肌源性电位原理与应用[J]. 中华耳科学，2004，2（1）.

11. 吴子明. 前庭诱发的肌源性电位阈值检测的临床应用[J]. 中华耳科学，2008，6（1）.

# 第4章 前庭疾病相关的听功能检查

## 第一节 纯音听阈测试

听阈（hearing threshold）是足以引起耳听觉的最小声强值，是在规定条件下给一定次数的声信号，受试者对其中50%能做出可听及反应时的声级。人耳对不同频率纯音的听阈不同，但在纯音听力计上已转换设定为听力零级（0 dB HL）。纯音听阈测试即为测定受试耳对一定范围内不同频率纯音的听阈。听阈提高代表着听力下降。通过纯音听阈检查可了解三个方面的问题：①有无听力障碍？②听力障碍的性质（传导性聋或感音神经性聋）？③听力障碍的程度？由于纯音测听是一种主观测听法，其结果可受多种因素影响，故分析结果时应结合其他检查结果综合考虑。

纯音听阈测试是测试听敏度的标准化主观行为反应测听。它包括纯音气导听阈测试和骨导听阈测试，常规测试准备如下：①一般先测试气导，然后测骨导；②测试前先让患者熟悉如何测试，描述或示范低频音与高频音的声音特征，请受试者在听到测试声时，无论其强弱，立即以规定的动作表示之；③检查从1000 Hz开始，然后按2000 Hz、3000 Hz、4000 Hz、6000 Hz、8000 Hz、250 Hz、500 Hz顺序进行，最后再对1000 Hz复查一次；④正式测试前先选择听力正常或听力较好的耳朵做熟悉试验。

### 一、纯音气导听阈测试

纯音气导听阈测试有经气导耳机和自由声场测听两种方式，标准手法有上升法和升降法两种，常用上升法，也称"降10升5法"。

#### 1. 上升性

在受试者做出反应后，声音强度以10 dB为一级，逐级降低，直至受试者不再做出反应，再以5 dB为一级逐级加大测试音，直至受试者刚能听到。重复上述步骤，直至在同一强度（最小强度）上得到3次反应，此强度即为该频率的阈值。但在实际操作中只要在同一强度得到两次反应即可。

#### 2. 升降法

升降法与上升法基本相同，不过是以升5 dB降10 dB反复测试3次，3次所测听力级之均值为听阈。

### 二、纯音骨导听阈测试

骨导测试时，戴骨导耳机应使骨振器的接触部有尽可能大的面积与头部接触，如放在乳突上应在耳后最接近耳郭处，而又不接触耳郭，乳突与骨振子间不应夹有头发；测试步骤与气导大致相同。

当测试耳的刺激声强度过大时，应注意避免产生交叉听力。交叉听力指在测试聋耳或听力较差耳时，如刺激声达到一定强度但尚未达到受试耳听阈，却已被对侧耳听及的现象，也称为"影子听力"。影子听力的曲线形状完全与好耳听力曲线一致。当产生交叉听力时，应注意采用掩蔽法。压耳式耳机的气导耳间衰减为40~80 dB，骨导耳间衰减为0~15 dB，插入式耳机的耳间衰减值明显较压耳式耳机大，通常为20 dB 左右。用来掩蔽的噪声有白噪声和窄带噪声两种，一般采用窄带噪声。

### （一）纯音听阈图的分析

纯音听阈测试的结果以听力图表示。如用彩笔记录，右耳为红色，左耳为蓝色，对气导相邻点用直线连接，骨导不连线，最大输出无反应不连线。记录听阈国际通用的符号，见图4.1。

| 分类 | | 右耳 | 左耳 |
|---|---|---|---|
| 气导 | 未掩蔽 | ○ | X |
| | 掩蔽 | △ | □ |
| | 无反应 | ↻ | ↻ |
| 骨导 | 未掩蔽 | < | > |
| | 掩蔽 | [ | ] |
| | 无反应 | ↲ | ↳ |

**图 4.1　气、骨导符号。**

### 1. 传导性聋

骨导正常或接近正常，气导听阈提高；气骨导差一般不超过60 dB HL；气导曲线平坦或低频听力损失较重而曲线呈上升（图4.2）。

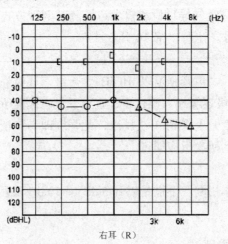

**图 4.2　传导性耳聋（右耳）。**

**2. 感音神经性聋**

气、骨导曲线呈一致性下降，无气骨导差（允许 3～5 dB 误差），一般高频听力损失较重，故听力曲线呈渐降型或陡降型。严重的感音神经性聋其曲线呈岛状（图 4.3）。

**3. 混合性聋**

兼有传导聋与感音神经性聋的听力曲线特点。气骨导曲线皆下降，但存在一定的气骨导差值（图 4.4）。

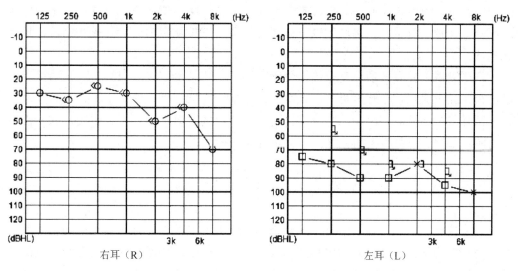

**图 4.3**　感音神经性耳聋（双耳）。

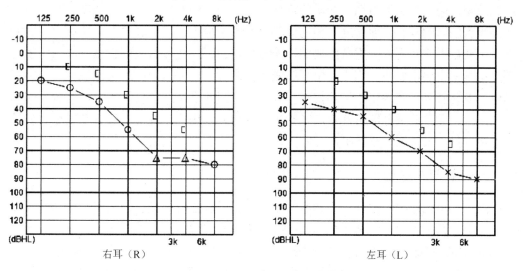

**图 4.4**　混合性耳聋（双耳）。

# 第二节　言语测听法

纯音听阈只能说明受试耳对各种频率纯音的听敏度，不能全面反映其听功能状况。言语测听（speech audiometry）是使用言语作为测试信号，测试患者听言语能力的过程。

言语测听的方式包括：①按材料分：单音节、双音节、句子；②按测试条件分：安静条件下、噪声条件下；③按播放介质分：现场发声、磁带、CD、软件；④按测试指标分：识别率测试、识别域测试、信噪比损失；⑤按测试项分：开放式测试、封闭式测试。

言语测试主要测试项目有言语接受阈（SRT）和言语识别率（SDS）。言语接受阈以声级（dB）表示，在此声级上，正常受试耳能听懂 50% 的测试词汇。言语识别率是指受试耳能听懂所测词汇中的百分率。将不同声级的言语识别率绘成曲线，即为言语听力图。根据言语听力图的特征，可鉴别耳聋的种类。

# 第三节　声导抗检测

声导抗检测（acoustics immit measurement）是客观测试中耳传音系统和脑干听觉通路功能的方法。声波在介质中传播需要克服介质分子位移所遇到的阻力即声阻抗，被介质接纳传递的声能叫声导纳，合称声导抗。声强不变，介质的声阻抗越大，声导纳就越小，两者呈倒数关系。介质的声导抗取决于它的摩擦、质量和劲度。质量对传导高频音的影响较大，而劲度对传递低频音的影响最大，就中耳传音系统而言，它的质量主要由鼓膜及听骨的重量所决定，相对恒定。听骨链被肌肉韧带悬挂，摩擦阻力甚少；劲度主要由鼓膜、韧带、中耳肌张力及中耳空气的压力所产生，易受各种因素影响，变化较大，是决定中耳导抗的主要部分，因此声导抗检测用低频探测音检测中耳的声顺，测量此部分即可基本反映整个中耳传音系统的声导抗。检查基本项目包括静态声顺值、鼓室图和镫骨肌声反射。

## 一、静态声顺值

在外耳道的压力与中耳压力相等、中耳肌肉最放松时，鼓膜最柔顺，中耳顺应性最好。中耳系统的顺应性通过 Cmax、C+200 两个值来决定。C+200 表示外耳道压力为 200 mm H$_2$O、鼓膜最僵硬、中耳顺应性最低时的值；Cmax 表示外耳道压力为 0 mm H$_2$O、鼓膜最柔顺、中耳顺应性最大时的值；这两者之差 Cmax−C+200 就是静态声顺值。中耳最大的顺应性正常范围是 0.3～1.6 mL。

## 二、鼓室图

鼓室图是反映中耳系统的顺应性随外耳道压力变化而变化的曲线。正常情况下，中耳的压力等于外耳道压力。如果不相等，鼓膜的顺应性就会减少。鼓膜上的压力变化越大，中耳的顺应性变化越大。从气压泵对外耳道施加的压力改变（+200～400 mm $H_2O$）过程中，我们可看到鼓膜的顺应性也发生相应的改变。以压力（mm $H_2O$）为横坐标、顺应性（mL）为纵坐标描绘出的图形就得出了鼓室图。

鼓室图可分为三型（图 4.5）。

**1. A 型**

钟型曲线，静态声顺值（峰值）出现在 0～100 mm $H_2O$ 之间，高度为 0.3～1.6 mL。这是正常的鼓室图。有时可见两种亚型：①AS 型：中耳压力正常，但峰值降低<0.33 mL。与镫骨固定有关。②AD 型：中耳压力正常，但峰值增高>1.6 mL。可能是鼓膜松弛、听骨链中断、鼓膜穿孔后在愈合。

**2. B 型**

平坦型曲线，无峰值出现；即使有，其高度也不会超过 0.3 mL。这表示中耳有病变使鼓膜顺应性减少，常见于中耳积液、鼓膜置管被堵塞时。

**3. C 型**

看起来像 A 型曲线，也是钟型曲线，但峰值明显左移，在-100 mm $H_2O$ 之后，高度在正常范围 0.3～1.6 mL，与咽鼓管堵塞有关。此型鼓室图常见，尤其多见于 7 岁以下的儿童，有时是暂时性的，做几下吞咽动作使咽鼓管张开，压力恢复正常即可。

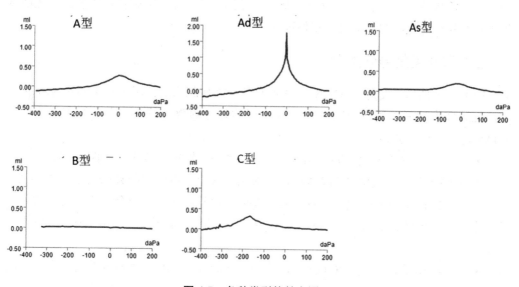

**图 4.5**　各种类型的鼓室图。

## 三、镫骨肌声反射

镫骨肌声反射所导致的顺应性减低（外耳道中的声压级增大）可在给声同时，从导抗仪中读出。只要刺激一侧耳，两侧的镫骨肌会同时收缩。用同侧、对侧声反射试验可测出整条声反射的通路。参与镫骨肌声反射的两条神经：传入神经——第Ⅶ对脑神经（面神经）；传出神经——第Ⅷ对脑神经（听神经）。

感音神经性耳聋是蜗性还是蜗后性，可以用声反射来鉴别。如果感音神经性耳聋是蜗性，声反射阈值则比正常人要低，如果声反射阈值≤60 dB，就说明有重振，提示这种感音神经性耳聋是蜗性耳聋。声刺激引起镫骨肌收缩是不受意志支配的反射活动，而纯音测听必须依赖受试者配合才能进行。声反射的客观特性可用来鉴别非器质性聋。一般而言，听力损失越重，声反射引出的机会越少。一般感音神经性聋听力损失至 30 dB以上，有些声反射就难以引出。

## 第四节　耳声发射检测法

### 一、耳声发射的定义

Kemp（1986 年）对耳声发射（OAE）的定义为：产生于耳蜗，经听骨链和鼓膜传导并释放到外耳道的音频能量。

### 二、耳声发射的基本特征

耳声发射具有的共同特征为：①非线性，当刺激声强度增加，EOAE 出现非线性饱和；②锁相性，OAE 的相位取决于刺激信号的相位，并跟随刺激声相位的变化而发生固定的相位变化；③可重复性和稳定性。

### 三、耳声发射的分类

（1）自发性耳声发射（SOAE），在没有任何外界刺激的情况下发生的声能释放。

（2）诱发性耳声发射（EOAE），在不同的外界刺激的条件下产生的声能释放。EOAE 可进一步分类为：

- 瞬态诱发耳声发射（TEOAE），给的是短声、短纯音或短音（图 4.6）。
- 畸变产物耳声发射（DPOAE），同时给予两个具有一定的频比关系（f1 和 f2，且 f1＜f2，f2/f1＜1.5）的纯音诱发的耳声发射。信号出现于与两个刺激音有关的固定频率上，遵循 nf1±mf2 的公式，以 2f1-f2 反应幅值最大、最稳定，临床上最常应用（图4.7）。
- 刺激频率耳声发射（SFOAE），给一个连续纯音刺激，耳声发射的频率与刺激声频率完全相同。
- 电诱发耳声发射（EEOAE），是利用埋植在耳蜗周围的电极向耳蜗内输入电刺激，由耦合在外耳道内的微间器探头记录到 OAE 信号。

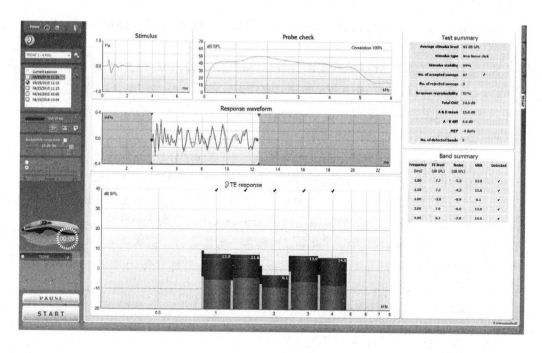

**图 4.6**  瞬态诱发耳声发射。

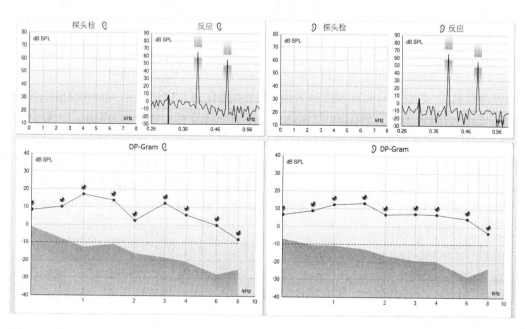

**图 4.7**  畸变产物耳声发射（备注：图 4.3 至图 4.7 均为天津市第一中心医院前庭功能检查室提供）。

## （一）自发性耳声发射（SOAE）

SOAE 是耳蜗的一种生理现象，来自微音器的时域模拟信号被转化为数字信号再经数学运算（快速傅立叶变换）转变为频域信号（功率谱）加以显示。其特征为：

（1）检出率：若一耳出现 SOAE，则另一耳出现 SOAE 的概率增加 1 倍。SOAE 的检测与测试系统的灵敏率及环境噪声有一定关系。

（2）性别及年龄对 SOAE 的影响：女性 SOAE 的检出率（52%）显著高于男性（30%），Lonsbury-Martin（1988 年）推测：女性耳蜗的体积相对较小，其 OHC 的排列更不规则，从而更容易产生 SOAE。在婴儿、儿童及青年人中，SOAE 与年龄无关，但当年龄＞50 岁时 SOAE 的检出率明显下降。

（3）反应幅值：典型 SOAE 的反应幅值在-10～20 dB SPL 之间，极少超过 20 dB SPL。可能的解释：自身限制饱和机制抑制了高水平 SOAE 的发生（Zwicker，1979，1986）。SOAE 的发生频率稳定，但振幅在不同时间的差异很大，可达 30 dB SPL。

（4）频率：SOAE 典型的频率范围位于 0.5～6 kHz，表现为高于本低噪声的多个窄带峰，可以包含一种频率成分，也可以包含多个频率成分，最多见于 1～2 kHz，且频率高度稳定。可能的解释：中耳对 1～2 kHz 频段的传输效能最佳。另外，婴儿的 SOAE 频率范围：2～7 kHz。

（5）临床意义：目前 SOAE 的生理及临床意义尚未明了，可能部分与耳鸣有关。

## （二）瞬态诱发耳声发射（TEOAE）

TEOAE 是在短时程声刺激（短声或短音）后 4～15 ms 记录到的散频声反应。

### 1. 记录方法

最初的记录设备为各实验室自行制备，由耳机、传声器等连接一台信息处理仪组成。1988 年，Kemp 等设计出 ILO-88 型耳动态分析仪，因其操作简便，并拥有良好的伪迹消除系统，很快为许多实验室所采用。此外，还有 POEMS 系统、Madsen 的 Celesta 503、Capella 耳声发射分析仪等。TEOAE 对测试环境没有十分严格的要求，一般只需要安静的、噪声强度 45～50 dB（A）的环境中即可。刺激声多采用疏波短声，脉冲宽度 80～100 us，以 80 us 常用，刺激声强度多用 80 dB SPL，范围 60～90 dB SPL。一般采用"3+1"的非线性给声方式，叠加次数 150～2048 次不等，扫描时间一般为 20 ms，扫描延时 2.5～5 ms。首先将探头塞入外耳道，然后进行探头校准，调节探头位置，达到要求后即可开始测试。

消除 TEOAE 伪迹的方法：①提高探头质量，提高时间响应特性和频率响应特性；②探头与外耳道耦合良好；③采用门控或延迟触发，去除记录开始数毫秒的强刺激伪迹（3～5 ms）；④带通滤波；⑤利用 TEOAE 的锁相性和非线性特性进行加减处理；⑥"3+1"的非线性给声方式。

### 2. 鉴别标准

最初由各实验室自行制备的记录设备，其鉴别标准主要包括：①波形的可重复性；②高强度刺激时的非线性饱和；③反应出现于特定的频率范围，如 0.5～3.5 kHz，并具有频率离散现象。

TEOAE 的鉴别方法目前主要有以下几种：

（1）专家评定：由专业人员对 TEOAE 的反应频谱图、波形相关率、反应幅值及本底噪声等几个方面综合分析后进行评定。Salomon 等认为这是目前最为可靠的鉴别方式。

（2）根据 TEOAE 反应的信噪比：不同检测系统对信噪比的设置不同，ILO-88 型耳动态分析多要求信噪比≥3 dB，POEMS 系统要求 Fsp≥2，Celesta 503 要求反应幅值超出本底噪声 1 SD。

（3）根据波形总相关率：许多研究者认为波形总相关率＞50% 即表示 TEOAE 存在，Kop 等在对波形总相关率与专家评定结果对照后得出结论，50% 是鉴别 TEOAE 存在与否的安全指标，但也有部分研究者认为这一标准偏低，Levi 等和 Lafreniere 等均选择 70%，以完全排除伪迹的可能。

**3. TEOAE 的基本特征**

（1）检出率：在正常听力成人中，TEOAE 的检出率可接近或达到 100%。由于鉴别标准并不统一，各方统计结果有一定差异。在正常新生儿中，有关 TEOAE 检出率的报道大都在 90%～100%，但在新生儿重症监护室（NICU）的新生儿，TEOAE 检出率明显下降，一般耳蜗性听力损失超过 40～50 dB，则 TEOAE 不能检出。

（2）反应幅值：TEOAE 的反应幅值个体差异较大，一般在-5～20 dB SPL 之间。正常新生儿的反应幅值显著高于正常听力成人。可能的原因：①耳道容积较小；②SOAE 的发生率高。

（3）频谱：即反应信号的频率分布范围。正常人 TEOAE 的频谱范围分布在 0.5～5 kHz，其中以 1～2 kHz 频段的反应幅值检出率最高。正常新生儿 TEOAE 的频谱范围也分布在 0.5～5 kHz，以 1～4 kHz 为主。新生儿 TEOAE 中较成人具有更多的高频成分。

（4）持续时间：早期报道中，TEOAE 的持续时间从几毫秒至数百毫秒不等。据此，Zwicker 等将 TEOAE 分为"短"TEOAE 和"长"TEOAE。目前很少有持续时间相关的报道。

（5）潜伏期：TEOAE 的潜伏期与其频率密切相关，TEOAE 的频率越高，其潜伏期越短，反之则越长，1 kHz 为 10～16 ms。

（6）检测阈值：TEOAE 的检测阈值常低于其相应的心理声学阈值。

**4. 影响 TEOAE 的因素**

（1）刺激强度：在低刺激水平时，TEOAE 的反应强度随刺激强度的升高而呈线性增加，在刺激强度达到一定水平时出现饱和。

（2）外、中耳功能状态：外耳道压力的正相和负相改变均能引起 TEOAE 的反应幅值降低，分泌性中耳炎、耳硬化症、听骨链中断等改变中耳声导纳及共振频率的病理因素亦降低 TEOAE 的反应幅值。

（3）年龄：TEOAE 的反应幅值和检出率随年龄的增高而呈下降趋势，婴幼儿高于成人，而老年人较青年人低。

（4）噪声、药物：TEOAE 对耳蜗的损害非常敏感，耳蜗的轻微损伤即能导致 TEOAE

的下降甚至消失，使用水杨酸药物和接受短暂的噪声暴露等能够引起暂时性阈移的损害因素，亦能引起 TEOAE 的可逆性降低。

（5）对侧声刺激的影响：对侧给予声刺激时，声刺激可通过激活脑干的内侧橄榄耳蜗系统（MOC），抑制同侧的耳蜗功能状态，导致 TEOAE 反应幅值的降低。另外，也伴有潜伏期的变化，可能在强声暴露时，有保护内耳的作用。

（6）背景噪声的影响：背景噪声过高可导致测试信号失真，甚至难以记录到反应信号。

（7）SOAE：伴随有 SOAE 的个体，在 SOAE 频率上 TEOAE 受到显著增强。

### （三）刺激频率耳声发射（SFOAE）

SFOAE 是用某个频率纯音持续刺激时，诱发出的单一、低强度的持续音调的 OAE，与 TEOAE 相比，SFOAE 反映的是一种稳态诱发耳声发射。测试 SFOAE 对设备的要求较高，是通过扫描刺激信号的频率，改变刺激与耳声发射信号间的相位关系，而提取非线性的 SFOAE 信号。窄带滤波系统起着非常重要的作用。

SFOAE 的许多特征与 TEOAE 相似，最主要的相同点是在以中等强度的声刺激下，SFOAE 即达饱和。

（1）检出率：SFOAE 的检出率目前尚未见系统研究，但是低于 TEOAE。

（2）反应幅值：SFOAE 的反应幅值一般位于-20～10 dB SPL，有 SOAE 则略高。

（3）潜伏期：与 TEOAE 相近，目前有关 SFOAE 的研究较少，国内尚未见 SFOAE 的报道，其临床意义尚待进一步研究。

### （四）畸变产物耳声发射（DPOAE）

畸变产物耳声发射是耳蜗同时受到两个具有一定频比关系的初始纯音刺激时，由于基底膜的非线性调制作用而产生的一系列畸变信号，经听骨链、耳膜传导于外耳道记录下的音频能量。

#### 1. 记录方法

记录 DPOAE 的设备相对复杂，由于 DOPAE 的产生需要具有一定频比关系的两个纯音（即 f1 和 f2，f2/f1＝1.1～1.5）同时刺激耳蜗，故探头内除有一个高灵敏度的麦克风外，还需要有两个微型扬声器，信号被采集后，经放大、叠加，在频率分析仪上进行显示和记录。DPOAE 的记录设备除实验室自行制备外，目前可供选择的测试系统较多，如 ILO-92 耳动态分析仪、GSI-60 DPOAE 仪、Madsen 公司的 Celesta 503、Capella 耳声发射分析仪等。DPOAE 的信号出现于与两个刺激音有关的固定频率上，遵循 nf1±mf2（m、n 为整数）的公式，以 2f1～f1 处的反应幅值最大。DPOAE 具有良好的频率特性，可在相对广泛区域的任何频率上产生（0.5～8 kHz），据此可做出听力曲线图（DP-gram），显示耳蜗全频听功能状况。

**2. 鉴别标准**

DPOAE 的鉴别一般以反应幅值超出本底噪声 3 dB 以上为标准，但 Popelka 等认为这一标准不够充分，而主张以反应幅值超出本底噪声 2SD 或超出于 95% 置信区间来进行鉴别。

**3. 基本特征**

DP-gram（f0 或 f2 为横坐标，2f1-f2 处的幅值为纵坐标）。

（1）在正常听力人群中，DPOAE 各频率的检出率均接近或达到 100%。但在低频段，其检出率稍低，可能与低频段本底噪声较高有关。

（2）反应幅值：影响 DPOAE 幅值的因素很多，包括两个刺激音的强度、频率、强度差、频率比及个体间的差异等。试验证明，能诱发出高强度 DPOAE 反应的适宜频率比为 1.20～1.25，最适宜比为 1.22。研究发现，当 f1 的强度超过 f2 5～10 dB 时，诱发反应的幅值较大。DPOAE 的反应幅值一般比初始纯音低 50～60 dB 时，DPOAE 的反应幅值与 TEOAE 相应频段的反应幅值显著相关。

（3）潜伏期：DPOAE 的潜伏期可用相位、时间和波数等表示。Kemp 等发现，随着 f2/f1 的比率增高，DPOAE 的潜伏期缩短。当 f2/f1＝1.3 时，相位约为半周，当 f2/f1＝1.1 时，相位可达 2 周半，刺激强度升高，也会使潜伏期缩短。Kemp 认为，DPOAE 潜伏期的产生可能有两个不同机制，当低强度刺激和低频比时，其潜伏期产生的机制可能类似于 TEOAE，而高强度刺激和较大频比时的潜伏期可能是另外的机制。潜伏期的临床意义不明。

（4）频率：正常成人的 DPOAE 听力图中可见两个反应高峰，分别位于 1.5 kHz 和 5.5 kHz 附近，两峰之间有一反应低谷。我们用 Celesta 503 得出的结果相近，但峰值频率略有差异，高峰频率分别位于 1 kHz 和 6 kHz，低频区 DPOAE 反应高峰同中耳传导声信号的最佳频率相吻合，而且多数 SOAE 和 TEOAE 的最大反应峰也集中于此频率区。目前高频区 DPOAE 反应高峰的产生尚无合理解释，推测高频区的反应高峰可能与系统本身有一定关系。DP-gram 与纯音听力图存在良好的线性相关。

将 TEOAE 与 DPOAE 进行比较：二者均为耳蜗主动机制的产物，具有一定的相关性，在中低频部分相关性好而高频部分相关性较差。TEOAE 的敏感范围主要在 1～4 kHz，故可作为中频区听力损失的筛选方法，可以引出即表明 1～4 kHz 纯音听力损失平均不超过 30 dBHL。DPOAE 主要优势在于具有准确的频率特性，比 TEOAE 更精确地监测听觉位置的毛细胞功能。TEOAE 对听力损失更敏感，较小的听力损失后即可缺失，DPOAE 可能在听力损失较重耳仍可引出。DPOAE 的另一优势是与听力图之间具较好的相关性。

# 第五节　听性诱发电位检测法

声波在耳蜗内通过毛细胞转导、传入神经冲动，并沿体内听觉通路传到大脑，在此过程中产生的各种生物电位，称为听性诱发电位（AEP）。用这些电位作为指标来判断听觉通路各个部分功能的方法，称为电反应测听法（ERA），它是一种不需要受试者做主观判断与反应的客观测听法。

听性诱发的生物电位种类较多，目前应用于临床测听者主要有耳蜗电图、听性脑干诱发电位、中潜伏期反应、皮层电位及多频稳态诱发电位，它们的信号都极微弱，易被机体的许多自发电位、本底噪声及交流电场等掩盖，需要在隔声室或屏蔽室内进行检测，受试者在保持安静状态下，利用电子计算机平均叠加技术提取电信号。

## 一、耳蜗电图

EcochG 是机体耳蜗电反应描记图的简称。在声刺激条件下，内耳产生 3 种反应，即耳蜗微音电电位（CM）、总和电位（SP）与听神经复合动作电位（AP），EcochG 就是这 3 种反应的描记图。CM 与 SP 是源于毛细胞的电位，AP 为源于神经的电位。可以认为 EcochG 是显示机体听觉感受器和神经功能完整性的一个理想指标。

### （一）耳蜗电图的基本理论

#### 1. 动作电位（AP）

动作电位是基底膜上所有单神经元动作电位的总和。由短声引起的、来自全基底膜的神经动作电位称为全神经动作电位（WNAP），而由具有频率特性刺激声引出的电位，称为复合动作电位（CAP）。AP 可记录 N1、N2、N3 3 个负波。N1 为较多的神经元同步放电，多为内毛细胞所发生。短声诱发的 N1 成分，刺激强度不同，发生部位也不同。高强度时主要来自耳蜗基底部，低强度时来自耳蜗顶部。但是，鼓室外电极记录，此种部位差别相对减小。N2、N3 除了均为长潜伏期的听神经元放电及重复放电而产生外，N2 可能包括部分蜗核细胞的反应，N3 包括部分上橄榄核的反应，与听性脑干反应波Ⅱ、波Ⅲ具有同源性。

#### 2. 耳蜗微音电电位（CM）

这种电位来自柯蒂斯器毛细胞的表层。当基底膜活动时，外毛细胞纤毛受到压力而弯曲，毛细胞将此活动转变为电能，由毛细胞底部传入突触而产生轴突的动作电位。故 CM 为感受器电位，也是直流电位，极似刺激声的波形。不同部位的 CM，可有不同的相位。记录的 CM 为矢量和，可作为纤毛功能完整与否的指标。

#### 3. 总和电位（SP）

总和电位是蜗内非线性的多成分电位的总和，因基底膜不对称活动而产生，故其振幅与基底膜位移成正比。记录的 SP 为 SP 的代数和，有频率特性，与 CM 同时发生，并持续存在于基底膜摆动的整个过程中。SP 的极性受到一些因素的影响，如基底膜向前庭阶移位时为-SP，向鼓阶移位时为+SP，靠近基底膜最大振动部位引出的为-SP，远离该处为+SP；刺激声强度大时为-SP，弱时则为+SP，外毛细胞损伤而内毛细胞正常时记录到的为-SP（图 4.8）。

### （二）耳蜗电图的检测方法

临床上用短声、短音或短纯音作为刺激声，刺激重复率 10 次/秒，记录电极用针状电极经鼓膜刺激鼓岬部近圆窗处，或用极小的银球电极紧放在鼓膜后下缘鼓环处；参考电极置同侧耳垂或头顶；鼻根部或前额接地电极。滤波带宽 3～3000 Hz，分析窗宽 10 ms，平均叠加 500 次。

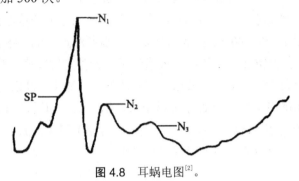

图 4.8　耳蜗电图[2]。

### （三）耳蜗电图临床应用的意义

EcochG 是临床听力测试法中唯一能了解单耳功能状态之方法，它不需要对非测试耳进行遮蔽以防止交叉听力的发生，可对耳聋进行定性及定位诊断。但是，外耳道及鼓膜电极安放有一定难度，而电极安放是否良好对记录的结果有直接的影响。另外，应用短声诱发 EcochG 时，应注意到它仅能反映耳蜗 2000 Hz 以上高频区的功能状态，而不能反映低频区的功能状态。虽然目前耳蜗电图在临床应用并不广泛，但其在临床耳科疾病的诊断中还是有比较大的意义。

## 二、听性脑干反应

当一定强度的声音刺激听觉器官时，听觉系统就会发生一系列的电活动，称为听性诱发电位（AEP）。听觉诱发电位仪是检测中枢神经系统在感受外界或内在刺激过程中产生的生物电活动的一种现代化设备，它利用电子计算机技术将声音诱发出的微弱电反应从脑电等背景中提取出来，并在头皮上记录。听性脑干反应测听的操作技术介绍如下。

**1. 了解病史**

通过询问病史，了解测试的目的，听力减退的病史，有无头部外伤、饮酒，用药史，有无内科和神经科疾患。受试者仰平卧与床上，放松，安静不动。儿童可服水合氯醛（镇静剂）。

**2. 电极位置**

作用电极放置在颅顶，参考电极放置在同侧耳垂内侧，额部接地，一般用银盘电极加导电膏，其目的是为了使极间电阻小于 4 kΩ。

### 3. 刺激声

临床上对婴幼儿各种耳聋判断与监护一般采用非滤波的广谱短声，它的频谱在 0.5 KHz～10 KHz 之间，包含纯音成分较多，几乎能引起全基底膜振动，因此可以更准确地了解听力。刺激间隔时间为 75 ms，耳机给声。

正常人在接受短声刺激后，10 ms 就可从颅骨皮肤表面描记出 7 个正相波，称为 ABR，依次用罗马数字来表示即波 I 至波Ⅶ。计算各波之间相差的时间及能引出波形的最小声音，可以客观地评估听力的状况和脑干病变。这 7 个波形并不是每人每次试验都能出现。ABR 在 70～80 dB 出现率最高。随着刺激声减弱，各波出现率也逐渐降低，至 20 dB 时，仅保留波 V，故波 V 最接近听力计测定的阈值，是 ABR 中的主波；其次，临床意义较大的波是波 I 和波Ⅲ。在能清晰辨认波 I、波Ⅲ 和波 V 时，或证实对每只耳刺激都不能引出时，检查才可以结束。临床上是通过量取各波的振幅和潜伏期（即从刺激开始到达波峰的时间）来判断病变的有无和病变的部位。这里我们主要介绍波 I、Ⅲ和 V，讨论其各自的意义（图 4.9）。

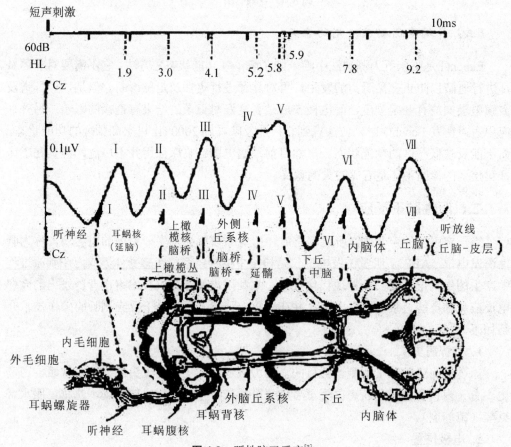

**图 4.9** 听性脑干反应[2]。

（1）波 I：是由听神经纤维发生的，出现率为 100%，正常潜伏期在 1～2 ms。波 I 是计算其他各波的基准，因此辨认它尤为重要。波 I 潜伏期延长或消失通常提示内耳的病变，当然，刺激声强度减弱也可能导致 I 波潜伏期延长，需要注意的是，这种情况从波 I 波峰到其他各波波峰的时间基本未变。波 I 在老年的高频听力损失的表现为，波 I 的振幅低或波 I 缺失。增加刺激的强度，减慢刺激重复率或从外耳道中记录，可使波 I 的振幅加大，便于辨认。

（2）波Ⅲ：来自脑桥的活动，出现率为 100%，正常潜伏期在 3～4 ms，振幅一般高于波 I，最好比较同侧和对侧记录来辨认波Ⅲ。若双侧听力相差悬殊，则对侧记录中波 Ⅲ 振幅较低，潜伏期较短。如果波 I 正常，波 Ⅲ 潜伏期延长或消失，波 I～Ⅴ 和波Ⅲ～Ⅴ间期延长，则可初步确定病变部位在蜗后。

（3）波Ⅴ：来源于下丘脑，出现率为 100%，正常潜伏期在 5～6 ms。波Ⅴ常是最高的一个峰，而且后面继以一明显的颅顶负波。改变给声重复率和降低声强，对波Ⅴ出现率影响较少，在其他波消失后波Ⅴ还可继续存在。波Ⅴ潜伏期延长或消失，临床上最多见于听神经瘤，其他蜗后病变也能导致波Ⅴ的特性改变。

### 三、中潜伏期听诱发电位

中潜伏期听诱发电位（MLAEP）是在给声以后 15～50 ms 记录到的诱发电位。其意义尚未阐明，但对客观评估听阈有价值。

40 Hz 听相关电位（40 Hz AERP）是指以频率为 40 Hz 的刺激声所诱发、类似 40 Hz 的正弦波电位。为听稳态诱发电位，属于中潜伏期反应的一种。主要用于听阈阈值的客观评估，尤其是对 1000 Hz 以下频率的听阈确定更有价值。40 Hz AERP 在 500 Hz、1000 Hz、2000 Hz 的平均反应阈值为 10 dB nHL。

### 四、皮层听诱发电位

皮层听诱发电位（CAEP）产生于声刺激后 30～100 ms，属于慢反应，可由短纯音诱发。记录电极置头顶，参考电极置乳突。虽然在清醒状态与睡眠状态所记录的 CAEP 不同，但因 CAEP 可用纯音诱发，故可客观检测不同频率的听阈。成人 CAEP 的反应阈 10 dB nHL，儿童 20 dB nHL。

### 五、多频稳态诱发电位

多频稳态诱发电位（ASSR）是通过仪器记录由多个频率调制信号引起的、其反应相位与刺激信号相位具有稳定关系的听觉系统反应。调制声信号的频率范围相对较窄，因而对耳蜗基底膜的刺激部位也较窄，其诱发的反应被认为是基底膜上相应部位受到特定的频率刺激后兴奋所致，因此 ASSR 具有很好的频率特异性。

**1. 检测方法**

采用双通道模式。患者平躺在床上。刺激声为经 FM 和 AM 处理的不同频率的声波，两耳载波为 500 Hz、1000 Hz、2000 Hz、4000 Hz，左耳调频为 77 Hz、85 Hz、93 Hz、101 Hz，右耳调频为 79 Hz、75 Hz、95 Hz、103 Hz。电极为纽扣式电极，记录电极位于前额发际皮肤处，接地电极位于眉心，两侧乳突部为参考电极。增益为 100 K，带通滤波为 30～300 Hz，平均叠加 400 次，伪迹拒绝水平为 31%，耳塞为 ER3A 插入式。

**2. 检查方法和参数设置**

ASSR 测试时，患者平躺在床上。电极为纽扣电极，记录电极位于前额发际皮肤处，接地电极位于眉间，参考电极位于两侧的乳突。不同的 ASSR 测试仪具有不同的调制声信号、不同的系统参数、不同的计量单位和不同的单位换算。

**3. 结果判断**

电脑根据所记得的信号，对其进行复杂的统计学分析，自动判断结果，得到客观听力图、相位图、频阈图和详细的原始数据。

**4. 临床应用**

（1）客观听力检测：ASSR 常用的调制频率为 75～110 Hz，因为在这种调制频率下不易受睡眠、麻醉等因素的影响，并且可在儿童乃至新生儿得到可靠的结果，是目前评估婴幼儿听觉功能的较好的方法。

（2）推导纯音听阈图：测试仪器在测定过程中自动把能引出 ASSR 的最低刺激信号强度定为阈值，由此得到各个频率的阈值，常用为 250、500、1000、2000、4000 Hz 等，有些多频稳态测试仪还可以打印纯音听阈图，婴幼儿 ASSR 的反应波形幅度小，听阈结果较成人高，ASSR 的阈值与行为测听阈值间的差异随频率增高而缩小。

（3）评估助听听阈：ASSR 刺激声经助听器放大或扬声器给出后畸变不大，声场下 ASSR 与行为听阈差异为 20 dB，因此可以进行功能增益的测试。

（4）新生儿听力筛查，由于 ASSR 刺激声的频率特异性及结果判定的客观性，克服了 TEOAE 和 ABR 的局限性，成为新生儿听力筛查的理想工具。

（王巍　陈鱼）

**参考文献**

1. 韩德民. 临床听力学[M]. 北京：人民卫生出版社，2006.

2. 黄选兆，汪吉宝，孔维佳. 实用耳鼻咽喉头颈外科学[J]. 人民卫生出版社，2008.

3. Schlauch R S, Nelson P B. Handbook of Clinical Audiology: Seventh Edition. 2014.

4. 田勇泉. 耳鼻咽喉头颈外科. 人民卫生出版社，2008.

第二部分

# 各 论

# 第 5 章　两种常见位置性眩晕类型

位置性眩晕是指患者头部变换某一头位突然发生的眩晕，常伴随位置变换出现眼震、恶心，重者呕吐。Barany 于 1921 年首次对位置性眩晕进行了详细的报道。由于眩晕发作时有眼震出现，因此这种由体位变化所引起的眼震被称为位置性眼震。Nylen 于 1950 年提出位置性眼震可以分型，随后 Aschan 又做了适当修改，将其分为如下三种类型。

Ⅰ型：方向改变型眼震，眼震的方向随头位的变换而变换，眼震特点为持续性，不易疲劳。

Ⅱ型：方向固定型眼震，眼震的方向始终固定，不随头位的变化而改变，亦无疲劳现象。

Ⅲ型：方向改变型眼震，但眼震持续时间短，且易疲劳。

前两型在前庭周围和中枢性病变时均可发生，而 Ⅲ 型仅限于前庭外周系统疾病。本章重点介绍两种最常见的位置性眩晕类型。

## 第一节　良性阵发性位置性眩晕

良性阵发性位置性眩晕（BPPV）又称耳石症，是指头部迅速运动至某一特定头位时出现的短暂阵发性发作的眩晕和眼震，本病在眩晕疾病中最常见。1921 年 Barany 首次对其做了描述，1951 年 Dix 和 Hallpike 详细介绍了以特定手法激发典型症状及眼震特征的发作及其过程。眩晕患者中，BPPV 占 17%～22%，有学者认为占周围性眩晕的 20%～40%，且认为比梅尼埃病发病率多一倍。女性多于男性，可有家族性。多发生于后半规管，发生于前半规管少见。

正常情况下耳石是附着于耳石膜上的，当一些致病因素导致耳石脱离，这些脱落的耳石就会在内耳中称为内淋巴的液体里游动。当机体头位变化时，这些半规管随之发生位置变化，沉浮的耳石就会随着液体的流动而活动，从而刺激半规管毛细胞，导致机体发生强烈眩晕，时间一般较短，数秒至数分钟，可周期性加重或缓解，病程时间长短不一。

耳石症的病因一般有两种类型，一类为特发性耳石病，占 34%～68%。特发性耳石症由 Hall 等提出，并由 Spley（1993 年）进一步证明，颞骨组织学的观察、半规管阻塞术的效果及手术中的发现、耳石复位的效果等作为学说的支持。学者们认为耳石脱落后积聚于后半规管壶腹处，头位移动至悬头位时，半规管位于垂直方向，管石受重力作用而牵引内淋巴，为了克服嵴顶弹性及半规管的惯性，数秒钟后嵴顶及内淋巴移位，此时才发生眩晕及眼震。当管石移至半规管较水平位置时，弹性使嵴顶回复中间位，眩晕停止。头位回复至直立位置时，眼震方向与悬头位相反，当激发头位反复进行时，耳石反复移动。Bdloh（1993 年）提出，在 Eplet 手法治疗后，出现静态的方向改变的另一种位置性眼震，可能为耳石从后半规管进入外半规管，而附着于嵴顶处，使该处成为重力感受器官。被检者低卧位时嵴顶位于垂直位顶部。头转向患侧时，内淋巴向椭圆囊方向移动，头转向健侧时，内淋巴向离开椭圆囊方向移动，此为发作外半规管眼震的原理。嵴顶结石症由 Schuknecht（1960 年）提出，椭圆囊耳石变性沉积于嵴顶，引起内淋巴与嵴顶密度不同，致比重发生差异，导致对重力作用异常感知，从而产生数分钟的眼震及眩晕，实际上，重力作用于嵴顶的说法是不可能的。

另一类为继发性，继发性 BPPV 的发病机制为梅尼埃病、突聋、病毒性迷路炎、内听道动脉缺血、偏头疼、头部外伤、中耳和内耳术、人工耳蜗术、耳毒性药物损害、耳硬化症、慢性中耳炎及颈源性眩晕等，上述各种疾病导致了半规管的炎症或缺血损伤而致耳石脱落。

耳石症多发于中年人，女性略多，发病突然，症状的发生常与某种头位或体位变化有关。如出现以下几种情况：①相对于重力方向改变头位后出现反复发作的、短暂的眩晕或头晕（通常持续不超过 1 分钟）。②位置试验中出现眩晕及特征性位置性眼震。③排除其他疾病，如前庭性偏头痛、前庭阵发症、中枢性位置性眩晕、梅尼埃病、前庭神经炎、迷路炎、上半规管裂综合征、后循环缺血、直立性低血压、心理精神源性眩晕等，即可诊断 BPPV。眩晕可周期性加重或缓解，间歇期可无任何不适，或有头晕，个别患者眩晕发作后可有较长时间的头重脚轻及漂浮感。

BPPV 检查方法包括：①Dix-Hallpike 变位试验为前、后半规管耳石症的检查诊断方法。②滚转试验可诊断水平半规管的耳石症。

各类 BPPV 位置试验的眼震特点总结为：

**1. 后半规管 BPPV**

在 Dix-Hallpike 试验或侧卧试验中，患耳向地时出现带扭转成分的垂直上跳性眼震（垂直成分向上，扭转成分向下位耳），由激发头位恢复至坐位时眼震方向逆转。

**2. 水平半规管 BPPV**

（1）眼震分型：①水平向地性：若双侧滚转试验均可诱发水平向地性眼震（可略带扭转成分），持续时间<1 min，则可判定为漂浮于水平半规管后臂内的管石症。②水平离地性：双侧滚转试验均可诱发水平离地性眼震（可略带扭转成分），若经转换手法或能自发转变为水平向地性眼震，持续时间<1 min，则可判定为漂浮于外半规管前臂内的管石症；若诱发的水平离地性眼震不可转换，持续时间≥1 分钟，且与体位维持时间一致，则可判定为水平半规管嵴帽结石症。

（2）患侧判定：滚转试验中水平向地性眼震诱发眼震强度大、持续时间长的一侧为患侧；水平离地性眼震中诱发眼震强度小、持续时间短的一侧为患侧。当判断患侧困难时，可选择假性自发性眼震、眼震消失平面、低头-仰头试验、坐位-仰卧位试验等加以辅助判断。

**3. 前半规管 BPPV**

在 Dix-Hallpike 试验或正中深悬头位试验中出现带扭转成分的垂直下跳性眼震（垂直成分向下，扭转成分向下位耳），若扭转成分较弱，可仅表现为垂直下跳性眼震。

**4. 多半规管 BPPV**

多种位置试验可诱发相对应半规管的特征性眼震。

注意：描述眼震垂直方向时，向上为指向眶上缘，向下为指向眶下缘。眼震扭转方向是以眼球上极为标志、其快相所指的方向。

各类 BPPV 眼震的特征：

（1）潜伏期：管结石症中，眼震常发生于激发头位后数秒至数十秒，而嵴帽结石症常无潜伏期。

（2）时程：管结石症眼震短于 1 分钟，而嵴帽结石症长于 1 分钟。

（3）强度：管结石症呈渐强-渐弱改变，而嵴帽结石症可持续不衰减。

（4）疲劳性：多见于后半规管 BPPV。

其他可选检查如下。

（1）前庭功能检查：包括自发性眼震、凝视眼震、视动、平稳跟踪、扫视、冷热试验、旋转试验、摇头试验、头脉冲试验、前庭自旋转试验、前庭诱发肌源性电位、主观垂直视觉／主观水平视觉等。

（2）听力学检查：纯音测听、声导抗、听性脑干反应、耳声反射、耳蜗电图等。

（3）影像学检查：颞骨高分辨率 CT、含内听道一桥小脑角的颅脑 MRI。

（4）平衡功能检查：静态或动态姿势描记、平衡感觉整合能力测试以及步态评价等。

（5）病因学检查：包括钙离子、血糖、血脂、尿酸、性激素等相关检查。

**一、确定诊断**

（1）相对于重力方向改变头位后出现反复发作的、短暂的眩晕或头晕。

（2）位置试验可诱发眩晕及眼震，眼震特点符合相应半规管兴奋或抑制的表现。①后半规管 BPPV：患耳向地时出现带扭转成分的垂直上跳性眼震（垂直成分向上，扭转成分向下位耳），回到坐位时眼震方向逆转，眩晕及眼震持续时间通常不超过 1 分钟。②水平半规管 BPPV：双侧位置试验均可诱发水平向地性或水平离地性眼震。

（3）排除其他疾病。

**二、可能诊断**

（1）相对于重力方向改变头位后出现反复发作的、短暂的眩晕或头晕，持续时间通常不超过 1 分钟。

（2）位置试验未诱发出眩晕及眼震。

（3）排除其他疾病。

注意：病史符合 BPPV 诊断，但位置试验未诱发出眩晕及眼震，可能是 BPPV 已自愈或反复处于激发头位导致的疲劳现象，择期复查位置试验可能会有助于提高诊断的准确性。

## 三、存在争议的综合征

（1）相对于重力方向改变头位后出现反复发作的、短暂的眩晕或头晕。

（2）位置试验诱发出的眼震不符合相应半规管兴奋或抑制的表现、难以与中枢性位置性眼震相鉴别，或多个位置试验中出现位置性眼震但无法确定责任半规管，或同时出现外周和中枢性位置性眼震，或位置试验中出现眩晕但未观察到眼震。

注意：存在争议的综合征是指具有位置性眩晕的症状，但可能不是 BPPV 的一类疾病，包括前半规管管结石症、后半规管嵴帽结石症、多半规管管结石症等，对此类患者需要与中枢性位置性眩晕相鉴别。

轻嵴帽是近年来新提出的一种外周性位置性眩晕学说，可部分解释持续向地性位置性眼震（DCPN）的产生，但尚须进一步验证。此类眩晕多源于水平半规管，其临床特征包括双侧滚转试验中出现持续 DCPN，且无潜伏期、无疲劳性；低头位及俯卧位时水平眼震向患侧，仰卧位时水平眼震向健侧，可以找到眼震消失平面。考虑轻嵴帽时，须排除中枢病变。

## 四、治疗方法

BPPV 治疗方法包括耳石复位、药物治疗和手术治疗。

### （一）耳石复位

耳石复位是目前治疗 BPPV 的主要方法，操作简便，可徒手或借助仪器完成，效果良好。复位时应根据不同半规管类型选择相应的方法。迄今手法复位最为常用，其中后半规管 BPPV 建议首选 Epley 法，其他还可选用改良的 Epley 法或 Semont 法等，必要时几种方法可重复或交替使用。复位后头位限制、辅助使用乳突振荡器等方法并不能明显改善疗效，不推荐常规使用。

**1. 水平半规管 BPPV**

（1）水平向地性眼震（包括可转换为向地性的水平离地性眼震）：可采用 Lempert 或 Barbecue 法及 Gufoni 法（向健侧），上述方法可单独或联合使用。

（2）不可转换的水平离地性眼震：可采用 Gufoni 法（向患侧）或改良的 Semont 法。

**2. 前半规管 BPPV**

可采用 Yacovino 法，尤其适用于患侧判断困难的患者。

### 3. 多半规管 BPPV

采用相应的复位手法依次治疗各半规管 BPPV,优先处理诱发眩晕和眼震更强烈的相关半规管,一个半规管复位成功后,其余受累半规管的复位治疗可间隔 1～7 天进行。如果水平离地性眼震 BPPV 患者眼震强度弱、持续时间短的一侧为患侧,故此时应优先处理眼震强度弱的一侧水平半规管 BPPV。耳石复位仪辅助复位可作为一种复位治疗选择,适用于手法复位操作困难的患者。

### (二) 药物治疗

原则上药物并不能使耳石复位,但鉴于 BPPV 可能和内耳退行性病变相关或合并其他眩晕疾病,下列情况可以考虑药物辅助治疗:①合并其他疾病时,应同时治疗该类疾病。②复位后有头晕、平衡障碍等症状时,可给予改善内耳微循环的药物,如倍他司汀、银杏叶提取物等。③因前庭抑制剂可抑制或减缓前庭代偿,故不推荐常规使用。对于诊断清楚、相关半规管明确,经过一年以上规范的耳石复位等综合治疗仍然无效且活动严重受限的难治性患者,可考虑行半规管阻塞手术治疗。

另外,前庭康复训练是一种物理训练方法,通过中枢适应和代偿机制提高患者前庭功能,减轻前庭损伤导致的后遗症。前庭康复训练可作为 BPPV 患者耳石复位的辅助治疗,用于复位无效和复位后仍有头晕或平衡障碍的病例,或在复位治疗前使用以增加患者对复位的耐受性。如果患者拒绝或不耐受复位治疗,那么前庭康复训练可以作为替代治疗。

## 五、疗效评估

治疗后可以患者的主观感受为主进行疗效评估,如位置性眩晕消失则可认为临床治愈;如仍有位置性眩晕或头晕,则再行位置试验,根据位置性眼震的结果综合判断疗效。可根据不同临床需求选择相应的时间点进行疗效评估。①即时评估:初始治疗完成后 1 天。②短期评估:初始治疗完成后 1 周。③长期评估:初始治疗完成后 1 个月。即时评估的目的是评价耳石复位的疗效;短期评估的目的是评价耳石复位以及前庭康复训练和药物治疗的综合疗效;长期评估不但评价综合治疗的疗效,同时验证初步诊断的正确性并进行必要的补充诊断或修订诊断。位置性眩晕消失为治愈,位置性眩晕和(或)位置性眼震减轻,但未消失为改善,若位置性眩晕和(或)位置性眼震未减轻,甚至加剧则为无效。

(何京川)

## 第二节　中枢性位置性眩晕

### 一、病因

中枢性位置性眩晕（CPV）可因中枢神经系统多种病变引发，病变的损伤部位为前庭核及其相关部位。CPV可因多种疾病引起，常见的疾病为如下几种。

**1. 椎-基底动脉供血不足**

椎-基底动脉供血不足（VBI）在眩晕患者中相当多见。椎动脉系统起始于锁骨下动脉，并贯穿椎横突孔，经枕大孔进入颅内汇合成基底动脉，到脑桥上缘再分为两条大脑后动脉。椎-基底动脉在其走行中发出许多分支，供应内耳、脑干、小脑、大脑枕区和基底节等部位。内耳的血液供应来自内听动脉，内听动脉多由小脑前动脉或基底动脉垂直发出，呈水平走向颞骨岩部，沿途可发出分支，到达听神经根周围，血管细长，缺乏侧支循环，所以对缺血敏感。脑桥的血液供应是由脑桥前动脉及脑桥侧动脉提供，呈直角或钝角自基底动脉发出，均较细小。根据流体动力学原理，分支与主干管径之比越小，分支角度越大，流体阻力就越大。另外，VBI发作造成前庭神经核等脑干结构短暂性血液灌流不足，ATP消耗增加，致使分解增加，同时神经元细胞极化，大量钙离子涌入神经元，激活蛋白酶，ATP生成受抑制，致使神经元代谢受损，突触效能降低。所以，当椎-基底动脉供血不足时，内耳迷路及脑干下部缺血较重。

眩晕也是椎-基底动脉缺血性发作及其供应区域脑干梗死的突出症状，中年以上高血压患者突发旋转性、摆动性、站立不稳性眩晕，行走有漂浮感及其他脑干受损症状，如复视、共济失调时应高度怀疑此病。如果眩晕发作时间不长，仅持续数小时至24小时即恢复，应考虑患短暂性脑缺血发作（TIA）。特别要注意的是椎-基底动脉的TIA发作较为频繁，可每日发作多次，也可间歇期长达数周以上。

国外学者研究发现，扫视试验异常、眼平稳跟踪试验 III 型曲线、视动性眼震快/慢相峰速比值下降、出现自发性和位置性眼震，以及冷热反应减弱、固视抑制失败等眼震电图改变对VBI-TIA有较大的诊断意义。国内学者李晓东、郭英等认为只有病情严重的患者才出现自发性眼震和凝视性眼震。孙永柱等认为，位置试验是椎-基底动脉短暂缺血性眩晕比较敏感的检查。位置性眼震阳性率可达76.3%。总结视频眼震电图表现，很少出现自发性眼震、凝视眼震；扫视试验以欠冲（42.1%）、潜伏期延长（36.8%）、精确度下降（23.9%）为多见；跟踪曲线出现 III 型、IV型，约占42%，主要表现为扫视扭曲变形；视动试验可出现单侧或双侧OKN增益降低（约13%），出现节律、振幅不规则，双侧不对称（39%）；约76%出现位置性眼震，且多大于3个头位出现和（或）SPV>6°/s，而且位置试验中可观察到小方波或垂直性眼震；变位试验亦有异常，但无明显特征；转颈试验部分阳性，多见于并发颈椎病变者；温度试验SPV之和较低，可有单侧或双侧功能低下（50%）及DP，且固视抑制可有失败（13.2%）。

**2. 第 4 脑室肿瘤**

因肿瘤压迫第 4 脑室底部而刺激前庭核及迷走神经背核，常引发剧烈眩晕伴头痛、恶心、呕吐，被称为布伦斯（Bruns）综合征。因肿物为囊性可活动性肿物，转头时可因脑脊液循环突然堵塞而出现位置性眩晕和眼震，呈疲劳型特性，如患者能避免诱发体位可以没有任何不适感觉。由于仅在迅速变换头位时引发眩晕，容易误诊为 BPPV。

**3. 多发性硬化**

30% 的 CPV 症状为逐渐加重的旋转性眩晕，程度较轻，可反复发作，伴恶心、呕吐，偶有耳鸣、耳聋。眼震为水平或垂直性。患者常同时存在视神经、脑干、小脑、脊髓、其他脑神经和大脑半球的多处受损病灶，头颅 CT、MRI 异常，脑脊液中 R-球蛋白增高，IgG 指数异常。

**4. 脑干肿瘤**

眩晕可呈持续性，因头部转动而加重。发病早期即表现出眼震、脑神经麻痹、交叉性瘫痪等脑干损伤和肢体共济失调体征。头颅 CT、MRI 有助于诊断与鉴别。

凡疑似 CPV 者，除须详细询问病史并行神经系统及听力学检查之外，还可增加必要的影像学检查如 CT、MRI 和电生理检查来辅助诊断。

## 二、临床症状与体征

发病时多因体位变化可引发眼震，眼震方向不定，可为水平型、垂直型或斜行型。发作无潜伏期、激发头位不变时眼震持续存在、无疲劳性的位置性眼震，典型病例仅有眼震而无眩晕，眼震方向随头位方向变化或不变。或头位不变时，眼震方向变化，多为水平性，也可出现垂直性或斜性眼震。由于前庭和耳蜗神经在进入延髓和脑桥时是分开的，因此发病时听力多为正常。

眼震不仅在经典的 Dix-Hallpike 检查中能被观察到，也可在仰卧位（鼻向上）、头转向左或右侧以及后仰悬头位（头从仰卧位向背部再屈曲30°）中出现。

中枢性病变的位置性眼震特点如下：

眼球直视前方时，出现单纯垂直性或单纯旋转性眼震，斜向眼震（垂直和水平方向的混合眼震）。眼震方向随不同头位而变化（如由水平眼震变为旋转眼震）。与水平半规管 BPPV 的持续背地性水平向眼震相比，本病的眼震更为持续。

中枢性位置性眩晕（CPV）较罕见，在位置性眩晕中的比例不到 5%，但常提示可能有危及生命的延脑或小脑尾部病变。因此，对所有的位置性眩晕患者都应考虑中枢性病变的可能性。

患者的位置性相关症状可持续数小时至数年。症状包括位置性眩晕、位置性恶心或呕吐、位置性振动幻觉（由位置性眼震所致）等，所有这些症状可能单独或合并出现。中枢性位置性眼震有时是在没有位置性症状的神经疾病患者的临床检查中偶被发现的，如小脑变性。复视、言语不清、共济失调或吞咽困难等其他主诉，提示后颅窝病变的早期症状。

中枢性发作性位置性眩晕（CPPV）是一组中枢源性的发作性位置性眩晕。常见的病变部位有：①第 4 脑室背外侧部（Brandt 1991；Hosomi et al. 2008）；②小脑背蚓部（Shoman & Longridge 2007；Sakata et al. 1991）；③小脑小结叶和舌叶（Buttner et al. 1999；Brandt et al. 2013）。小脑小结叶及其邻近结构病灶引起的以背地性位置性眼震为主要表现的 CPPV。

小脑小结叶和舌叶直接接受来自前庭外周的传入，因此损害时前庭症状显著，看起来很像前庭外周疾患。但是由于小脑小结叶和舌叶不但直接投射至前庭核并且与前庭核有双向联系，同时与其他中枢结构间也有联系，因此还具有其他中枢性前庭功能的特点。认识小结叶的这一方面有助于区别外周源性与中枢源性前庭损害。

小结叶和舌叶腹侧病变可由于以下几种损伤造成一些特征性表现：①速度储存机制损害造成前庭反应延长，眼震衰减时间常数（TC）延长，甚至出现周期交替性眼震。TC 已经逐渐广泛应用于鉴别中枢性损害与外周性损害。②介导前庭习服的功能损害造成反复刺激下的习服缺失，不易疲劳，反应时间延长。③丧失在旋转停止时经头偏斜抑制旋转后眼震的能力。④眼偏斜（可在交替侧方注视改变方向：右侧固视时右侧偏斜，左侧固视时左侧偏斜）。⑤在头位相对于重力改变时产生位置性眼震或者影响下向眼震等。

小结叶病变产生背地性位置性眼震的机制：小结叶与舌叶接受来自半规管和耳石器官的直接传入，并通过与前庭核间的双向投射，对耳石重力传导系统产生影响和调节作用。试验发现，失活灵长类动物的小结叶会产生背地性位置性眼震，位置变化产生可以引起耳石重力传入的变化。位置变化诱发的耳石重力传入变化是中枢性发作性位置性眼震的诱发因素，小结叶病变所致位置性眼震是重力相关性信号传输转换受损的结果。

小结叶梗死形成的重力信息传输转换障碍是持续性，位置变化可因增强或减弱了原有的电位差而出现眼震增强或减弱的变化，很难使眼震完全停止或消失，除非造成电位差的病因缓解了，眼震会随之缓解。

诊断：全面性病史-查体-辅助检查-综合分析是非常重要的。眩晕病史-眩晕查体-眩晕辅助检查是一个相辅相成的收集患者信息的过程。收集信息资料越完整，分析才能越中肯，得出的结论才能越接近真实。先入为主选择性病史-查体可能导致重要信息的遗漏。

### 三、鉴别诊断

位置性眩晕包括周围性位置性眩晕和中枢性位置性眩晕。前者是一种常见的前庭末梢器官的疾病，后者由前庭中枢系统病变所致。周围性位置性眩晕有短暂的旋转性眩晕，多伴有短暂的不到 1 分钟的眼震，主要是指良性阵发性位置性眩晕（BPPV）。多数患者发病后可自行缓解，故称其为"良性"，还有少数患者持续数月不愈，称其为"顽固性"。中枢性位置性眩晕的眩晕症状较轻，甚至无明确的眩晕，但其发生的眼震持续时间长，可达 1 分钟以上，无疲劳性，由于是颅内肿瘤等病变引起，主要是针对病因进行治疗。

当 CPV（中枢性位置性眩晕）表现与 BPPV 不同的特征或发现有脑干、小脑异常体征时，应当怀疑中枢病变。BPPV 的某一项特征，如眼球震颤的潜伏期、持续时间和发生过程等也可能出现于 CPV，但中枢病变的眼震不可能与 BPPV 完全相似。鉴别 BPPV 和 CPV 的最可靠指标是眼球震颤的方向。对于 BPPV 而言，当病侧半规管在其平面上，因特殊头位而受到最大刺激时，眼球震颤方向总是位于能被激活的半规管作用平面（即半规管被激活时，其所对应的眼外肌的作用平面）。因此，在 Dix-Hallpike 试验时，PC-BPPV 总是诱发出旋转性（带有微小的垂直成分）眼震，这可能与后半规管和眼部相应肌群的联系有关。同样，HC-BPPV 总是诱发出水平性眼震。

相反，中枢性体位性眼球震颤通常不能归因于受到刺激的半规管的作用平面。当出现单纯的垂直性或旋转性眼震，应当怀疑为中枢性的病变，因为该项眼震无法用某单个半规管受到刺激而解释。通常情况下，只要保持头部处于诱发位，中枢性位置性眼震就会持续存在，不会因为重复性位置试验而减弱。另一个鉴别 CPV 和 BPPV 的特征是前者病程呈单向性，无多次缓解及复发的长期病史。

患中枢性位置性眩晕但影像学结果正常的患者，应考虑有偏头痛性眩晕或药物源性眩晕的可能性。当仅有中枢性位置性眼球震颤却无眩晕的类似孤立性病变，且影像学检查结果为阴性时，通常无法给出确切诊断。应注意多数健康人在非注视时也会出现某种程度的位置性眼球震颤。

脑源性头晕见于脑动脉硬化（如基底动脉硬化）或颈椎骨关节病引起的脑部血液循环障碍或由此导致的一过性脑供血不足，其临床特点是头晕、睡眠障碍、记忆力减退三大权威症状，还有顶枕部头痛、轻瘫、言语障碍、情绪易激动等表现。一般正常病情可以缓慢进展，此类头晕的特点是在体位转变时容易出现或加重；心源性头晕可见于急性心源性脑供血不足综合征，这是有用心脏停搏阵发性心动过速、阵发性心房纤颤、心室纤颤导致的急性脑缺血可表现头晕眼花、胃部不适、晕厥等，也应区别分析。

## 四、治疗

治疗应首先针对原发病。很多中枢性位置性眼球震颤患者不需要特殊治疗。对症治疗时，可使用前庭抑制药和止吐药，但对个别患者可能无效。一些在中风后或脱髓鞘病急性期的患者需要卧床休息，保持头部不动数日，可能需要临时的静脉营养。任何类型的体位锻炼都不仅无益，反而会加重患者的症状。

预后取决于其病理过程。中枢前庭系统自身病变使得中枢代偿功能可能变得微乎其微，因此永久性结构损伤的患者将长期承受位置性眩晕和恶心症状。这是眩晕的罕见病因之一，需要长期镇静药物治疗，且应从最小剂量开始。

（张强）

**参考文献**

1. 田军茹. 眩晕诊治[M]. 第 1 版. 北京：人民卫生出版社，2015.

2. 林细康，季晓林，叶华，等. 良性阵发性位置性眩晕患者前庭双温交替试验的特点[J]. 临床神经病学杂志，2014，27：142.

3. 单希征主编. 临床眼震电图学[M]. 第 1 版. 北京：北京科技出版社，2004：69-70.

4. 郭英，周慧芳. 视频眼震电图检查在椎-基底动脉短暂缺血性眩晕诊断中的意义[J]. 临床耳鼻咽喉头颈外科杂志，2007，14：639.

5. 孙永柱，崔鹏程，高鹏飞，等. 椎-基底动脉供血不足性眩晕 ENG 和 ABR 检测的意义[J]. 中国现代医学杂志，2012，27：99.

6. 赵钢、韩军良、夏峰主译. 眩晕和头晕[M]. 第 1 版. 华夏出版社，2012：148-151.

7. Masuda Y, Tei H, Shimizu S, et al. Factors Associated with the Misdiagnosis of Cerebellar Infarction[J]. J Stroke and Cerebro vasc Dis, 2013, 22 (7): 1125-1130.

8. Chen L, Lee W, Chambers BR, et al. Diagnostic accuracy of acute vestibular syndrome at the bedside in a stroke unit[J]. J Neurol, 2011, 258 (5): 855-861.

9. Purrucker JC, Herrmann O, Lutsh JK, et al. Serum Protein S100B is a Diagnostic Biomarker for Distinguishing Posterior Circulation Stroke from Vertigo of Nonvascular Causes[J]. Eur Neurol, 2014, 72 (5-6): 278-284.

10. William W, Tsenq MC, Sandercock P. Blood Biomarkers in the Diagnosis of Ischemic Stroke A Systematic Review[J]. Stroke, 2008, 39 (10): 2902-2909.

# 第6章　梅尼埃病

梅尼埃病（Méniére disease）是常见的耳源性眩晕疾病，是一种原因不明的、以膜迷路积水为主要病理特征的内耳疾病，临床表现为发作性眩晕，波动性、进行性感音神经性聋，耳鸣和（或）耳闷胀感。法国医师 Prosper Méniére 于 1861 年首次提出，临床表现为发作性眩晕、恶心、呕吐伴听力下降和耳鸣的疾病是一种内耳病，而非过去所认为的脑卒中。虽然后来的颞骨病理学检查发现，Méniére 当时报道的病例实为内耳出血，而非如今所指代的梅尼埃病。本病是一独立的疾病，故不主张称为"梅尼埃综合征"。1989 年我国自然科学名词审定委员会将其术语统一称为"梅尼埃病"。

## 一、流行病学

文献报道的梅尼埃病发病率及患病率差异较大，发病率（10～157）/10 万，根据我国北京市耳鼻咽喉科研究所统计，本病占耳源性眩晕的 61%～64%（刘鋋等，1987），发病一般多见于 40～60 岁中年人，女性多于男性（约 1.3∶1），儿童梅尼埃病患者约占 3%。初诊时累及单耳者较多，达到 70%～90%，随诊病例发现累及双耳者并不少见，可能两耳发病有先后之别，部分梅尼埃病患者存在家族聚集性倾向。文献报道双侧梅尼埃病所占比例为 2%～78%。

## 二、病理

1938 年 Hallpike 和 Cairns 首次报道，之后病理形态学研究上陆续有新的发现，简述如下。

（1）膜迷路积水膨大：球囊及蜗管因积水而膨大，导致外淋巴隙被压缩，前庭膜受压变位，重者可经蜗孔疝入鼓阶，或与迷路骨壁相贴。椭圆囊及膜半规管很少膨大，但常被膨大的球囊挤向一边，从而刺激前庭终器引起眩晕。

（2）前庭膜破裂：因积水过多而致前庭膜、球囊膜或基底膜破裂，形成一个或数个穿孔，此时，生物学特性各不相同的内外淋巴液相互混合。含有高浓度钾离子的内淋巴液流至外淋巴液中，致使原浸浴于外淋巴液中的听神经纤维和毛细胞的外环境发生重要变化。另一方面，膜迷路穿孔后，内淋巴液压力得以降低，穿破的膜迷路自行愈合，内、外淋巴液可恢复其正常的生物学特性，膜迷路穿孔若反复发作，内耳功能会受到慢性损害。严重者、裂口大者可见前庭膜塌陷，裂口不能愈合而形成永久通道。

（3）前庭阶纤维化：久病者可见前庭阶发生纤维化，内淋巴囊也出现纤维化，更妨碍了内淋巴的吸收。

膨大的球囊可占据大部分前庭，甚至进一步占据前庭阶，有时与镫骨底相接或粘连，故于外耳道加压时可出现类似瘘管征症状。

（4）耳蜗蜕变：零星的颞骨病理学研究发现，位于螺旋器、囊斑和壶腹嵴的毛细胞并无明显缺失，耳蜗螺旋神经节细胞和 Scarpa 神经节细胞数目正常。但也有研究者发现早期耳蜗嵴顶周毛细胞和螺旋神经节细胞有缺失，听毛细胞的形态大多正常，此与早期出现的低频区听力损失相符。严重者外毛细胞纤毛融合，表皮板塌陷，毛细胞发生退行性变，支持细胞萎缩。内淋巴囊周围大多出现纤维化，毛细血管减少，内淋巴管和内淋巴囊上皮变性，皱褶变浅，数目减少，甚至囊腔闭塞。由于基底膜长期受压血供减少，晚期可能出现螺旋器的退变，出现感音性耳聋。

### 三、病因和发病机制

梅尼埃病病因不明，可能与内淋巴产生和吸收失衡有关。通常认为梅尼埃病的发病有多种因素参与，包括劳累、精神紧张及情绪波动、睡眠障碍、不良生活事件、天气或季节变化等。

有关梅尼埃病发病机制的学说很多且分歧很大。许多研究者认为，由于各种因素引起的自主神经功能失调均可导致内耳血管痉挛、膜迷路微循环障碍、神经上皮缺氧而导致感觉功能受损。耳蜗供血不足，造成血管纹血流量减少与内淋巴液产生减少，继而中间代谢物淤积，膜迷路内渗透压增高，外淋巴与血管内液体渗入膜迷路而形成膜迷路积水。积水的病理变化刺激及损伤耳蜗产生耳鸣、耳聋；刺激前庭终器即可出现眩晕、眼球震颤、平衡失调，以及恶心、呕吐、心律变慢、血压下降、面色苍白等自主神经症状。内淋巴压力增高导致耳内或头部胀满感。

#### 1. 导管阻塞学说

此学说认为，膜迷路为一封闭系统，内淋巴液基本上是外淋巴液的滤过液，其各部分（半规管、椭圆囊、球囊、蜗管、内淋巴囊）均由小管（连合管、椭圆囊球囊管、内淋巴管）相连在一起。内淋巴上皮中（主要为血管纹和前庭上皮中的暗细胞）的泵系统，对维持内淋巴液中各种电解质的浓度具有重要作用，亦可认为，内淋巴由血管纹和暗细胞产生。最近发现，血管纹、壶腹、椭圆囊上皮细胞内还存在心钠泵素，可调节内淋巴的压力。

#### 2. 内淋巴循环和吸收的两种学说

（1）辐流学说：认为内淋巴生成后齿间沟、内沟和血管纹进行选择性吸收。

（2）纵流学说：内淋巴生成后向内淋巴管、内淋巴囊方向流动，并被内淋巴囊所吸收。不少耳科学家发现，梅尼埃病患者的内淋巴囊囊腔有细胞碎片堆积，内淋巴管、内淋巴囊上皮变性、纤维化、萎缩及囊腔消失等，纵流学说认为本病与内淋巴液吸收障碍有关。同时，有些患者的颞骨 CT 扫描显示，其前庭水管比正常人狭窄，故推测这种先天性发育异常（小前庭水管）是内淋巴液吸收障碍的可能原因。但组织学检查结果并不支持小前庭水管之说。

膜迷路内充满内淋巴液，内淋巴液内含盐分及黏液多酶等成分，黏液多酶易发生聚合及去聚合变化，从而易沉淀阻塞小管。阻塞部分以上的膜迷路部分，其中的内淋巴液不能流至内淋巴囊被吸收，故其内压逐渐增高，阻塞另侧的膜迷路部分的内压相对较低，当两者的压力差达到一定值时，高压一侧的内淋巴液将冲开阻塞小管的沉淀团块流向压力较低一侧的膜迷路内。这种内淋巴液的突然流动将波及整个膜迷路，刺激其终末器官，诱发膜迷路积水的症状。

### 3. 自主神经功能紊乱

根据临床观察，不少患者在发病前有情绪波动、精神紧张、过度疲劳感。本学说认为，由于自主神经功能紊乱，交感神经应激性增高，副交感神经处于抑制状态，内耳小动脉痉挛，微循环障碍，导致膜迷路积水。

### 4. 内淋巴液生成过多

由于前庭膜的代谢率较高，容易受到供血不足的影响，而降低其代谢机能。一旦内耳缺氧，即可引起内、外淋巴液离子浓度的变化，内淋巴液钠离子潴留时，可使内淋巴的渗透压增高，导致水从外淋巴向内淋巴腔渗入，造成内淋巴液总量增加，形成膜迷路积水。

### 5. 病灶及病毒感染

临床上有因切除扁桃体而本病发作终止者，也有与扁桃体同时发病者，还有报道阑尾炎、胆囊炎"病灶"与本病有关。这些是偶然发生的巧合，还是两者有内在的联系？这是值得思考的。病毒感染可引起内淋巴管和内淋巴囊损害，内耳的亚临床型病毒感染可在 10 余年后引起膜迷路积水。

### 6. 内分泌障碍

甲状腺功能减退所致的黏液性水肿可发生于内淋巴腔并有临床报道。用甲状腺素治疗后内耳症状得以缓解。肾上腺皮质功能减退可致自主神经功能紊乱，味觉过敏。

## 四、基础研究进展

### 1. 膜迷路积水动物模型

用于模拟梅尼埃病患者眩晕急性发作的症状。在动物试验中，通过各种方法（机械性、化学性等）破坏内淋巴囊，阻塞内淋巴管，可以成功地建立膜迷路积水的动物模型，也支持内淋巴吸收障碍学说。但需要提醒的是，这种动物模型仅仅是膜迷路积水的病理等同物，并不能完全代表梅尼埃病这一临床疾病实体。

### 2. 免疫反应

大量基础研究表明，内耳具有免疫应答能力，内淋巴囊接受抗原刺激，并产生免疫应答的部位。由于用同种或异种动物的内耳膜迷路提出液 II 型胶原，钥孔碱血蓝蛋白等作为抗原，在动物中可诱发膜迷路积水，其发生率约为 30%；而在动物模型及某些梅尼埃病患者中，又发现 Ig、CIC 等水平升高，尚有报告患者 Scarpa 神经节内存在免疫球蛋白者，因此认为，梅尼埃病的基本病理改变即膜迷路积水可能与机体内淋巴囊的自身免疫反应引起的内淋巴囊吸收功能障碍有关。有人发现，部分梅尼埃病患者有花粉症表现，其症状发作与季节有关，故推测Ⅰ型免疫反应在某些特殊的梅尼埃病患者中起重要作用。但是，也有人在皮肤试验中发现，其阳性率和对照组并无明显区别。

**3. 患者血清中血管升压素水平升高**

血管升压素 2 型受体拮抗剂（OPC-41061，托伐普坦）可能用于治疗。

**4. 颞骨病理学研究**

研究发现位于螺旋器、囊斑和壶腹嵴的毛细胞并无明显缺失，耳蜗螺旋神经节细胞和 Scarpa 神经节细胞数量正常。但部分梅尼埃病患者耳蜗顶周毛细胞和螺旋神经节细胞有缺失。听毛细胞形态大多正常，严重者外毛细胞纤毛融合，表皮板塌陷，毛细胞发生退行性变，支持细胞萎缩，内淋巴囊、管发育不佳以及内淋巴囊纤维化，毛细血管减少，内淋巴管和内淋巴囊上皮变性，皱褶变浅，数目减少；严重者囊腔闭塞。

梅尼埃病病程中均有内淋巴积水的存在，即使在疾病缓解期仍有内淋巴积水。内淋巴积水也可见于对侧耳，但是并非所有的积水都会有梅尼埃病的症状，如突聋。内淋巴囊区域任何时期均无积水表现。

梅毒、病毒性迷路炎、头部外伤、脑膜炎、自身免疫性内耳病、慢性化脓性中耳炎迷路震荡及 Cogan 综合征等已知的疾病均可出现膜迷路积水，为与梅尼埃病这一不明原因的膜迷路积水相区别，故将这些已知疾病引起的膜迷路积水称为"继发性膜迷路积水"。发生于严重耳聋（不论引起耳聋的原因为何）后的膜迷路积水称为迟发性膜迷路积水，梅尼埃病则有"特发性"或"原发性膜迷路积水"（idiopathic endolymphatic hydrops）之称。

## 五、临床表现

**1. 发作性眩晕**

呈突发性旋转性眩晕，伴有自主神经功能紊乱和平衡功能障碍。患者睁眼时感到周围物体绕自身水平旋转，或向前、向后滚翻；闭眼时感觉自身旋转，失去自身在空间的真实位置感觉。睁眼时眩晕加重，闭目则减轻；向患侧卧时即觉眩晕加重，故喜闭目向健侧静卧；眩晕发作高潮时伴有眼震及恶心、呕吐、出冷汗。头部的任何运动均可使眩晕加重，始终无意识丧失。眩晕可于任何时间发作，在睡梦中发作者可使患者突然惊醒，眩晕持续 20 分钟至数小时，最长不超过 24 小时眩晕减退而逐渐消失。同一患者每次发作的持续时间和严重程度不等，各个患者之间也不相同。可能数周、数月或数年发作 1 次，亦有频频发作或长期不得彻底缓解者。眩晕发作的次数越多，则每次发作持续的时间越长，间歇期越短。一般在间歇期内所有症状完全消失。眩晕发作较轻者，患者仅有不稳感，如上下颠簸感，或往返运动感等。双耳病变可出现不稳感、摇晃感、振动幻视。个别患者猝倒而无任何预感，神志清楚，偶伴眩晕者，称 Markin 危象或椭圆囊危象。

**2. 波动性听力下降**

早期常常感觉不到听力下降，一般在发作数次后才感觉听力下降，多为一侧低频下降型感音神经聋。患者虽有听力下降，但对高频音又感觉刺耳，甚至听到较大声音即感到十分刺耳。间歇期内听力常常恢复，当再次发作听力又有下降，即出现一种特殊的听力波动现象。随着病情的进展，听力损失逐渐加重，间歇期亦无缓解，晚期听力可无波动而呈感音性聋。高频听力出现下降，但单纯高频听力受损者很少见。少数病例可在一次发作后，听力几乎完全丧失。由于患耳具有重振现象，以致患耳与键耳对同一纯音可听成两个不同音色和音调的声音（即复听）。

**3. 耳鸣**

绝大多数患者在眩晕前已有耳鸣，但往往未被重视。早期耳鸣多为低频音，晚期可出现多种音调的嘈杂声，如铃声、蝉鸣声、电机声、风吹电线声等，耳鸣多有波动，轻重不一，可呈持续性，眩晕发作时耳鸣加剧。少数患者可能出现两侧耳鸣，或由一侧延及对侧，此为双耳受累的征象。

**4. 耳闷胀感**

仔细询问病史可知患者在眩晕发作时多有一侧头部或耳内有胀满感或压迫感，头内发闷或头重脚轻。

典型发作者，上述症状具备，间断反复发作。不典型者，开始时症状不明显，给诊断造成一定困难。发作前患者先有耳鸣、耳胀满感、听力下降，眩晕发作一次后耳蜗症状消失的 Lermoyez 综合征病例并不多见。梅尼埃病的发作次数与间歇期因人而异，轻者间歇期可以数月或数年，甚至达 10 年，重者 1 周内可能发作数次，有的患者经历了较长间歇期后，又在一段时间内频繁发作。间歇期内，早期者全部症状可以消失，患者无任何不适；但反复发作者，耳鸣持续存在，耳聋也变为永久。个别晚期患者可出现 Danly 征，即在头部运动时出现短暂的平衡失调，头部运动停止后，平衡失调亦消失。本病还有进展为晕动病的倾向。

## 六、检查方法

大多数患者就诊时发作期已过，或虽在发作期但症状已减轻，故一般不易观察到发作高潮期的体征。如遇急性发作者，可见患者卧床不起，面色苍白，精神紧张，表情恐惧。可做如下检查。

**1. 眼震**

发作高潮期可见自发性眼震，呈水平型或水平-旋转型，其方向因过程不同而异，早期向患侧（刺激性眼震），以后转向健侧（麻痹性眼震），自发性眼震的存在可作为"真性眩晕"的依据。由于患者就诊时眩晕发作的时程不同，所以不能根据自发性眼震的方向来判断患耳为哪一侧。

**2. 听力学检查**

（1）纯音听阈测试：早期多以低中频下降型感音神经性聋为主，听力曲线呈轻度上升型，无骨气导差异，多次发作后，由于高频区听力也下降，听力曲线呈马鞍形或平坦形，晚期为全频听力下降，下降型听力曲线不多见。中华医学会耳鼻咽喉科学会和中华耳鼻咽喉科杂志制定的"梅尼埃病诊断依据和疗效分级"（1996，上海）中规定，凡具备下述 3 项即可判定为听力损失：① 0.25、0.5、1.0 kHz 听阈均值较 1.0、2.0、3.0 kHz 听阈均值高 15 dB 或 15 dB 以上；② 0.25、0.5、1.0、2.0、3.0 kHz 患耳听阈均值较键耳高 20 dB 或 20 dB 以上；③ 0.25、0.5、1.0、2.0、3.0 kHz 平均听阈值高于 25 dB HL。

（2）阈上功能测试：双耳交替响度平衡试验，短增量敏感指数试验显示有重振现象。自描听力曲线多呈 II 型。言语识别率降低。

（3）声导抗测试：以 226 Hz 频率声作为探测音所引出的鼓室导抗图正常；Metz 试验显示重振（+）；音衰减试验（−）。

（4）耳蜗电图测试：SP/AP 振幅比被认为是诊断梅尼埃病的有用指标（Gibson 等，1981；Mori 等，1980；Coats 等，1982；Kumagami 等，1982）。SP-AP 复合波增宽，SP/AP 比值异常增加（>0.4）（Eggermont, 1976, 1979；Gibson 等 1977, 1983；Coats，1981；Morison 等，1980）。他们用刺激声为短声，AP 振幅-声强函数异常陡峭。一般认为 SP/AP 振幅比增大是 SP 增大的结果，Eggermont（1974）认为膜迷路积水使 SP 增大，但由于外毛细胞功能障碍抵消了增大的成分。

**3. 甘油试验**

原理：甘油渗透压高，且分子直径较小（0.62 nm），可以穿过血管纹边缘细胞膜上的小孔（直径 0.80 nm），进入细胞内，从而增加了细胞内的渗透压，胞内渗透压升高可吸收内淋巴液中的水分，然后转运至细胞间隙，并由血管纹输出，内淋巴液由此减少，膜迷路积水减轻，听力因而得到暂时性恢复。

试验方法：患者空腹，先测试纯音听阈，1 小时后口服甘油（1.2～1.5 mL/kg），服药后 1、2、3 小时分别复查纯音气导听阈。比较 4 次所测的听力曲线。甘油试验阳性标准：患耳 0.25、0.5、1.0 kHz 听阈均值在服用甘油后下降≥15 dB；或：①任何单一频率的听阈下降≥15 dB；②相邻的两个频率听阈下降≥10 dB；③有 3 个及以上频率的听阈下降≥10 dB（Thomsen 等，1979；王青等，1989）。若上述频率的阈值不是下降，而是提高相应的数值，即"回跳"现象，亦可认为是梅尼埃病的特有现象（Horner, 1993）。最近，有采用 678 Hz 探测音做声导纳测试，观察服用甘油等脱水剂前后峰静态声导纳（Ya）值和峰静态声导值（Ga）变化的报告（钟乃川，1997）。除纯音气导听力和声导抗外，也可用耳蜗电图做甘油试验，服用甘油后阳性者 SP 值下降。由于甘油口感不佳，服用时可用果汁配成 50% 液体服用。少数患者用甘油脱水后可引起颅内压下降，产生头痛、恶心、呕吐等，应予注意。除甘油外，尿素也有用于试验者。

本病甘油试验阳性率为 50%～60%。甘油试验阳性者可诊断为膜迷路积水，阴性者不能否定诊断。甘油试验不仅用于诊断，且可依据试验结果选择手术术式。

**4. 前庭功能试验**

（1）冷热试验：早期患侧前庭功能正常或轻度减退，后者常出现于发作期刚过不久。多次发作后，可出现向健侧的优势偏向；晚期出现半规管轻瘫或功能丧失。

（2）Hennebert 征：又名梅毒性眼球震颤综合征。

**5. 影像学检查**

首选含内耳道-桥小脑角的颅脑 MRI，有条件者可行钆造影内耳膜迷路 MRI 成像。行颞骨 CT 扫描时，注意乳突气化及前庭水管宽窄情况。

## 七、临床诊断

病史询问必须详尽，特别注意其眩晕反复发作史，间歇期中有无症状，眩晕的性质及其伴发症状，是否有头部外伤、耳部手术以及用过耳毒性药物的病史，有无循环系统或神经系统疾病病史。甘油试验阳性可支持梅尼埃病诊断。临床上有 3 个典型症状者（即发作性眩晕、耳鸣、听力下降三联征），诊断不会困难。仅有眩晕而无听力下降和耳鸣者，或有耳鸣、听力下降而无眩晕者，需要继续观察，反复精准的听力学检查有可能发现患者尚未觉察的听力下降，并应进一步仔细除外其他疾病，不能轻易诊断为"前庭型梅尼埃病"或"耳蜗型梅尼埃病"。目前大多数学者不同意将本病分为"耳蜗型"和"前庭型"两个亚型，因为这个分型缺乏病理学的支持，而且据统计，约80%的"耳蜗型梅尼埃病"最后进展为典型的梅尼埃病，"前庭型梅尼埃病"中只有10%～20% 进展为典型的梅尼埃病。

**1. 诊断标准**

（1）发作性旋转性眩晕 2 次或 2 次以上，每次持续 20 分钟至 12 小时，常伴有自主神经功能紊乱和平衡障碍。无意识丧失。

（2）患耳有波动性听力下降，早期多为低频听力损失，50%～70% 的患者存在听力波动，随着病情进展听力损失逐渐加重，1%～2% 的患者会进展为严重的感音神经性听力下降，听力损失一直伴随梅尼埃病患者的病程进展，长期随访发现，在初发症状的数年以后听力将不再波动而趋于稳定，大多数患者听力检查患耳有低到中频的感音神经性听力下降，此时的听力损失为 50～52 dB，可出现听觉重振现象。

（3）伴有耳鸣和（或）耳闷胀感。

（4）排除其他疾病引起的眩晕，如前庭性偏头痛、突发性聋、良性阵发性位置性眩晕、迷路炎、前庭神经炎、前庭阵发症、药物中毒性眩晕、后循环缺血、颅内占位性病变等；此外，还需要排除继发性膜迷路积水。

**2. 鉴别诊断**

（1）迷路炎：有化脓性中耳炎存在。

（2）耳药物中毒：常见链霉素等耳毒性药物的中毒。药物中毒既可出现眩晕，也可出现耳聋，可以根据用药史作为诊断依据。耳毒性药物中毒多累及双耳，有时出现视觉识别障碍，尤其在高低不平处行走时更为显著。前庭功能一侧或双侧减退或消失。眩晕多为不稳感，较少呈旋转性，并且没有反复发作的特点。

（3）前庭神经元炎：可能是前庭神经元受到病毒感染而出现的眩晕，无耳鸣、耳聋。眩晕持续时间较长，也无反复发作。前庭功能检查绝大多数显示功能减退，自愈后也有功能恢复者。

（4）位置性眩晕的发作与特定头位有关，无耳鸣、耳聋。此种眩晕并非一独立疾病，而是一种症状。根据病因可分为中枢性及周围性两类，周围性眩晕中有一种预后良好而能自愈者，称为良性阵发性位置性眩晕，其病因不明，有人认为可能为前庭终器发生退变，耳石脱落、沉积于后半规管的壶腹嵴帽上，由于重力牵引，在特定头位上即可引发眩晕。临床上采用改善微循环的药物治疗取得较好效果，这就表明其可能与壶腹嵴的供血不足有关。无耳鸣、耳聋，因此易与膜迷路积水相鉴别。中枢性位置性眩晕特点是，在特定头位时眼震立刻出现，即无眼震潜伏期；反复试验，反复出现眼震，即无疲劳现象；眼震形式可为垂直性。而对于周围性位置性眩晕，当做位置性检查时，眼震出现有一定的潜伏期。且多属水平旋转性，在短时间内经过几次位置性检查，眼震可消失或渐坚强，即属疲劳性。

（5）听神经瘤：眩晕逐渐发生，较轻。早期出现听力下降及耳鸣，多为一侧，逐渐进展为重度感音性耳聋，但也有出现突发性耳聋者，患侧前庭功能减退或消失。病程进展可出现面神经或三叉神经症状。CT 检查可见内听道扩大，脑脊液中蛋白含量增多。

（6）椎-基底动脉供血不足：临床上可出现眩晕、耳鸣、耳聋，易与膜迷路积水相混淆。按其供血不足情况可分为两类：

一过性缺血：多为椎动脉受压所致，如在颈椎关节强直、颈椎退行性变形成的骨赘在横突孔处压迫椎动脉等，或因支配椎动脉的交感神经丛受到刺激而引起动脉痉挛性缺血。临床表现为在转头、仰头时突然出现短暂眩晕，有时出现眼震、耳鸣、耳聋、复视、猝倒。X 线颈椎检查常有助于诊断。

暂时性缺血：有视力模糊，继之出现眩晕和步态不稳，或有耳鸣、语言障碍、两手发抖。症状通常持续数分钟后，随即持续剧烈枕部头痛，间或有意识丧失，因此有称为基底动脉性偏头痛者。可伴有感音性耳聋。

（7）小脑下后动脉血栓形成：或称延髓背外侧症候群。起病突发，眩晕较重，同侧软腭、咽肌、喉肌麻痹，咽下困难及语言困难等症状。

（8）心血管疾病：高血压、低血压、心脏病、动脉硬化等均可引起眩晕，但均伴有原发疾病的临床表现。

膜迷路积水虽不致引起生命危险，但应与上述可能引起眩晕的疾病相鉴别，以免误诊，导致严重后果。

## 八、临床分期

根据患者最近 6 个月内间歇期听力最差时 0.5 kHz、1.0 kHz 及 2.0 kHz 纯音的平均听阈进行分期。

一期：平均听阈≤25 dBHL。

二期：平均听阈为 26～40 dBHL。

三期：平均听阈为 41～70 dBHL。

四期：平均听阈＞70 dBHL。

## 九、治疗方法

治疗目的：减少或控制眩晕发作，保存听力，减轻耳鸣及耳闷胀感。

发作期的治疗原则：控制眩晕、对症治疗；间歇期的治疗原则：减少、控制或预防眩晕发作，同时最大限度地保护患者现存的内耳功能。

### （一）发作期治疗

#### 1. 前庭抑制剂

包括抗组胺类、苯二氮䓬类、抗胆碱能类以及抗多巴胺类药物，可有效控制眩晕急性发作，原则上使用不超过 72 小时。

临床常用药物包括异丙嗪、苯海拉明、安定、美克洛嗪、普鲁氯嗪、氟哌利多等。

#### 2. 糖皮质激素

如果急性期眩晕症状严重或听力下降明显，可酌情口服或静脉给予糖皮质激素。

#### 3. 支持治疗

如恶心、呕吐症状严重，可加用补液支持治疗。

#### 4. 脱水剂

确诊后可加用甘露醇、碳酸氢钠、甘油果糖、异山梨醇等脱水剂。

### （二）间歇期治疗

#### 1. 患者教育

向患者解释梅尼埃病相关知识，使其了解梅尼埃病的自然病程规律、可能的诱发因素、治疗方法及预后。做好心理咨询和辅导工作，消除患者恐惧心理。

#### 2. 调整生活方式

规律作息，避免不良情绪、压力等诱因。建议患者日常饮食减少盐分摄入（1～2 g/d），避免咖啡因制品、烟草、酒精制品的摄入。限盐不限水（35 mL/kg·d）。

#### 3. 倍他司汀

可以改善内耳血供、平衡双侧前庭神经核放电率，以及通过与中枢组胺受体的结合，达到控制眩晕发作的目的。

#### 4. 利尿剂

有减轻内淋巴积水的作用，可以控制眩晕的发作。常用利尿剂包括双氢克尿噻、氨苯蝶啶等，用药期间需要定期监测血钾浓度。

#### 5. 鼓室注射糖皮质激素

可以控制患者眩晕发作，治疗机制可能与其改善内淋巴积水状态、调节免疫功能等有关。该方法对耳蜗及前庭无损伤，初始注射效果不佳者可重复给药，以提高眩晕控制率。

### 6. 鼓室低压脉冲治疗

治疗机制尚不清楚，可能与压力促进内淋巴液吸收有关。通常先行鼓膜置管，治疗次数根据症状的发作频率和严重程度而定，可重复治疗。可减少眩晕发作频率，对听力无明显影响。

### 7. 鼓室注射庆大霉素

有效控制大部分患者的眩晕症状（80%~90%），注射耳可能损伤听力的发生率为10%~30%，机制与单侧化学迷路切除有关。适合单侧发病，年龄小于 65 岁，眩晕发作频繁、剧烈，保守治疗无效的三期及以上梅尼埃病患者。可以考虑采用鼓室低浓度、长间隔的注射庆大霉素方法，治疗前应当充分告知患者听力损失的风险。

鼓膜穿孔、鼓膜切开置管治疗后的患者，应避免合用含多黏菌素 B、新霉素类及鼓室注射糖皮质激素。对于常规药物保守治疗无效的患者，鼓室注射糖皮质激素可以获得与注射庆大霉素相似的眩晕控制率，且不影响听功能和前庭功能。

鼓室注射地塞米松可有效控制迟发性膜迷路积水的眩晕发作，且对治疗继发于梅尼埃病和迟发性膜迷路积水的跌倒发作有效。

### 8. 手术治疗

包括内淋巴囊手术（三期及部分二期患者）、三个半规管阻塞术（四期及部分三期患者）、前庭神经切断术（四期患者）、迷路切除术（四期患者）等。适应证：眩晕发作频繁、剧烈，6 个月非手术治疗无效的患者。

（1）内淋巴囊手术：包括内淋巴囊减压术和内淋巴囊引流术，手术旨在减轻内淋巴压力，对听力和前庭功能多无损伤。适应证：三期及部分眩晕症状严重、有强烈手术意愿的二期梅尼埃病患者。鉴于晚期梅尼埃病患者常发生内淋巴囊萎缩和内淋巴管闭塞，由此四期梅尼埃病患者不建议行内淋巴囊手术。

（2）三个半规管阻塞术：可以有效控制梅尼埃病的眩晕发作，机制尚未明确，部分患者的听力和前庭功能可能会受到损伤。适应证：原则上适用于四期梅尼埃病患者；对于部分三期患者、内淋巴囊手术无效、言语识别率＜50%并且强烈要求手术者也可以行半规管阻塞术治疗。对于顽固性梅尼埃病，尤其是没有实用听力的患者，半规管阻塞术是一种有效的治疗方法。

（3）前庭神经前庭神经切断术：旨在去除前庭神经传入，手术完全破坏前庭功能，对听力可能会产生影响。适应证：前期治疗（包括非手术及手术）无效的四期梅尼埃病患者。

（4）迷路切除术：旨在破坏前庭终器，手术完全破坏听力及前庭。适应证：无实用听力、多种治疗方法（包括非手术及手术）无效的四期梅尼埃病患者。

### （三）前庭和听力康复治疗

在控制眩晕的基础上，治疗梅尼埃病应尽可能保留耳蜗及前庭功能，提高患者生活质量。

**1. 前庭康复训练**

前庭康复训练是一种物理治疗方法。适应证：稳定、无波动性前庭功能损伤的梅尼埃病患者，可以缓解头晕，改善平衡功能，提高生活质量。

包括一般性前庭康复治疗（如 Cawthorne-Cooksey 练习）、个体化前庭康复治疗，以及基于虚拟现实的平衡康复训练等。

**2. 听力康复**

对于病情稳定的三期及四期梅尼埃病患者，可根据听力损失情况酌情考虑验配助听器或植入人工耳蜗。

## 十、治疗方案

2017 年梅尼埃病诊断和治疗指南，总结治疗方案如下：

一期：患者教育，改善生活方式，倍他司汀，利尿剂，鼓室注射糖皮质激素，前庭康复训练。

二期：患者教育，改善生活方式，倍他司汀，利尿剂，鼓室注射糖皮质激素，低压脉冲治疗，前庭康复训练。

三期：患者教育，改善生活方式，倍他司汀，利尿剂，鼓室注射糖皮质激素，低压脉冲治疗，内淋巴囊手术，鼓室注射庆大霉素，前庭康复训练。

四期：患者教育，改善生活方式，倍他司汀，利尿剂，鼓室注射糖皮质激素，低压脉冲治疗，鼓室注射庆大霉素，三个半规管阻塞术，前庭神经切除术，迷路切除术，前庭康复训练。

## 十一、疗效评定

**1. 眩晕疗效评定**

（1）梅尼埃病眩晕发作次数（须排除非梅尼埃病眩晕发作）：将治疗后 18～24 个月期间眩晕发作次数与治疗之前 6 个月眩晕发作次数进行比较，按分值计算。得分＝（结束治疗后 18～24 个月期间发作次数/开始治疗之前 6 个月发作次数）×100。

根据分值将眩晕控制程度分为 5 级。A 级，0 分（完全控制，不可理解为治愈）；B 级，1～40 分（基本控制）；C 级，41～80 分（部分控制）；D 级，81～120 分（未控制）；E 级，＞120 分（加重）。

（2）眩晕发作的严重程度及对日常生活的影响：从轻到重，划分为 5 级：0 分，活动不受眩晕影响；1 分，轻度受影响，可进行大部分活动；2 分，中度受影响，活动需付出巨大努力；3 分，日常活动受限，无法工作，必须在家中休息；4 分，活动严重受限，整日卧床或无法进行绝大多数活动。

（3）生活质量评价：可采用头晕残障问卷（DHI）等量表进行评价。

**2. 听力疗效评定**

以治疗前 6 个月最差一次纯音测听 0.5 kHz、1.0 kHz、2.0 kHz 的平均听阈减去治疗后 18～24 个月期间最差一次的相应频率平均听阈进行评定。A 级：改善＞30 dB 或各频率听阈＜20 dBHL；B 级：改善 15～30 dB；C 级：改善 0～14 dB；D 级：改善＜0 dB。双侧梅尼埃病，应分别进行听力评定。

**3. 耳鸣评定**

"耳鸣痛苦程度"分级为：0 级，没有耳鸣；1 级，偶有（间歇性）耳鸣，但不影响睡眠及工作；2 级，安静时持续耳鸣，但不影响睡眠；3 级，持续耳鸣，影响睡眠；4 级，持续耳鸣，影响睡眠及工作；5 级，持续严重耳鸣，不能耐受。

可采用耳鸣残障问卷（THI）等量表评价耳鸣对患者生活质量的影响。

梅尼埃病的诊断主要依据典型的临床症状，并参考听力学检查和前庭功能检查。但临床上部分患者常常表现不典型，尤其在疾病的早期，症状特征不清晰，或出现耳蜗症状与前庭症状分离的现象，如部分患者以耳聋、耳鸣等耳蜗表现为首发症状，也有患者仅表现为反复的耳闷胀感，或是单独出现眩晕发作等。症状的不典型，致使临床难以及时做出准确诊断，从而不同程度地影响患者预后。部分患者需要长期随访，直至出现符合诊断标准的典型症状，才能确诊并获得系统的干预，而此时患者可能已经出现了听功能和前庭功能的重度损害和残疾。因此，早期诊断是关系到能否早期治疗、在患者器官功能受到严重损害之前及时给予干预的关键。无论从临床表现还是病理学角度，耳蜗症状通常是最先出现的症状。听觉领域的研究发展早于前庭领域，听功能检查相对较为成熟且易于获得，因此，关注听觉症状、关注听力学指标也许是能够早期发现并诊断梅尼埃病的重要途径。

梅尼埃病的基础研究和临床工作有了很大的进展，诊疗技术与方法不断创新，治疗手段不断更新，发病机制尚未完全阐明。

（袁洪）

**参考文献**

1. 高云，单希征. 梅尼埃病的病因及发病机制研究进展[J]. 听力学及言语疾病杂志，2014，22（4）：426-431.

2. 中华耳鼻咽喉头颈外科杂志编辑委员会，中华医学会耳鼻咽喉头颈外科学分会. 梅尼埃病诊断和治疗指南（2017）[J]. 中华耳鼻咽喉头颈外科杂志，2017，52（3）：167-172.

3. 蒋子栋. 梅尼埃病诊断新标准及相关问题探讨[J]. 中华耳鼻咽喉头颈外科杂志，2016，51（2）：142-145.

4. 张星钰，董运鹏，张晓潮（综述），谢鼎华（审校）. 梅尼埃病病因研究进展[J]. 听力学及言语疾病杂志，2016，24（5）：491-494.

5. 孔维佳，刘波，冷杨名，等. 我国梅尼埃病与良性阵发性位置性眩晕诊断和治疗指南（2017）解读[J]. 中华耳鼻咽喉头颈外科杂志，2017，52（3）：178-189.

# 第7章　前庭神经病变

## 第一节　前庭神经炎

前庭神经炎也称为病毒性迷路炎、流行性神经迷路炎、急性迷路炎或前庭麻痹症。炎症仅局限于前庭系统，耳蜗和中枢神经系统均属正常，是一种不伴有听力障碍的眩晕病。好发于20～60岁的成人，病前常有上呼吸道感染史，可分为急性和慢性两种。

前庭神经炎的病因一般认为与病毒感染如疱疹病毒感染等有关，患者发病前多有咽喉疼痛史，患病后血清学测定单纯疱疹、带状疱疹病毒效价都有显著增高。但也有研究认为，前庭神经炎是由于前庭神经缺血而引发症状（Fischer，1967）。总之，在新近的病因研究中炎症及病毒感染比前庭神经缺血的支持者多。另外，也有报道认为，前庭神经遭受血管压迫或蛛网膜粘连，甚至可由于内听道狭窄引起前庭神经缺氧变性而发病。Schuknecht等（1981年）认为，糖尿病可引起前庭神经元变性萎缩，导致眩晕反复发作。病理学研究显示，一些前庭神经炎患者前庭神经切断后，可发现前庭神经有孤立或散在的退行性变和再生现象，神经纤维减少，节细胞空泡形成，神经内胶原沉积物增加。前庭神经炎常发生于上呼吸道感染后数日之内，可能与前庭神经元受到病毒感染有关。临床特征为急性起病的眩晕、恶心、呕吐、眼球震颤和姿势不平衡。一侧前庭功能减退，但无听力障碍。眩晕常持续15天左右，冷热试验显示前庭功能减退，治愈后可恢复。另外还可表现为：①急性前庭神经炎：80%患者在呼吸道或胃肠道感染后发病，多于晚上睡醒时突然发作眩晕，数小时达到高峰，伴有恶心、呕吐，可持续数天或数周，而后逐渐恢复正常。老年人恢复慢，可长达数月。多为单侧耳患病，偶有双耳先后发病者。眼震检查自发性水平或水平旋转性眼震的快相均朝向健侧。可以一家数人患病，亦有集体发病呈小流行现象。发病过程中无耳鸣、耳聋现象是其特点。②慢性前庭神经炎：多为中年以上人群患病，可反复发作眩晕，程度较轻，直立行走时明显，可持续数年，恶心、呕吐少见，常表现为长久不稳感。

在临床诊断过程中应注意与以下疾病进行鉴别。

**1. 内耳眩晕病**

又称梅尼埃病。好发于30～50岁，临床上以听力障碍、耳鸣和眩晕为特点。眩晕常突然发作，眩晕多为旋转性，发作前耳鸣常加重，发作时伴短暂性水平眼震，以向健侧注视时明显，严重时伴恶心、呕吐、面色苍白、出汗等迷走神经刺激症状。发作历时数分钟、数小时或数天不等，间歇期长短不一。每次发作使听力进一步减退，发作次数随耳聋加重而减少。到完全耳聋时，迷路功能丧失，眩晕发作也终止。甘油试验呈阳性。

### 2. 迷路炎

常继发于中耳乳突炎或中耳炎，出现发热、头痛、耳部疼痛、外耳道流脓、外伤后感染损伤等。骤起的阵发性眩晕、剧烈耳鸣，伴恶心、呕吐，出现自发性眼震，一两天内听力可完全消失。周围血象提示感染性病变。外耳道检查可见鼓膜穿孔。

### 3. 位置性眩晕

眩晕发作常与特定的头位有关，无耳鸣、耳聋。中枢性位置性眩晕，常伴有特定头位的垂直性眼震，且常无潜伏期，反复试验可反复出现，呈相对无疲劳现象。外周性位置性眩晕也称良性阵发性位置性眩晕，眼震常有一定的潜伏期，呈水平旋转型，多次检查可消失或逐渐减轻，属疲劳性，预后良好，能够自愈。

### 4. 颈源性眩晕

由颈部疾病所致的眩晕。因颈部病变而在神经外科就诊的患者中，9% 主诉为眩晕。其特征是既有颈部疾病的表现，又有前庭-耳蜗系统受累的表现，冷热试验此类患者一般均为正常。其病因可能为颈椎病、颈部外伤、枕大孔畸形、后颈部交感神经综合征。

### 5. 听神经瘤

是颅内神经鞘瘤中发病率最高的一种，多发生在内听道内或内耳孔区具有神经鞘膜的前庭神经。首发症状多为肌抽搐或眩晕，占 74%，耳鸣为高声性、连续性；听力减退多与耳鸣同时出现，但常不能为患者所觉察，不少患者是因其他症状做听力测验时才被发现；肿瘤向小脑脑桥隐窝发展压迫三叉神经及面神经，引起同侧面部麻木，痛觉减退，角膜反射减退，三叉神经痛及面瘫。向内侧发展，压迫脑干可出现对侧肢体轻瘫及锥体束征，对侧肢体感觉减退；脑干移位，压迫对侧天幕切迹时则可出现同侧锥体束征及感觉减退。小脑脑桥角受压可引起同侧小脑性共济失调、步态不稳、辨距不良、语言不清和言语困难。同时可出现颅内压增高的症状与体征，如头痛、呕吐、视盘水肿，继发性视神经萎缩等。影像学检查显示内听道扩大，小脑脑桥角占位。

### 6. 药物中毒

许多药物可引起第Ⅷ脑神经中毒性损害，常见的药物有氨基糖苷类抗生素、苯妥英钠、扑痫酮、阿司匹林、奎宁、咖啡因、呋塞米、依他尼酸和噻嗪类利尿剂等。多为双侧性，毒性作用与剂量有关，常在反复应用后出现，但也可在短程应用常规剂量时加剧，可伴有视力障碍，多数无自发性眼震，眩晕常在持续数日后好转，但前庭功能损害往往难以恢复。治疗原则为尽可能地找出其原发疾病并进行治疗，急性期应给予安定、氯丙嗪、氨茶碱及苯海拉明等镇静药物，激素也有一定疗效。慢性期应增加营养，锻炼身体，去除病灶。如久治不愈，可考虑行前庭神经切断术治疗。

# 第二节 听神经瘤（前庭神经鞘瘤）

听神经瘤是主要起源于内听道前庭神经鞘膜施万细胞的良性肿瘤，占颅内肿瘤的6%～9%，占桥小脑角肿瘤的80%～90%。因其位于内听道及桥小脑角区域，肿瘤生长逐渐压迫周围重要组织，可出现严重症状，甚至威胁患者生命，需要采取合理的处理策略。近年来，随着诊断技术的不断发展，听神经瘤早期检出率大幅提高。听神经瘤治疗目标已从单纯切除肿瘤、降低死亡率和致残率逐渐向保留神经功能、提高生命质量等方向发展。治疗方法综合了显微外科手术、立体定向放射外科、随访观察等多种手段，处理策略也倾向于个体化和多学科协作。个体化治疗方案的选择需要基于肿瘤特点以及患者自身的条件，经由神经外科、耳科、颌面外科、整形外科及立体定向放射外科等多学科协作，制订最佳诊疗方案，并根据不同治疗阶段，由不同学科分别施以治疗措施。同时，还应充分利用各种基于电生理和影像的检测技术，提高听神经瘤的诊断准确性、重要解剖结构的可辨识性、神经功能的准确评估，从而实现个体化手术方式的制订。

## 一、分型和分级

### 1. 按照单发或多发分型

可分为散发性听神经瘤与神经纤维瘤病Ⅱ型（NF2）。

（1）散发性听神经瘤：无家族史和遗传性，肿瘤为单侧孤立性，约占听神经瘤的95%，多见于成人。

（2）NF2 为常染色体显性遗传性疾病，多表现为双侧听神经瘤，以伴多发性脑膜瘤、颅内肿瘤、视神经胶质瘤和脊柱肿瘤为特征，约占听神经瘤的 5%，发病年龄较早，青少年和儿童期即可出现症状。

### 2. 按照肿瘤侵袭范围分级

目前存在多种分级方式，可根据掌握程度进行选择。本书推荐 Koos 分级，以及2001 年日本听神经瘤多学科共识会议提出的分级方式。

### 3. 按照影像学分型

可分为实性听神经瘤与囊性听神经瘤。

（1）实性听神经瘤：影像学表现为实体肿瘤，占听神经瘤的 52%～96%（平均80%）。

（2）囊性听神经瘤：为听神经瘤特殊类型，占 4%～48%（平均 20%），具有以下特点：生长快速（2～6 mm/年）；容易压迫、粘连周围脑神经和脑干，产生脑水肿和相关神经症状；生物学行为难以预测，其病因目前未明。影像学上既可表现为中央型厚壁囊肿，即中央型囊性听神经瘤；也可表现为周围型薄壁单个或多个小囊肿，即周围型囊性听神经瘤。

**4. 按照组织病理学分型**

可分为 Antoni-A 型、B 型和 AB 混合型。

（1）Antoni-A 型：镜下呈致密纤维状，由密集、成束的梭形或卵圆形细胞交织在一起，呈漩涡状或栅栏状。

（2）Antoni-B 型：镜下呈稀疏网眼状，为退变型，细胞胞质稀少，易有黏液变性，细胞间液体较多，细胞间质内有黏液和酸性黏多糖，相互交接成疏松网络结构。

（3）Antoni-AB 混合型：同一瘤体同时表现两种病理学类型。

## 二、主要临床表现及辅助检查

**1. 主要临床表现**

听神经瘤在瘤体增大过程中逐渐压迫周围重要结构，包括听神经、面神经、三叉神经、外展神经、后组脑神经、小脑、脑干等，从而产生相应症状。

（1）听力下降：为听神经瘤最常见临床表现，约占 95%，为蜗神经受压损伤或耳蜗供血受累所致，主要表现为单侧或非对称性渐进性听力下降，多先累及高频，但也可表现为突发性听力下降，其原因可能为肿瘤累及内耳滋养血管。

（2）耳鸣：约占 70%，以高频音为主，顽固性耳鸣在听力完全丧失后仍可存在。

（3）眩晕：可反复发作，大多并非真性旋转性眩晕，而以行走不稳和平衡失调为主。多出现在听神经瘤生长的早期，为前庭神经或迷路血供受累所致，症状可随前庭功能代偿而逐渐减轻或消失。

（4）面部疼痛或感觉减退：为肿瘤生长压迫三叉神经所致，体检时可发现角膜反射减弱或消失，面部痛触觉减退。

（5）步态不稳、共济失调、辨距不良：为小脑角及小脑半球受压所致，通常出现在较大听神经瘤患者中。

（6）颅高压表现：肿瘤生长可导致脑脊液循环通路闭塞，引起脑室系统扩张，产生头痛、恶心、呕吐、视乳头水肿等颅内压增高症状。

（7）面神经麻痹：听神经瘤患者较少出现面神经麻痹，特殊情况下因肿瘤推移、压迫面神经而出现不同程度的周围性面神经麻痹及同侧舌前 2/3 味觉减退或消失。少数听神经瘤，由于内听道口相对狭窄，可在早期出现面神经麻痹，偶伴面肌痉挛。

（8）声音嘶哑、吞咽困难、饮水呛咳：为后组脑神经受累所致，可出现在肿瘤生长晚期，体检可发现同侧舌后 1/3 味觉减退或消失、软腭麻痹、同侧咽反射消失及声带麻痹。

（9）偏瘫、躯体感觉减退：不常见。若肿瘤增大向内侧直接挤压脑干，可导致脑干内传导束功能障碍，出现对侧肢体不同程度的偏瘫、浅感觉减退；若肿瘤推挤脑干使之受压于对侧天幕裂孔边缘，则可出现患侧或双侧偏瘫、感觉减退。

**2. 辅助检查**

（1）听力学检查：包括纯音测听（PTA）、听性脑干反应（ABR）、言语识别率（SRS）、畸变产物耳声发射（DPOAE）等。①纯音测听：常表现为单侧或不对称的感音神经性听力下降；②听性脑干反应（ABR）：常表现为蜗后病变，Ⅰ波、Ⅲ波、Ⅴ波潜伏期延长、波幅下降；③言语识别率：多数（72%～80%）有异常，准确性不如 MRI 和 ABR；④畸变产物耳声发射（DPOAE）：早期可引出。

（2）面神经功能检查：面神经功能检查有两大类，即肌电学检查和非肌电学检查。目前常用的面神经功能试验主要是其肌电学检查部分。在肿瘤源性面瘫，可见肌电图有纤颤电位和多相电位，表示有变性和再生同时发生。当肿瘤生长相当缓慢时，肌纤维有足够时间被神经再生新芽重新支配，其速度与失神经支配的速度差不多一样快。所以可不出现纤颤电位，而且运动单元会很大，随意运动受干扰不明显。患侧肌电图试验应与健侧对比，以发现患侧的微小差异。

（3）前庭功能检查：眼震电图常见向健侧的自发性眼震，冷热试验及前庭诱发肌源性电位（VEMP）有助于判断听神经瘤的起源神经。

（4）影像学检查：包括颞骨 CT、内听道及桥小脑角增强 MRI。由于后颅窝 CT 检查有较明显的伪影，有时会影响到桥小脑角区域的观察，故推荐 MRI 为首选的方法，包括平扫和增强检查。MRI 平扫检查包括 T1WI、T2WI 以及 Flair 序列，通常包括矢状面、横断面检查；增强检查应包括矢状面、横断面和冠状面检查，其中建议横断面增强检查为脂肪抑制序列。MRI 可显示内听道内的微小听神经瘤，肿瘤位于内听道及桥小脑角，在 T1 加权像呈低信号或等信号，在 T2 加权像呈不均匀高信号，增强后呈不均匀强化。听神经瘤出现囊变及坏死区较常见。在诊断时应与脑膜瘤、胆脂瘤、面神经瘤、三叉神经鞘瘤、后组脑神经鞘瘤等鉴别。听神经瘤的 CT 表现为桥小脑角区域等密度或低密度团块影。瘤体内一般无钙化，形态大多为圆形、椭圆形，少数形态不规则。骨窗可显示内听道正常或不对称性扩大。增强后肿瘤实体部分明显强化，而囊性部分无明显强化。

**3. 主要评估指标**

（1）面神经功能评估：可采用多种分级系统或量表对面神经功能加以评估。目前，通常采用 House-Backmann（HB）面神经，将术前、术后 1 周、3 个月、6 个月、9 个月、1 年及 2 年的面神经功能分别进行评估，判断面神经状态，决定进一步治疗。此外，根据掌握程度，还可以选择性使用区域性 HB 分级系统、面神经分级系统 2.0（FNGS 2.0）、Sunnybrook 量表、Terzis 量表等，对面神经功能进行更为精细的评估。面神经临床电生理检查可作为面神经功能评估的参考指标。

（2）听力评估：采用美国耳鼻咽喉头颈外科学会（AA0-HNS）听力分级法，根据纯音平均听阈和言语识别率进行术前、术后听力评估。术后听力保留率以听力水平 C 级以上（含 C 级）为统计依据，术后听力良好率以听力 B 级以上（含 B 级）为统计依据。

（3）肿瘤切除范围评估：可分为全切除、近全切除、次全切除和部分切除。其中，全切除是指术中肿瘤全切，影像学无肿瘤残余；近全切除仅限于为保留面神经、听神经完整性，在神经表面残留小片肿瘤，影像学无肿瘤残余。次全切除者仅限于为保留面神经、听神经核、脑干等结构的完整性，在这些结构表面残留块状肿瘤；部分切除者，其残留肿瘤较大。残留肿瘤大小用互相垂直的直径表示（如 5 mm×4 mm），同时注明残留肿瘤位置，如内听道内残留、桥小脑角内沿神经残留、脑干表面或小脑表面残留等。

**4. 处理策略及适应证**

散发性听神经瘤处理策略包括随访观察、手术治疗和立体定向放射外科治疗，对于症状出现恶化的患者，必要时还可采取包括脑室腹腔分流术等补救措施在内的治疗手段。听神经瘤手术难度较大，因此，建议进行听神经瘤手术的医疗机构或科室须达到相应资质和技术水平，并配备术中电生理监测等必要设备。同时，听神经瘤手术已逐渐成为功能性手术，患者对保留面听功能的要求非常高，因此，临床医生对于听神经瘤的治疗，应将保留面听功能作为选择治疗指征和方式的重要参考因素，应尊重患者的知情权和选择权，充分考虑肿瘤分期、位置、生长速度、是否囊性变、患侧或侧听力水平、患者年龄、全身状况、心理预期、社会角色等，综合选择治疗方式。

参照 Koos 分级，建议处理原则如下。

Ⅰ级：以随访为主，每 6 个月行 MRI 增强扫描，如随访过程中出现肿瘤生长，且患者存在有效听力，可考虑采取听力的手术治疗，如患者已无有效听力，首选手术治疗，但对于 70 岁以上、全身条件差无法耐受手术的患者，首选立体定向放射外科治疗。

Ⅱ～Ⅲ级：如患者存在有效听力，可以考虑采取保留听力的手术入路或立体定向放射外科治疗；若患者已无有效听力，首选手术治疗，立体定向放射外科治疗可作为备选。对于体积不大又无生长的Ⅱ～Ⅲ级听神经瘤，可先行保守观察，如肿瘤增大，可以考虑采取保留听力的手术入路或立体定向放射外科治疗。

Ⅳ级：首选手术治疗，如患者不能耐受手术或拒绝手术时，可以尝试立体定向放射外科治疗。

**5. 手术入路及适应证**

听神经瘤手术常用包括乙状窦后入路、迷路入路、耳囊入路、颅中窝入路。

（1）乙状窦后入路：经乙状窦后缘、横窦下缘进入桥小脑角。①适应证：适用于任意大小肿瘤；②优势：能够保听，可以处理肿瘤与脑干的粘连。暴露肿瘤所需时间较短；③不足：术后颅内血肿、梗死发生率高于迷路入路。

（2）迷路入路：以骨性外耳道后壁和面神经垂直段为前界、颅中窝底硬脑膜为上界、乙状窦为后界、颈静脉球为下界，切除乳突及部分迷路，进入内听道和桥小脑角。①适应证：适用于任意大小、不考虑保存听力的听神经瘤；②优势：手术入路较为直接，脑组织牵拉小。术后面瘫发生率低于乙状窦后入路；③不足：术后手术侧听力丧失，手术操作时间相对较长。

（3）耳囊入路：切除范围除迷路的范围外，还包括外耳道、鼓室内容物及耳蜗，面神经以骨桥形式保留在原位，能充分暴露岩尖及桥小脑角前部，适用于大听神经瘤，尤其是侵犯耳蜗、岩尖及桥小脑角前方扩展较多的肿瘤。

（4）颅中窝入路：于颞骨鳞部开骨窗，经颅中窝底、内听道顶壁进入内听道，可暴露内听道所有内容直至部分桥小脑角。①适应证：适合于切除内听道或桥小脑角部分直径不超过 10 mm 的肿瘤，是可能保留听力的径路；②优势：无须牺牲听力就能充分暴露内听道的 3 个侧壁的方法；③不足：面神经损伤风险相对较大，暴露空间及角度有限，颞叶损伤等。术中面神经、听神经监测常用的术中监测技术，主要包括听觉诱发电位、自由描记肌电图（Free-EMG）、诱发性肌电图（Trigger-EMG）及经颅电刺激面神经运动诱发电位（FNMEP）、体感诱发电位等。

**6. 术中面神经监测**

听神经瘤手术中应常规使用自由描记肌电图联合诱发性肌电图对面神经、三叉神经、后组脑神经等进行监测。术中记录采用多导联模式，包括额肌、咀嚼肌、眼轮匝肌、口轮匝肌、颏肌等导联。监测中可分为自由肌电反应和诱发肌电反应。诱发肌电图刺激量 1～3 V 提示神经保留完整；5～10 V 可能有损伤；电刺激量＞15 V 则提示面神经功能不可逆损伤。由于肌电图监测存在"假阳性"缺陷，即使面神经横断后刺激远端仍有反应，在条件允许情况下应采用 FNMEP 联合监测技术。刺激电极置于面运动体表投射区或者脑电图国际 10/20 系统 M1/M2、M3/M4 等位置，记录电极选择口轮匝肌和颏肌。术中监测 FNMEP 波幅和潜伏期。术中运动诱发电位波幅下降≤50%，术后可获得较好的面神经功能，波幅下降＞50% 可能预示术后不同程度面瘫。

面神经监测的意义在于：①定位面神经走行；②提示术中操作对神经的刺激和损害；③预测术后神经功能。监测过程中应注意避免肌松剂对结果的干扰。

**7. 术中听神经监测**

在保留听力的听神经瘤手术中可使用听觉监测技术，具体包括脑干听觉诱发电位（BAEP）、耳蜗电图（ECochG）和听神经复合动作电位（CAP）监测技术，可根据具体情况选择。BAEP 反映延迟性反馈信息，CAP 则反映神经实时监测信息，条件允许时可多项监测联合。听神经动作电位是一种直接记录第八神经的复合性动作电位，又称"CPA 动作电位"。可以直接记录来自听神经的动作电位，大大降低术中听神经损伤造成听力丧失的可能性，但也存在电极放置困难和由于电极漂移造成的"假阳性"结果。听神经瘤术中对 BAEP 的Ⅰ波、Ⅲ波及Ⅴ波及潜伏期进行监测，其中Ⅴ波几乎在任何情况下均可引出，所以当术中Ⅴ波潜伏期延长或波幅下降时，应及时告诉术者，以便调整，甚至停止操作，直到其恢复。术前需要对脑干及面神经功能评估可通过 ABR 检查对脑干功能进行评估，通过瞬目反射、神经传导速度的测定、面神经 F 波、面肌肌电图等多种技术手段对面神经功能进行全面测定，进一步指导术中监测，有效解读技术指标并合理指导预后。术中单一监测技术应用局限，应联合监测，最大限度发挥优势。

## 三、手术主要并发症及处理

**1. 颅内出血**

颅内出血为术后严重并发症，以意识、瞳孔、生命体征改变为特征。术后必须密切观察患者生命体征，若出现意识障碍，如淡漠、嗜睡甚至昏迷，应尽快行急诊 CT 检查，明确是否为桥小脑角出血。除非出血量少、脑干压迫移位不明显、患者生命体征稳定，可保守观察，应尽快手清除血肿并止血。若患者生命体征迅速恶化，甚至出现一侧瞳孔散大，应在床边迅速切开伤口减压，立即送手术室。

**2. 脑脊液漏**

听神经瘤术后最常见并发症为脑脊液漏，术后脑脊液漏分切口漏、鼻漏和耳漏，以鼻漏最为多见，易导致颅内感染。发生脑脊液漏后，首先考虑保守治疗，包括绝对卧床、降颅压药物应用和局部加压包扎，如效果不佳，可行腰椎穿刺、腰大池置管引流、手术修补、脑室-腹腔分流等。

**3. 面神经麻痹**

（1）术中发现面神经离断，可行面神经重建，方法如下：①面神经端端吻合：适用于面神经近端完好，两断端存在且缺损长度较短者，如缺损＞3～4 mm，可行远端改道后吻合；②耳大神经移植：适用于面神经近端完好，两断端存在但缺损长度＞5～10 mm 者；③面-舌下神经吻合：适用于面神经近端无法确认者，常用腓肠神经进行吻合。

（2）术后面神经麻痹的处理：非手术治疗措施包括注意眼部护理，预防角膜炎；对于泪液分泌减少的患者可给予人工泪液、湿房眼镜、睡眠时眼膏保护；采用胶布缩短睑裂、保护性的角膜接触镜片等。建议术后 2 周开始进行面肌功能训练，延缓表情萎缩，促进神经功能回复。如面神经功能Ⅳ级并在术后 1 年内无明显恢复，可考虑行面-舌下神经吻合、舌下神经转位术、咬肌神经-面神经吻合等技术。对于眼睑闭合不全的患者，可以采用局部神经转位手术、跨面神经移植手术、下睑退缩或外翻治疗，以及上睑 Muller 肌切除手术、金片植入手术等方式。对于超过 2 年的晚期面瘫患者，还可考虑行颞肌筋膜瓣修复术或行血管神经化的游离肌肉移植。术后面神经麻痹的处理较为复杂，不同医疗机构应结合实际情况选择治疗方式，必要时可由整形科医生参与面神经的修复。

**4. 听力丧失**

听力能否保留主要与肿瘤大小、位置、生长方式和术前的听力状况等有关。保存耳蜗结构、保留耳蜗神经、避免刺激内听动脉等才可能保留听力。对于肿瘤＜3 cm、耳蜗神经结构正常、听力丧失的患者，可采用人工耳蜗植入重建听力；未能保留耳蜗神经者可考虑植入骨锚式助听器（BAHA）。

## 四、听神经瘤的立体定向放射外科治疗（SRS）

**1. 治疗方法**

可通过伽马刀、射波刀、改良的直线加速器（LINAC）和质子束实现。

**2. 剂量选择**

伽马刀治疗通常以 50% 的等剂量曲线包裹肿瘤，对于保留有用听力的患者，给予肿瘤周边 12～13 Gy 的处方剂量，对已无有效听力的患者，周边剂量 13～14 Gy，耳蜗受照射剂量不超过 4～5 Gy。LINAC 治疗使用无头架定位系统，分 3～5 次治疗，一般使用 80% 的周边剂量，平均总的周边剂量 17 Gy。由于并发症发生率的高低与照射剂量及肿瘤体积呈正相关，因此，较高的剂量会有较高的风险。

**3. 放射外科术治疗后的处理**

治疗结束后立即拆除立体定向头架；可给予静脉注射甲基泼尼松龙 40 mg 或地塞米松 10 mg，以缓解放射后的急性反应。伽马刀治疗后可观察数小时，一般 24 小时内出院。

**4. 并发症**

（1）急性反应：射线引发的急性反应包括治疗后即刻出现的头晕、头痛，恶心、呕吐等，治疗前后类固醇激素的应用，能很好预防，或缓解症状。

（2）中期反应：治疗后数月出现的头痛、头晕及患侧面痛、麻木、无力，平衡障碍，甚至脑积水症状等。由于肿瘤膨胀，或瘤周水肿造成，多数为一过性，经休息、药物治疗可缓解。

（3）晚期反应：治疗 2～3 年后，新症状的发生多是由于肿瘤复发，或脑积水造成，需要相应的处理。放射直接引起的脑神经损伤，很难恢复。

**5. 疗效评估**

SRS 治疗后的患者均须做神经影像（MRI 或 CT）的连续定期随访，建议治疗后 6 个月、1 年、2 年及逐年或隔年随诊。保留有用听力的患者在复查影像的同时，应做测听试验（PTA 和 SDS）。

## 五、听神经瘤的残留和复发

残留和复发病例处理原则同原发性肿瘤（见处理策略及适应证）。立体定向放射外科治疗后肿瘤再生长病例，手术风险大，再手术的面神经和听神经保存率低。

（翟翔）

### 参考文献

1. 中国颅底外科多学科协作组. 听神经瘤多学科协作诊疗中国专家共识[J]. 中华医学杂志，2016，96（9）：676-680.

2. 刘钢，翟翔. 前庭神经炎引起眩晕的诊断、鉴别诊断及治疗原则[J]. 中国现代神经疾病杂志，2005，5（5）：308-309.

# 第8章 迷路炎

迷路炎又称内耳炎，是由细菌、病毒、有毒物质和药物等引起的迷路炎性或变性疾病，是化脓性中耳乳突炎较常见的并发症，也是继发性眩晕的常见病因之一。中耳及乳突的内侧壁与内耳相毗邻，中耳乳突的内侧骨壁就是内耳的骨壁，因此当中耳及乳突有化脓性炎症时，特别是骨质破坏肉芽增生的中耳乳突炎时很容易通过被炎症侵蚀的内耳骨壁引起内耳炎症发生。迷路炎可分为局限性迷路炎（也称迷路瘘管）、浆液性迷路炎和化脓性迷路炎 3 种类型（表 8.1）。

表 8.1　各型迷路炎鉴别表

| | 局限性迷路炎 | 浆液性迷路炎 | 化脓性迷路炎 |
|---|---|---|---|
| 病因 | 胆脂瘤或骨炎破坏迷路骨壁，形成瘘管，瘘管多位于水平半规管 | 感染或细菌毒素经瘘管或蜗窗、前庭窗侵入或刺激迷路 | 化脓菌经瘘管或两窗侵入迷路 |
| 病理 | 迷路骨壁局限性破坏，骨内膜完整或穿破，瘘管可为肉芽、胆脂瘤或结缔组织封闭 | 充血，毛细血管通透性增加，外淋巴腔内有浆液及浆液纤维素性渗出物，内耳终器无损害 | 化脓性炎症，内耳终器破坏 |
| 前庭症状 | 阵发或激发性眩晕，恶心，症状一般较轻 | 眩晕较重，恶心，呕吐，平衡失调 | 严重的眩晕，恶心，呕吐及平衡失调 |
| 听力 | 听力减退与中耳炎病变程度一致 | 听力明显减退，但非全聋 | 全聋 |
| 自发性眼震 | 一般无。发作时可见，水平-旋转性，快相向患侧。 | 有。水平-旋转性，快相向患侧 | 有。水平-旋转性，快相向健侧 |
| 前庭功能检查 | 反应正常。 | 反应减退 | 反应消失 |
| 瘘管试验结果 | 多为(+)，可(-) | 可为(+) | (-) |
| 治疗 | 足量抗生素控制下行乳突手术 | 并发于慢性化脓性中耳乳突炎者，足量抗生素控制下行乳突手术，不切开迷路。并发于急性乳突炎者，用足量抗生素控制，必要时行单纯乳突凿开术 | 大量抗生素控制感染，症状减轻后行乳突手术。疑有颅内并发症时，立即行乳突手术，并切开迷路 |

## 一、局限性迷路炎

多为胆脂瘤或肉芽组织腐蚀骨迷路形成瘘管，因此也称迷路瘘管。此型临床上多见。多位于外半规管隆凸处，偶尔位于鼓岬处，发生于其他部位者少见。

**1. 临床表现**

（1）有长期慢性化脓性中耳炎病史。

（2）阵发性或激发性眩晕：眩晕多在头位快速变动，耳内操作，压迫耳屏或擤鼻时发作，可伴有恶心、呕吐，持续数分钟至数小时不等。

（3）自发性眼震：由于病变刺激了半规管的壶腹嵴，迷路多呈兴奋状态，故眼震方向多表现向患侧。若眼震方向指向健侧，提示病变较重，壶腹嵴的神经组织已遭破坏。

（4）听力减退：性质和程度与中耳炎病变相同，一般仅有中度听力减退，有时听力尚佳，瘘管位于鼓岬者可呈混合性聋。

（5）瘘管试验阳性：向耳内加压时出现眩晕及眼震，若瘘管是被肉芽组织堵塞可为阴性。

（6）功能检查：前庭功能检查大多正常，或患耳迷路过敏表现为亢进。检查时避免用冷热水试验，以免炎症扩散。

**2. 诊断**

（1）病史：长期慢性化脓性中耳炎病史，尤其是胆脂瘤形成、骨质破坏和肉芽形成的中耳乳突炎的患者。

（2）症状与体征：阵发性或激发性眩晕，伴有眼震。

（3）检查：听力减退、瘘管试验一般阳性，前庭功能检查大多正常或亢进。

**3. 治疗**

（1）手术前：发作时应卧床休息，对症治疗，给予镇静剂，呕吐较频者应适当输液并可加用糖皮质激素药物，如地塞米松等，待症状平稳再行乳突手术。

（2）乳突手术：为主要疗法，应彻底清除胆脂瘤，对瘘管附近的上皮进行处理时应谨慎，以免开放迷路引起化脓性迷路炎。若不慎将瘘管打开，或对于较大的瘘管，在去除病灶后应用组织将其修补。

## 二、浆液性迷路炎

浆液性迷路炎是以浆液或浆液纤维素渗出为主的内耳弥漫性非化脓性炎性疾病或炎性反应。化脓性中耳乳突炎急性发作时，细菌毒素或脓性分泌物经迷路瘘管、蜗窗、前庭窗或血行途径侵入或刺激内耳，产生弥漫性浆液性炎症。如治疗得当可恢复正常，若治疗不当则可进展成为化脓性迷路炎，将成为死迷路。

**1. 临床表现**

（1）眩晕与平衡失调较局限性迷路炎明显，呈持续性。

（2）患耳听力迅速明显减退，及时消除病变，听力多可恢复正常。

（3）自发性眼震，早期眼震属兴奋型，即眼震快相向患侧，前庭功能亢进，该期持续时间短暂，随着病变进展患耳迷路功能由亢进转为抑制或消失，眼震表现为麻痹型，即眼震快相向健侧。待迷路内浆液渗出物吸收后，眼震及眩晕将逐渐消失。

（4）明显的恶心和呕吐。

**2. 诊断**

（1）病史：有化脓性中耳乳突炎病史。

（2）症状：持续性眩晕与平衡失调、听力明显下降。

（3）体征：自发性眼震，水平-旋转性。

**3. 治疗**

对症治疗，如安定、镇静。呕吐频繁时应适当输液，并用适量糖皮质激素。急性化脓性中耳炎所致者，应卧床休息，在足量应用抗生素的同时给予对症治疗，严密观察病情，注意听力变化，必要时行单纯性乳突切开术。胆脂瘤性中耳炎引起者，应在抗生素控制下行乳突根治术。

### 三、化脓性迷路炎

化脓菌侵入内耳，引起内外淋巴间隙内的弥漫性化脓性炎症，称化脓性迷路炎。此病破坏正常组织，使内耳功能完全丧失。炎症感染可继续向颅内扩散，引起颅内并发症。化脓性迷路炎多由于中耳感染扩散，由浆液性迷路炎进展而来；炎症消退后，内耳肉芽组织生成，继而结缔组织及新骨形成，成为"死迷路"。

**1. 临床表现**

急性病程为 1～2 周。

（1）重度的眩晕、恶心、呕吐，自发性眼震。

（2）病初期听力即完全丧失，常因其他症状显著，患者多不注意。

（3）患耳冷热试验、瘘管试验均无反应，自发性眼震向健侧。前庭功能代偿需要 3～5 周，此时除患耳听力丧失外，无其他明显症状。

（4）急性前庭症状消退后，患者的前庭和耳蜗功能永远不能恢复，成为"死迷路"。

（5）迷路感染可经内耳道、内淋巴囊、耳蜗水管或穿破后半规管骨壁而侵入颅内，发生脑膜炎、小脑脓肿、硬脑膜外脓肿及颅内静脉窦栓塞等并发症。凡脑脊液压力升高和（或）其中淋巴细胞增加者应高度警惕。

**2. 诊断**

（1）病史：有化脓性中耳乳突炎病史。症状：重度眩晕、听力丧失。

（2）体征：自发性眼震。患耳冷热试验、瘘管试验均无反应。

**3. 治疗**

大量抗生素控制下立即行乳突手术。疑有颅内并发症时，应立即行乳突手术，并切开迷路，以利引流。补液，注意水电解质平衡。

总之，在迷路瘘管的术前诊断方面：无前庭症状的患者不能排除迷路瘘管的存在；

瘘管试验阴性也不可靠；低分辨率 CT 阳性率低，HRCT 的阳性率较高；新技术的应用如三维重建、仿真内镜技术将会提高术前诊断的阳性率。对于因慢性中耳炎行手术治疗的患者，均应警惕迷路瘘管的存在。术中探查所见是确诊迷路瘘管最重要的依据。手术方法的选择及对瘘管区病变的处理应根据瘘管的部位、大小及患者听力状况和术者的手术经验而定。

（于焕新）

## 参考文献

1. 张天宇，王正敏，迟放鲁等. 慢性中耳炎并迷路瘘管的临床研究. 临床耳鼻咽喉科杂志，2005，19（4）：153-154.

2. 万良财，郭梦和，谢南屏等. 慢性化脓性中耳炎合并迷路瘘管诊治体会. 中华耳科学杂志 2009，7（1）：35-38.

3. Busaba NY. Clinical presentation and management of labyrinthine fistula caused by chronic otitis media. Ann Otol Rhinol Laryngol, 1999, 108 (5): 435-439.

4. Briggs RD, Vrabec JT, Cavey ML, et al. Visual endoscopic evaluation of labyrinthine fistulae resulting from cholesteatoma. Laryngoscope, 2001, 111 (10): 1828-1833.

5. Dornhoffer JL, Milewski C. Management of the open labyrinth. Otolaryngol Head Neck Surg, 1995, 112 (3): 410-414.

6. 徐平，周彬，蔡勋功. 慢性中耳炎迷路瘘管的分型与处理方法探讨. 听力学及言语疾病杂志，2008，16（5）：418-420.

7. 卢永德，陈忠. 迷路切除术治疗中耳乳突术后眩晕[J]. 中华耳鼻咽喉科杂志，1991，26（5）：270-271.

8. 吴雅琴，殷善开，时海波等. 半规管阻塞技术治疗迷路瘘管初步报告. 上海交通大学学报，2007，27（9）：1056-1058.

9. 郑雅丽. 中耳炎手术中迷路瘘管的再讨论. 听力学及语言疾病杂志，1998，6（2）：68-70.

10. Manolidis S. Complicaticm associated with labyrinthine in surgery for chronicotitis media. Otolaryngol Head Neck surg. 2000, 123: 733-737.

# 第9章　前庭性偏头痛

偏头痛与眩晕常伴随出现，也可先后出现，偏头痛伴随眩晕的发病率为 1%～3.2%，多数为女性。前庭性偏头痛（VM）是导致阵发性眩晕的常见原因。2012 年德国柏林 Barany 协会前庭病分类委员会上，Lempert 等与国际头痛协会的偏头痛分类小组委员会讨论，共同制定了 VM 的诊断标准，并于 2013 年发表在《国际头痛疾病分类》（ICHD）第 3 版的附录中。近期有报道根据 VM 症状可分亚型，如自发性眩晕更容易出现在伴有先兆的头痛者中，而诱发性眩晕容易出现在无先兆的偏头痛者中。然而，VM 的病理生理机制仍不清楚，尤其是 VM 起源也存在争论。

## 一、诊断

前庭性偏头痛（VM）症状多样，1/3 的患者表现为单一症状，如眩晕或头晕，无头痛或其他偏头痛的症状。发作期间，大多数患者表现自发性或位置性眼震，发作间期可有微小的眼震和前庭不适。以女性发病居多，症状可随时出现，高发于青年和 60～70 岁年龄段人群，是最常见的自发性发作性眩晕的原因。2013 年，VM 诊断标准发表在《国际头痛疾病分类》（ICHD）第 3 版的附录中：

A. 至少 5 次符合标准 C 和 D 的发作。

B. 现有或既往有无先兆偏头痛或先兆偏头痛病史。

C. 中重度的前庭症状，持续 5 分钟～72 小时。

D. 至少 50% 的发作伴随有下列 3 项偏头痛特征中的 1 项：①头痛伴有下列 4 项特征中至少 2 项：偏侧、搏动性、中重度、常规身体活动加重头痛；②畏光和畏声；③视觉先兆。

E. 没有另一个 ICHD 第 3 版的头痛疾患诊断能更好地解释。

根据 Barany 协会前庭症状分类的定义，符合前庭性偏头痛诊断的症状包括：①自发性眩晕，含内在性眩晕（自身运动的错误感觉）和外在性眩晕（视景旋转或流动的错误感觉）；②位置性眩晕，头位改变后发生；③视觉诱发眩晕，由复杂的或大型的移动视觉刺激诱发；④头部运动诱发的眩晕；⑤头部运动诱发的头晕伴恶心（头晕是指以空间定向混乱的感觉，其他形式的头晕不包括在前庭性偏头痛中）。

## 二、检查方法

在过去的几十年里，一些研究试图识别可以鉴别 VM 和其他前庭疾病的电生理标志。例如，一项三维视频眼振研究已经表明，70% 的 VM 患者发作时存在病理性眼震，从而揭示 VM 患者 50% 存在中枢性功能异常，15% 存在外周性功能异常。

随着近年来前庭功能检查技术的发展，耳石器和半规管的情况可以得到精确的显示，对 VM 的诊断也产生了较大的影响。一项耳蜗电图检查表明 VM 患者耳蜗电图异常发生率明显较高，VM 患者对冷热实验更为敏感，尤其是垂直最大慢相速度明显加快。

在固定半径的旋转运动中，类似离心运动，半规管和耳石器对传入信号反应表现为倾斜感觉和眼球运动，那么检测 VM 患者发现 VM 患者前庭倾斜感觉改变明显减慢，而眼球运动正常，表明 VM 患者的前庭中枢对半规管和耳石器信号的整合发生异常，或者可以理解为耳石动力学反应异常。

主要反映球囊和椭圆囊功能的前庭肌源性诱发电位（VEMP）检查发现，约 46.97% 的 VM 患者颈性前庭肌源性诱发电位（cVEMP）（500 Hz 短纯音刺激）的振幅耳间差异常超过 35%，但无明显的临床意义，而眼性前庭肌源性诱发电位（oVEMP）无法引出的比率较高，振幅不对称性较高，说明 VM 患者的椭圆囊-眼反射通路存在异常。虽然 VEMP 不能作为确诊 VM 的依据，但是填补了 VM 检查的空白。

### 三、影像学检查

约 20 年前有两项独立的研究已证实前庭受电流刺激时，中央或靠近中央的丘脑核也有反应，而之前一直没有明确的影像学检查证实。近期，2 例 VM 患者氟脱氧葡萄糖-PET 报道，在前庭性偏头痛发作期间，颞叶-叶脑区和双侧丘脑区的代谢增加，表明前庭-丘脑皮质通路间有联系激活，枕叶皮层的代谢减少则可能表明视觉和前庭系统之间的相互抑制。

功能成像技术对于阐明在前庭中枢系统（包括颞岛和顶叶皮质、脑干、小脑和基底神经节）大脑功能具有开创性的作用。Antonio Russo 等设计前庭冷水刺激器，刺激发作间歇期 VM 患者，进行 fMRI 检查，发现 VM 患者的丘脑背内侧区活动明显增强，且这种丘脑活动增强的强度与 VM 患者的发作频率呈正相关。Teggi Roberto 等通过视觉刺激，发现 VM 患者视觉和前庭的相关合成脑功能区激活（旁中央小叶和双侧顶下小叶的激活增多，左侧颞上回、尾状核头、左侧颞下回、左侧海马和右侧舌回的激活减少）。部分一致性发现多处脑功能区联合激活（BA40，BA31/5），枕叶区激活减少，额颞区激活减少，如支配空间记忆和导航功能的海马旁区。

而应用磁共振成像进行形态学测量，发现 VM 的上、下、中部（MT/V5）颞回灰质体积减小，扣带回、背外侧前额、岛叶、顶枕叶皮质减少。经过组间比较提出病程与疼痛和前庭症状相关的灰质体积无关，头痛程度和前额皮质体积无关，从而得出多种感觉前庭调控和中枢神经系统补偿，可能提示 VM 前庭和偏头痛系统病理解剖有相关性的结论。

## 四、发病机制的相关学说

一些学者联合临床试验、功能性核磁、动物模型、细胞生物学等研究，提出了 VM 发病机制的几种假说：

### 1. 皮质扩散性抑制学说

是指各种因素刺激大脑皮层后出现的从刺激部位向周围组织波浪式扩展的皮质电活动抑制，其扩散速度缓慢，到达区域出现局灶性神经症状与体征。VM 患者大脑皮质受到刺激后，产生电活动抑制，扩散至前庭皮质（顶叶、岛叶），使前庭神经核产生去抑制作用，出现前庭症状。然而此学说不能解释 MV 急性发作期的半规管轻瘫和复杂的位置性眼震。

### 2. 三叉神经递质和前庭中枢通路异常学说

此为基于试验模型提出的假说。作用于血管的神经肽的作用位点，在三叉神经分支的迷路处血管周围，三叉神经传入纤维参与三叉神经-血管系统，激活三叉神经前庭蜗神经反射引起神经炎症，随后内耳血浆蛋白溢出，释放炎症介质，持续的激活，致敏三叉神经初级传入神经元，引发前庭症状；脑干前庭神经核和调节传入三叉神经痛觉的结构相互作用（延髓腹内侧、中脑导水管周围灰质腹外侧区、蓝斑核和中缝大核）可解释 VM 病理生理。虽然皮质传播机制涉及前庭信息的皮质区域，但脑干中传导来自三叉神经和颈根分布区域有害刺激的感觉神经通路不能被抑制，功能性核磁技术也表明多模式感觉统合异常调节前庭过程和疼痛信息，由此可见前庭-丘脑-皮质功能异常，与 VM 病例机制密切相关。VM 的广泛性表明多种功能的变异，即大脑感觉信息、前庭传入和疼痛，以及相关结构兴奋抑制调节机制异常可能会产生遗传敏感性。以上证据表明 VM 的发病机制可能为多个神经网络工作区的相互作用。

### 3. 迷路动脉血管痉挛学说

VM 患者听觉及前庭功能低下发生率较高，可能是由于小脑前下动脉的分支——内听动脉的血管痉挛导致迷路缺血所致，患者会出现短暂性或持续性的听觉或前庭功能的缺失。相比偏头痛来说，VM 间歇期前庭功能正常，但也有学者发现椎动脉缺血对前庭中枢性疾病的影响超过对前庭周围性或者混合性前庭病变，不影响 VM 的发生。

### 4. 遗传因素

有研究发现 VM 和一些家族性偏头痛综合征的眩晕症状重合（如家族性偏瘫性偏头痛、发作性共济失调 II 型）。家族性偏头痛是一种常染色体显性遗传性疾病，约 2/3 患者染色体 19 P13 缺陷，造成 CACNA1A 基因 10 余种突变，导致离子通道的基因缺陷，累及前庭中枢和外周，可能与偏头痛的先兆相关。Bahmad 等报道了一个有 VM 家族病史的 4 代 23 例患者，经过基因图谱分析发现在染色体 5q35 上的 Rs244895 和 D5S2073 位点之间包含着致病基因，因此认为 VM 是一种常染色体显性遗传疾病。

### 5. 离子通道异常

最近的研究已经证明，电压依赖性 P/Q 钙通道亚单位 α1 可以调节硬脑膜、三叉神经节神经元突起及三叉神经脊束核对降钙素基因相关肽的释放。当该离子通道的基因突变时可导致三叉神经和前庭神经、听神经同时受累。因此钙通阻滞剂（如氟桂利嗪）可以有效缓解 VM 的眩晕和其他症状，客观的前庭功能检查如冷热试验和前庭肌源诱发电位（VEMP）也得到改善。

**6. 免疫学说**

运动训练通过抑制 COX-2 介导的炎症反应，可使 VM 的患者症状缓解。对接受运动治疗的 VM 患者的细胞因子表达进行分析，评估 VM 患者和对照组血浆中可溶性炎症介质的水平，发现促炎性细胞因子和（或）细胞毒性因子显著减少，如肿瘤坏死因子 α、白细胞介素、一氧化氮（NO）、诱导无合成酶和活性氧。相比之下，运动后的抗炎细胞因子水平有所增加，并显示抑制抗氧化酶活性，并且发现接受运动训练的 VM 患者症状明显改善。运动明显抑制 COX-2 活动，导致抑制促炎细胞因子和改变氧化还原状态，这些结果表明，中枢神经系统与免疫系统之间存在着分子联系。此外，对 VM 的神经生物学机制的理解可能会有助于新型治疗干预的发展。

## 五、治疗

目前对 VM 患者治疗分为避免诱因（压力、饮食、睡眠、激素紊乱等）、预防用药和急性发作期用药。VM 重在预防用药。预防药物主要为治疗偏头痛的药物，如 β 受体阻滞剂（如普萘洛尔、美托洛尔）、抗癫痫药物（如托吡酯、丙戊酸钠和拉莫三嗪）、钙离子通道阻滞剂（如维拉帕米和氟桂利嗪）、抗焦虑药物（如三环类抗焦虑药物阿米替林，或文拉法辛和苯二氮卓如氯硝西泮）。乙酰唑胺对少数家族遗传性相关的偏头痛如发作性共济失调有效。小样本随机对照研究左米曲坦对治疗失败的 VM 患者有效。有研究发现 VM 患者药物预防后，发作持续时间减少，强度和频率下降，而无预防组仅发作强度减少，药物预防能有效治疗前庭性偏头痛及其相关症状，患者对治疗有效的反应也能有助于诊断[26]。但预防性用药缺乏前瞻性的大样本研究。VM 的急性期治疗可以尝试应用曲坦类和前庭抑制剂对症治疗。

## 六、结语

VM 临床表现多种多样，以往对其认识不够，近年来随着前庭电生理的发展，表明 VM 存在前庭周围和中枢的异常，也伴随着一些电生理无法解释的疑点，分子水平的研究为临床治疗提供了有力的证据。而特殊的影像学检查、特殊的模块参数研究，证明了 VM 患者电生理检查的结果的同时，也逐渐地发现一些新的机制，发现了新的疑惑，这需要更大量及更深入的研究来解释，需要多方向的研究来探索。

（李海艳）

## 参考文献

1. Neuhauser HK, Radtke A, von Brevern M, et al. Migrainous vertigo: prevalence and impact on quality of life[J]. Neurology, 2006, 67: 1028-1033.

2. Strupp M, Versin M, Brant T. Vestibular migraine[J]. Handb Clin Neurol. 2010, 97: 755-771.

3. J Olesen. The International Classification of Headache Disorders: 3rd edition (beta version)[J]. Cepbalalgia, 2013, 33: 629-808.

4. VonBrevernM, ZeiseD, Neuhauser H, et al. Acute migrainousvertigo: clinical and oculographic findings[J]. Brain. 2005, 128 (Pt2): 365-374.

5. Yollu U, Uluduz DU, Yilmaz M. Vestibular Migraine Screening in a Migraine-Diagnosed Patient Population, and Assessment of Vestibulocochlear Function[J]. Clin Otolaryngol. 2017, 42 (2): 225-233.

6. 杨月嫦,庄建华,周丽丽. 前庭性偏头痛和梅尼埃病患者变温试验结果的比较. 临床耳鼻咽喉头颈外科杂志[J], 2016, 30 (1): 15-18.

7. Wang J, LewisRF. Abnormal Tilt Perception during Centrifugation in Patients with vestibular migraine[J]. J Assoc Res Otolaryngol. 2016: 17 (3): 253-258.

8. ZaleskiA, BogleJ, StarlingA. Vestibular evoked myogenic potentials in patients with vestibular migraine[J]. OtolNeurotol. 2015, 36 (2): 295-302.

9. Bense S, Stephan T, Yousry TA, et al. Multisensory cortical signal increases and decreases during vestibular galvanic stimulation (fMRI)[J]. J Neurophysiol. 2001, 85 (2): 886-899.

10. Bucher SF, Dieterich M, Wiesmann M, et al. Cerebral functional magnetic resonance imaging of vestibular, auditory, and nociceptive areas during galvanic stimulation[J]. Ann Neurol. 1998, 44 (1): 120-125.

11. ShinJ, KimY, KimH, etal. Altered brain metabolism investibular migraine: comparison of interictal and ictal findings[J]. Cephalalgia, 2014, 34: 58-67.

12. Teggi, R. Colombo, B. Rocca, M, A. A review of recent literature on functional MRI and personal experience in two cases of definite vestibular migraine. Neurological sciences: official journal of the Italian Neurological Society and of the Italian Society of Clinical. Neurophysiology Sci. 2016, 37 (9): 1399-1402.

13. Obermann, M. Wurthmann, S. Steinberg, B. S. Theysohn, N. Diener, H. C. Naegel, S. Central vestibular system modulation in vestibular migraine[J]. Cephalalgia. 2014, 34 (13): 1053-61.

14. Espinosa-Sanchez JM, Lopez-Escamez JA. New insights into pathophysiology of vestibular migraine[J]. Front Neurol. 2015, 6: 6-12.

15. Boldingh, M. I. Ljostad, U. Mygland, A. Comparison of interictal vestibular function in vestibular migraine vs migraine without vertigo Headache. 2013, 53 (7): 1123-1133.

16. Chen JJ, Chang HF, Chen DL. Which Vestibulopathy is Vertebral Artery Hypoplasia Related within Vestibular Migraine? [J]. Acta Neurol Taiwan. 2015, 24 (1): 1-10.

17. Brevern M, Ta N, Shankar A, et al. Migrainous vertigo: mutation analysis of the candidate genes CACNA1A, ATP1A2, SCN1A, and CACNB-4[J]. Headache, 2006, 46 (7): 1136-1141.

18. Bahmad FJr, De Palma SR, Merchant SN, et al. Locus for familial migrainous vertigo disease mapsto chromosome 5q35[J]. Ann Otol Rhinol Laryngol, 2009, 118 (9): 670-676.

19. Bonsacquet J, Brugeaud A, Compan V, et al. AMPA type glutamate receptor mediates neurotransmission at turtle vestibular calyx synapse[J]. J Physiol. 2006, 576 (Pt 1): 63-71.

20. Lee YY, Yang YP, Huang PI. Exercise suppresses COX-2 proinflammatory pathway in vestibular migraine[J]. Brain Res Bull. 2015, 116: 98-105.

21. Bisdorff AR. Management of vestibular migraine[J]. Ther Adv Neurol Disord. 2011, 4 (3): 183-191.

22. Fotuhi M, Glaun B, Quan SY, et al. Vestibular migraine: a critical review of treatment trials[J]. J Neurol. 2009, 256 (5): 711-716.

23. Baier B, Winkenwerder E, Dieterich M. "Vestibular migraine": effects of prophylactic therapy with various drugs. A retrospective study[J]. J Neurol. 2009, 256 (3): 436-442.

# 第10章　创伤性眩晕

随着现代化生活交通、居住环境的改变，以及人们生活习惯的改变，创伤性眩晕疾病的发病率不断增加。该疾病除了原有的特点外，对其发病机制的认识以及诊断和治疗的方法都有了较大发展。

眩晕可定义为空间关系感觉障碍，可表现为角匀速或加速运动感（旋转感觉自身旋转或周围物体旋转）和（或）直线匀速或加速运动感（包括升降感、倾斜感、其他单向运动感）。机制复杂，平衡三联系统任何环节的缺失及损伤均可引起头晕。平衡三联由静-动系统、视觉和本体觉组成。头部外伤可能使平衡三联中的一个或数个结构受损。静-动系统或前庭系统更为常见。眩晕是主观陈述，无客观器械检查可测量。创伤性眩晕还有一部分是良性体位性眩晕，通过锻炼及休息能自愈。

外伤性眩晕指外力作用于颅脑、前庭中枢及外周器官或颈部所引起的前庭功能紊乱。创伤性眩晕是颅脑外伤后常见的并发症，发病机制复杂，可分为周围性、中枢性和颈部三种类型，也可并存为混合性。颅脑创伤后除创伤症状和体征外，常伴有眩晕，特别是当累及内耳、前庭、小脑脑桥角等部位，眩晕症状更为明显。根据部位和性质可分为前庭震荡、前庭出血性眩晕、耳石损伤的位置性眩晕、内耳压力性眩晕及小脑脑桥角和脑干病变性眩晕。在颞骨骨折的颅脑损伤患者中，有 10%～15% 伴发眩晕。据统计，25%～90% 的颅脑外伤（包括闭合性损伤、颅内出血、血肿形成、脑挫伤、脑水肿、颞骨骨折等）患者，外伤后可立即或稍后出现眩晕及平衡障碍等前庭神经系统受损症状。主要表现为伴有恶心或呕吐的眩晕，转动头部或改变体位时诱发或加重，大多卧床不起；多伴有头痛、头昏、耳鸣、健忘、畏光及倦怠、少言等。大部分患者在伤后数周至数月症状逐渐缓解，有的则病情迁延不愈；有些患者的症状在外伤的晚期出现，即在受伤数月乃至数年后始有眩晕发作。创伤性眩晕可能存在内耳震荡、内耳淋巴内水肿、颅内血管痉挛、内耳缺血等机制，常见于颞骨骨折引起的鼓室内出血、迷路损伤或震荡以及颅脑外伤后所致前庭、前庭神经及核的损伤，可伴有内耳神经上皮变性或迷路破裂、内耳出血、内外淋巴液的生化成分和压力的改变，上述病理改变常可导致眩晕。可在治疗颅脑创伤的基础上给予对症治疗。

## 一、常见病因

（1）内耳损伤：前庭震荡见于颅底无骨折或有岩骨纵形骨折颅脑损伤者。前庭出血性损伤由岩骨横行骨折引起，内耳严重损伤，鼓膜破裂或鼓室积血，眩晕持续发作。患侧听力丧失，前庭功能试验无反应或严重减退，有眼球震颤，3～8 周后可因健侧前庭功能代偿，眩晕逐渐恢复。耳石损伤出现位置性眩晕，即仅在头位、体位突然改变当时出现数十秒至 1 分钟的眩晕。外淋巴瘘系外伤损及中耳镫骨，使前庭卵窗膜裂，内耳的外淋巴液外流至中耳引起。

（2）前庭神经损伤：因岩骨横行骨折或其他邻近部位颅底骨折引起，症状与前庭出血性损伤相同。

（3）脑干损伤：因损伤前庭系统的中枢结构引起，眩晕及眼震多持续较久。

（4）大脑损伤：系因颞顶叶交界处前庭系统的皮层中枢受损所致，呈眩晕型癫痫表现。

（5）颈部损伤：颅脑损伤的同时，颈部常因过度屈伸而受损，或同时直接受损，累及颈部的肌肉、韧带、椎动脉及其上的交感神经，也是产生外伤后眩晕的原因之一。

## 二、治疗方法

### 1. 物理治疗

引起颈源性眩晕的因素有很多，例如，颈肩背部肌肉扭挫伤及颈椎生理曲度改变等因素。因此，在对患者进行治疗时，可搭配一些中药的治疗方式进行治疗，如针灸、理疗、推拿等。

### 2. 药物治疗

临床上使用药物对患者进行治疗时，必须遵守 3 个治疗原则，即对症治疗、对因治疗和系统治疗。不同的患者所制订的个体化综合治疗方案也不同。如患者颅内压有增高时，可给予患 20% 甘露醇 200～300 mL 进行静脉注射，每天 3 次。如患者眩晕症状有所加重时，给予患者 25 g 盐酸地芬尼多进行口服治疗，每天 3 次。除此之外，还可给予患者改善脑供血药物以及精神营养药物进行治疗，如丹参、倍他司汀、脑活素以及吡拉西坦等。抗眩晕药物大致有以下几种：抗胆碱能药物、抗组织胺药物、苯二氮䓬类药物和钙离子拮抗剂等。倍司他啶为抗组织胺药物。组织胺受体目前发现有 $H_1$、$H_2$、$H_3$ 等 3 类。倍司他啶是强效 $H_3$ 受体拮抗剂。倍司他啶通过 $H_3$ 受体作用于前庭系统，倍司他啶还可能通过拮抗钙离子通道起作用，增加内耳循环抗眩晕。倍他司啶药理作用广泛，为双胺氧化酶抑制剂，对脑血管、心血管特别是对椎底动脉系统有较明显的扩张作用，显著增加心、脑及周围循环血流量，改善血循环，并降低全身血压。此外，能增加耳蜗和前底血流量，从而消除内耳性眩晕、耳鸣和耳闭感。还能增加毛细血管通透性。促进细胞外液的吸收，消除淋巴内水肿。能对抗儿茶酚胺的缩血管作用及降低动脉压。并有抑制血浆凝固及 ADP 诱导的血小板凝集作用。能延长大白鼠体外血栓形成时间。还有轻微的利尿作用。外伤后眩晕可能存在内耳震荡。内耳淋巴内水肿颅内血管痉挛。内耳缺血等机制。故倍他司啶对创伤性眩晕有良好的疗效。丁咯地尔是钙离子拮抗剂。中枢及周围前庭系统存在大量的 L 型钙离子通道。中枢还有少量 T 型钙离子通道。钙通道拮抗剂能抑制前庭纤毛细胞的电冲动信号的传入，从而减少眼球自发震颤和运动诱发眩晕。盐酸丁咯地尔注射液可改善红细胞的变形性，提高红细胞的可滤过性。盐酸丁咯地尔有 α 受体阻滞作用,尤其是血管受损最严重的部位,血流灌注得到最大程度的改善,具有微血管扩张作用,降低血管阻力并有效提高微循环灌注。但与一般血管扩张药不同的是,盐酸丁咯地尔只有效地增加缺血区域的灌注量。缺血越严重的区域,血液供应增加得越多,而正常区域无明显改变,即无"盗血现象"。盐酸丁咯地尔注射液可抑制血小板聚集,降低血液黏滞度,具有较弱的非特异性的钙离子拮抗作用,可延缓"钙超载",从而保护神经系统。盐酸丁咯地尔注射液具有有效的增氧功能,可促进 ATP 的生成,节省组织耗氧量,从而对组织起到保护作用。盐酸丁咯地尔治疗外伤后眩晕的机制可能与盐酸丁咯地尔能扩张微循环,降低血黏滞度,改善平衡三联受损环节的血氧供应有关。因此,盐酸丁咯地尔对中枢性缺血及内耳缺血引起的眩晕有效。因此,倍司他啶和盐酸丁咯地尔对外伤后眩晕均有明显的疗效。贺志华等研究发现倍司他啶起效比盐酸丁咯地尔迅速,可使患者的头晕症状得到较快的缓解。此外,天麻素注射液治疗颅脑外伤性眩晕能快速缓解症状,缩短治愈时间。

**3. 综合治疗**

在此基础上还可采用综合治疗方式,具体方式如下。

(1)高压氧治疗。此类患者大多数在神经外科观察治疗,没有手术指征者大部分采取对症、活血等方法治疗,患者症状减轻即出院。经随访有的迁延数月不愈,形成后遗症,严重影响患者的生活质量和工作能力。研究表明,针对不同病因采取个体化综合治疗方案的同时,联合早期高压氧治疗,结果显示 3 个月治愈率达 79%,21% 的患者迁延不愈,形成颅脑外伤后综合征,相比文献报道 50% 的比例,有了显著降低。颅脑创伤性眩晕患者只要度过急性期,非进行性加重者、3～7 天病情稳定者,可常规进行高压氧治疗,以尽早改善脑组织的急性缺血缺氧,促进受损脑细胞功能恢复,从而尽快改善眩晕症状。可缩短治疗周期,降低后遗症发生率,获得全面康复,达到提高生活质量、恢复工作能力的目的。

高压氧治疗创伤性眩晕的机制为:①高压氧能提高血氧分压,增加血氧含量,扩大氧的弥散半径,从而迅速纠正外伤所造成的病灶脑组织缺氧状态,有效阻断脑缺氧-脑水肿-颅内高压的恶性循环,恢复脑组织的有氧代谢,使三磷酸腺苷生成增多,有利于病灶区脑细胞生理功能的恢复,减轻脑水肿,降低颅内压,促进脑功能的恢复。②高压氧治疗可以抑制血凝系统,激活抗凝系统,降低血黏稠度,改善微循环;能促进血管壁成纤维细胞活动和分裂,胶原纤维形成,促进新生血管形成,加速侧支循环的建立,增加内耳的内、外淋巴液氧分压,使螺旋器内外毛细胞和壶腹嵴、囊斑的毛细胞获得充足的氧,从而改善缺氧状态,增加有氧代谢,减弱无氧酵解,使能量产生增多,加速毛细胞及耳蜗、前庭神经纤维的修复。③高压氧治疗能收缩全身血管,收缩颅内、颈内动脉系统血管,而对椎-基底动脉血管具有扩张作用,迷路动脉是基底动脉的分支,因此在高压氧治疗时内耳的供血不但不会减少,反而会增加。

(2)心理治疗。由于眩晕的反复发作及其他因脑外伤而引起的不适症状,患者在治疗时往往会产生一系列的心理疾病,如焦虑、紧张、恐慌等,此时,医护人员要及时与患者进行沟通，沟通时要注意自身的各个细节，如面部表情、肢体语言、说话语速、语气等等。有相关报道证明，良好的心理治疗能够有效缓解患者内心的不良情绪。除此之外，医护人员要尽量保证患者病房的环境，如条件允许可将患者安排在单人病房当中，使患者能够避免干扰。如患者夜间难以入眠时，医护人员可给予患者服用适量的安眠药，保障其睡眠质量。

（杭伟）

## 参考文献

1. 贺志华,宋惠民.外伤后眩晕的药物治疗.浙江创伤外科,2005,6(10):218-219.

2. 党帅.盐酸倍他司汀治疗颅脑创伤性眩晕的疗效观察.中国医疗前沿,2007,1(2):60-61.

3. 孙涛.脑肿瘤眩晕和颅脑创伤性眩晕.中国现代神经疾病杂志，2005,5，314-315.

4. Lacour M, Sterkers 0. Histamine and Betahistine in the treatment of Vertigo. Elucidation of Mechanisms of action. CNS Drugs, 2001, 15 (11): 855-870.

5. Kingma H, Bonink M, Meulenbroeks A, et al. Dose dependent effect of betahistine on the vestibulo ocular reflex: a double blind placebo controlled study in patients with paroxysmal vertigo. Acta Otolaryngologica, 1997. 117 (5): 641-646.

6. Timmerman H. Pharmacotherapy of vertigo: Any news to be expected? Acta Otolaryngol (Stockh), 1994, Suppl 513: 28-32.

7. Halmagyi GM. Vertigo and vestibular 219 disorders. in (Eadie JM, Ed) Drug Therapy in Neurology. Edinburgh, 1992, 383.

8. 陈新谦.新编药物学（第14版）.北京：人民卫生出版社.1997：276.

9. Fuchs PA, Evans MG, Murrow BW. Calcium currents in hair cells isolated from the cochlea of the chick. Journal of Physiology, 1990, 429, 553-568.

10. Zidanak M, Fuchs PA. Kinetic analysis of barium currents in chick cochlear hair cells. Biophysical Journal, 1995, 68, 1323-1336.

11. Pianese CP. New approaches to the management of peripheral vertigo: efficacy and safety of two calcium antagonists in a 12 week, multinational double-blind study. Otol and Neumtol, 2002. 23: 357-363.

12. 戴德银.实用新药特药手册（第3版）.北京：人民军医出版社.2003：1161.

13. 秦智伟.颅脑外伤性眩晕的早期高压氧治疗体会.2014年全国第四届脑复苏与康复高层论坛.

14. 李厚成,祁冰,吴建平,等.高压氧联用巴氯芬综合治疗颅脑损伤后痉挛性瘫痪32例临床观察.中华航海医学与高气压医学杂志,2013,20（2）：128-129.

15. 杜宏香.高压氧综合治疗颅脑损伤后昏迷的疗效观察.中外健康文摘，2013

（37）：119-119.

16. 苏海涛，柳爱军，王志军，等. 早期综合治疗颅脑损伤致颈源性眩晕、头痛的临床研究. 中国实用神经疾病杂志，2014（6）：29-30.

# 第11章 精神性眩晕

## 一、精神性眩晕的定义

精神性眩晕（psychogenic dizziness）是与情绪相关的头晕病症，由心理压力与精神上的障碍所致反复性或长期性的平衡失调感。精神性眩晕是指眩晕的症状无法用前庭功能异常来解释，可以是原发的（精神因素单独出现眩晕症状），也可是继发于前庭疾病（眩晕引发精神症状）。精神性眩晕是常见的眩晕症，也称为躯体化性眩晕。急性前庭疾病容易出现继发性躯体化性眩晕。有统计表明，眩晕症患者中 37.5% 会出现精神症状或心理异常，包括焦虑（14%）、躯体化障碍（15%）和抑郁（9%）。精神性眩晕的预后视其临床类型和疾病种类差异很大。季伟华等回顾性分析了仁济医院神经内科头晕门诊 2005 年 4 月至 2009 年 1 月间 3270 例头晕患者，发现虽然各年龄段患者的病因构成各不相同，但精神性因素始终是首位病因，占 35.8%。Lin 等研究了 1335 例眩晕患者，发现其中 13.5% 被确诊为精神性眩晕，因而必须对精神性眩晕患者进行心理治疗。在综合性医院的眩晕门诊临床实践中，安全有效的方法是对可能的精神性眩晕患者进行必要的筛选，选择临床心理评价中异常程度为中度以下的患者进行干预，而将重度患者转到专科医院或者综合医院的心理门诊。1986 年 Nedzelski 等提出精神性眩晕的诊断标准，并把过度换气症候群和精神抑郁、焦虑、恐惧者归类于精神性眩晕。1990 年，Baloh 和 Honrubia 又把急慢性焦虑症、广场恐惧症和歇斯底里症等所引起的眩晕，归类为心理生理性眩晕症（psychophysiological dizziness）。由此可见，精神性眩晕并不是一种特定的精神疾病，而是一类由多种精神心理疾病所引起的头晕病症的总称。在换气过度综合征、恐慌症、焦感症、抑郁症，以及有人格疾病的患者，容易产生此类眩晕症。其病史、临床检查及实验室辅助检查结果均与器质性的前庭疾病无直接关系。

## 二、发病概况

Drachman 与 Hart 于 1972 年报道在神经内科门诊的 125 例头晕患者中，精神性眩晕症占 32%，其中换气过度综合征 23%，精神疾病 9%；1977 年，Kirk 等报道在 2716 例神经内科门诊患者当中，13.2% 患有精神性疾病，其中绝大多数以头痛和眩晕为主诉；1986 年，Nedzelski 等报道眩晕门诊中，精神性眩晕高达 20%；1993 年，林炯等报道在 1335 例耳鼻喉科眩晕门诊患者中，有 180 例精神性眩晕患者，占 13.5%；Sloane 等于 1994 年报道，在一个研究老年性（＞60 岁）眩晕的诊所，发现精神性疾病仅占

3%，但 24.5% 的眩晕发作是由于精神因素引起。在耳科听力下降和眩晕患中，精神障碍的发生率要低得多；但在持久眩晕的患者中，精神因素的影响居第二位，10%～25% 的眩晕由精神因素引起；而有精神障碍的患者特别是恐慌症或焦虑症患者中，主诉眩晕和平衡功能下降者极为常见。精神性眩晕的发病年龄较轻，男性发病年龄多在 20～40 岁，女性以 20～50 岁者居多，女性发病率略高于男性。持续性眩晕是精神性眩晕的典型表现，严重影响患者的生活质量。精神性眩晕患者就诊时受到很多因素的影响，尤其在综合医院分科细化，眩晕门诊的医生须关注这种跨学科问题。

## 三、病因和发病机制

精神性眩晕的发作与紧张、恐慌、恐高、焦虑和抑郁等精神性因素有关。有人格疾病的人也容易出现眩晕症状。在工作压力大、人际关系复杂、失业率高的现代工业社会中，常有由于承受不了来自多方面的压力而产生心理障碍或精神疾病者。

1990 年，Lempert 等报道在 470 例神经内科住院患者中，9% 为精神性疾病，以疼痛、步态不稳和头晕为主诉者最多见。Afzelius 等报道在耳鼻喉科会诊的头晕患者中，50% 为精神紧张。Mckenner 等指出在其神经耳科门诊的患者，42% 需要心理学上的帮助。精神性眩晕症的发病机制，一般认为由于患者的恐慌发作，引起过度换气（hyper-ventilation），使血中二氧化碳大量排出体外，导致血管收缩，血管壁阻力加大，心跳加快，从而发生心悸；脑血管收缩、脑组织局部缺血，造成头晕无力及注意力减退；另外，因体液偏碱性，血中游离钙降低，使肌肉发生强直及周围神经敏感皮肤发麻。患者感觉头晕，有的患者虽然有眩晕，却没有伴随眩晕而来的恶心、呕吐。过度换气不仅仅是呼吸速率和深度的增加，而主要是指呼吸的效果超过身体代谢所需，因此有些患者发病时并没有出现明显的呼吸加快现象，患者也未感觉到有过度换气的情形，而是以叹气的形式出现。

## 四、临床症状

90% 以上的患者主诉头晕，常有反复长期持续性头晕，但不能清楚地描述其头晕的感觉。当处于如超市或商场等人流众多的场所，便会发生头晕。精神性眩晕的发作，不同于急性前庭系统病变所引起的天旋地转似的眩晕，而是头内部转动或全身晃动感、步态不稳、虚幻不实感等，这种症状少则数周，多则数月乃至数年，如果是继发性精神性眩晕可有间或的眩晕发作。有的患者虽有眩晕，但却没有伴随眩晕而来的恶心、呕吐。部分患者有转动性眩晕，但在 Frenzel 眼镜下并不能看到自发性眼震。60% 以上的患者有头痛症状，一般是比较轻的头痛和头部不适感。患者还可出现呼吸不顺畅、叹气、心悸、胸部闷痛、四肢麻木、面部发红等换气过度综合征的症状。因此，在进行眩晕的严重程度评价时一般没有严重的旋转感，呕吐也很少见，可以有轻度的恶心感。对于这样的临床问题，鉴别诊断是关键。

**1. 病史**

精神性眩晕的诊断主要来自问诊。首先要排除患者是否存在某种心理压力或是精神障碍。若患者不能清楚地描述其头晕的确实感觉，当头晕患者感到"什么都像，又什么都不是"时，此时就可以考虑精神性疾病的可能了。部分患者可伴随呼吸不顺畅、叹气、心悸、胸部闷痛、四肢麻木、脸发红等换气过度综合征。

**2. 全身检查**

一般不会发现阳性体征，患者虽有眩晕，但神经耳科学临床检查一般正常。

**3. 眼震电图检查**

在 Frenzel 眼镜下并不能看到自发性眼震，近一半患者会出现眨眼波或大而随意的眼球运动。冷热水实验：多数患者变温反应正常，部分患者有前庭过度反应性，可能由于过度换气时血中的二氧化碳含量降低，形成偏碱性的体液，游离钙流失，使神经元细胞膜的静息电位下降，造成神经元的兴奋性上升，产生了过强的反应。少部分患者可能出现半规管麻痹，追问病史，这部分患者往往有眩晕、恶心和呕吐的病史，但后来的头晕发作不同于先前的眩晕情况，说明半规管麻痹是先前器质性眩晕的遗留征象，后来的头晕多由于焦虑或恐慌发作造成。Trimble 等认为罹患过器质性前庭病变者，容易导致如神经官能等精神疾病，尤其是强迫症性格（obsessional personality）的患者，容易把器质性疾病转变成精神疾病，应排除可能的前庭病。

**4. 过度换气试验**

过度换气试验有助于精神性眩晕的诊断，为了诱发与患者主诉相似的头晕和恐慌发作等症状，可令患者随意地快速深呼吸，Bass 等建议让患者尽可能地快速呼吸 3 分钟，每分钟约 30 次，Monday 等建议快速深呼吸 90 秒，林炯等则建议让患者尽可能地快速深呼吸 20～24 次，于 25～50 秒内完成，大部分患者可诱发出与发病时相似的头晕或不舒服，少数正常人在过度换气后也可有面部发热、心跳加快、手麻、头晕眼花等症状。1986 年 Nedzelski 等提出诊断标准，下列 6 项中具有 5 项者，便可诊断为精神性眩晕：①患者描述其病史时，旋绕曲折，不能清楚地描述其真正的头晕的感觉，甚至有情绪化的描述，使问诊的医生困惑不解，无法顺利问诊；②头晕发作的时间很长，持续数周甚至数月以上；③缺少器质性前庭病变的症状；④合并相关的精神性疾病的症状；⑤神经耳科学检查、物理学检查及实验室检查均正常；⑥令患者过度换气后，可诱发出相似的头晕或其他不舒服症状。

**五、鉴别诊断**

诊断精神性眩晕之前，一定要先排除甲状腺功能亢进症（thyrotokicosis）、阵发性心动过速、低血糖状态、贫血或嗜铬细胞瘤等器质性疾病，上述病症易使患者产生焦虑不安的状态，所以甲状腺功能检查、空腹血糖测试和血色素的检测非常重要。行脑部 CT 或 MRI 检查以排除颅内器质性病变，并请精神科、神经科及内科等相关科室会诊。以免误诊。

## 六、治疗

精神性眩晕的治疗与其他前庭疾病不同，主要靠良好的医患关系，减轻人的焦虑不安，并借助行为治疗法（behavioral therapy）、抗焦虑或抗抑郁药物和生物反馈松弛法（relaxation bio-feedback methods）以解决基本的焦虑及失眠等问题，但要避免长期使用镇静药物，以免加重药物的耐受性和依赖性。大部分患者在眩晕门诊就能处理，但对于那些有明确精神或心理病症的患者或正在服用精神科药物的患者，则应请精神科医生会诊，以协助治疗。

吴子明等研究表明，经过乌灵菌粉药物干预和心理干预 28 天治疗后，精神性眩晕患者不稳感、漂浮感、旋转感、倾倒感和站立困难改善，与治疗前比较不稳感、漂浮感和旋转感差别显著（$P<0.05$），而倾倒感、站立困难改善不明显（$P>0.05$）。心理评价：治疗前，3 种量表评价的结果显示：SCL-90 躯体化障碍患者占 91.9%（34/37），焦虑自评异常患者占 91.9%（34/37），抑郁自评异常患者占 56.8%（21/37）。总体来看，心理评价为轻度异常（3 种量表的得分均为轻度）者占 86.5%（32/37），中度异常（3 种量表的得分均为中度）者占 13.5%（5/37）。治疗后上述情况有改善。躯体化障碍、焦虑和抑郁的异常率都有下降，差异显著（$P<0.01$）。治疗结束心理评价仍旧为异常的患者，临床症状改善也不明显，这部分患者包括所有在开始时评价为中度的患者。由此可见，心理辅导和药物干预是精神性眩晕治疗最为重要的两个方面。在心理干预方面，对于眩晕的患者最为重要的是向患者详细解释眩晕的病因、预后等相关知识。同时还要选择适合患者应用的药物。乌灵菌粉能够使大脑摄取谷氨酸、GABA 的数量增加，使抑制性神经递质 GABA 的合成增加，同时提高大脑皮层 GABA 酸受体的结合活性，从而增强中枢的镇静作用。在以往的一项随机双盲对照实验中，也发现乌灵菌粉对轻度焦虑和抑郁状态的患者，尤其是症状以焦虑抑郁为主（单独焦虑和单独抑郁状态都很少）的患者疗效明确。另有研究显示，黛力新（氟哌噻吨美利曲辛片）联合乌灵胶囊治疗脑卒中后抑郁，药效肯定，不良反应少。黛力新为复方制剂，每片相当于 0.5 mg 氟哌噻吨和 10 mg 美利曲辛，其中小剂量氟哌噻吨具有抗焦虑、抗抑郁作用；美利曲辛是双相抗抑郁剂，具有兴奋特性，镇静作用较弱，两种成分协同调整中枢神经系统功能，具有抗抑郁、抗焦虑、兴奋特性，对于轻中度抑郁焦虑疗效明确。

2002 年，Staab 等用 SSRI 类药物治疗精神性眩晕患者，发现 SSRI 类药物能显著改善精神性头晕的头晕症状，优于前庭抑制剂和苯二氮䓬类药物。另外，朱国燕等研究分析了归因-认知心理治疗模式（RCPM）合并使用帕罗西汀的治疗效果。结果表明 RCPM 与单用帕罗西汀比相比，能显著改善精神性眩晕患者的头晕症状，且能提高服药依从性。它不强调心理治疗和药物治疗的独立作用，而重视心理治疗与药物的协同作用。其中，与患者建立治疗关系是整体治疗的基础；建立心身联系、改变不良认知是治疗的关键；与患者系统性讨论药物治疗，坚定地说明用药的必要性和可预见的疗效，消除患者对精神类药物的偏见和对不良反应的担忧，说明抗抑郁药物起效缓慢的特点，降低患者对疗效的过高期待等，提高了患者对服药的依从性。同时，药物疗效出现后，更有助于患者对症状的重归因和认知重建，这是整体治疗模式获得更好疗效的重要机制之一。

精神性眩晕的临床评价与治疗有其特殊性。在临床实践中首先要正确识别这一疾病，减少误诊，同时要重视与患者的沟通，建立互信，对轻度和中度的精神性眩晕患者在传统治疗的基础上，辅以心理干预，抗焦虑、抗抑郁治疗会明显改善症状。总之，精神性眩晕的诊治与前庭疾病引起的眩晕不同，需要多学科的联合，其中取得患者信任至关重要，首先要使患者能理解病因，配合治疗，同时避免长期使用镇静、前庭功能抑制药物，最佳治疗方法是抗焦虑或抑郁药物，协同认知行为干预、生物反馈、前庭康复。这种治疗模式类似于卒中单元，早期诊断和鉴别诊断需神经科、耳科医师、精神心理科医师的共同参与，后期药物治疗的同时需要护理和康复治疗的配合。只有协同努力，才能更早、更有效地控制精神性眩晕，改善患者的预后及生活质量。

（何京川）

## 参考文献

1. Eckhardt-Henn, ABreuer P, Thomalske C, et al. Anxiety disorders and other psychiatric subgroups in patients complaining of dizziness. J *Anxiety Disord*, 2003, 7: 369-388.

2. 吴子明，古扎力努尔·尼扎木丁，张素珍，等. 精神性眩晕临床诊疗初探. 中国听力语言康复科学杂志，2014, 3（12）：185-188.

3. 史丽丽，赵晓晖，王瑛，等. 乌灵胶囊治疗焦虑、抑郁状态的随机双盲对照研究. 中华神经科杂志，2009, 42（11）：776-779.

4. 李少梅，林耀波，谭少华. 黛力新联用乌灵胶囊治疗脑卒中后抑郁疗效分析[J]. 中国实用医药，2010, 5（17）：149-150.

5. 王成强. 黛力新的用药注意事项[J]. 中国医学创新，2010, 7（16）：180.

6. 陈丽. 黛力新治疗脑卒中后抑郁的临床疗效[J]. 天津药学，1012, 24（3）：21-23.

7. 苏润萍，刘丹，沈朝阳，等. 黛力新联合乌灵胶囊治疗精神性眩晕的疗效观察[J]. 中国实用神经疾病杂志，2014, 23：132-133.

8. 曹建新，王玉兰，任雪霞，等. 重归因—认知—药物模式治疗肠易激综合征的临床疗效研究[J]. 中华行为医学与脑科学杂志，2010, 19（12）：1069-1070.

9. 季伟华，邹静，李颖，等. 3270 例门诊头晕患者的病因分析[J]. 神经病学与神经康复学杂志，2009, 6（1）：9-11.

10. Lin JK, Hsu WY, Lee JT, et al. Psychogenic dizziness[J]. Zhonghua Yi Xue Za Zhi, 1993, 51 (4): 289-295.

11. Staab jP, Ruckenstein MJ, Solomon D, et al. Serotonin reuptake inhibitors for dizziness with psychiatric symptoms[J]. Arch Otolaryngol Head Neck Surg, 2002, 128 (5):

554-560.

12. 朱国燕，曹建新. 重归因-认知-药物模式治疗精神性眩晕的疗效[J]. 神经疾病与神经卫生，2013，13（3）：293-274.

# 第 12 章　运动病

运动病（motion sickness）又称晕动病，最早由 Irwin 于 1881 年提出，是由不适应运动环境或环境的刺激引起的一种机体反应症状，主要表现为头晕、恶心、呕吐、面色苍白和出冷汗等自主神经系统紊乱的症状和体征。

## 一、发病机制

关于运动病的发病机制至今仍未阐明，有多种发病学说。

### 1. 感觉冲突学说

该学说由 Reason 首先提出，之后发展为神经不匹配学说，是各种感觉器官感受到不同信息而产生冲突。机体接受了异常运动刺激时，来自视觉、前庭觉、本体觉之间的信息发生矛盾产生冲突，原本的协调作用被破坏，导致前庭系统功能紊乱而发生运动病。这种不匹配的冲突可发生在视觉与前庭系统中，也可发生在半规管与耳石器系统中（运动病的发病机制之一）。很好地解释了为什么在不同的运动环境可发生也可不发生运动病，而且也解释了适应现象。

### 2. 神经递质假说

该学说最早由 Wood 和 Graybiel 在 1970 年提出，认为运动病的发生与中枢神经系统神经递质失衡有关。

通过基础研究发现脑干前庭核内存在毒芹碱型 Ach 受体，也存在胆碱能神经元和神经末梢，由胆碱能神经元发出纤维将运动相关信息传至小脑绒球、小结、下橄榄核背帽，前庭神经外侧核还存在与 Ach 代谢相关的酶。在运动病发生过程中，可见中枢及血液中 Ach 浓度增高，而抗胆碱药可缓解症状，说明运动病可能与异常运动刺激引起前庭核等部位 Ach 能递质功能增强有关。

前庭刺激后脑干内 NE 含量明降低，脑内 NE 能神经元主要存在于脑干蓝斑核及蓝斑下核，对大脑皮质有广泛投射维持觉醒，也可投射到前庭核，与调制前庭感觉信息传递有关。与运动呕吐关系比较密切的区域也受 NE 神经支配。因此，异常运动刺激引起脑内 NE 能递质功能活动减弱也可触发运动病。

Wood 和 Graybiel 在归纳分析 NE 和 Ach 与运动病相关性的研究基础上提出，运动病的发生可能与前庭感受器受刺激后，中枢 NE 和 Ach 系统之间的平衡失调有关。

另外，组胺能神经递质主要集中在下丘脑-自主神经系统中枢，组胺能神经元发出的纤维分布到几乎所有的脑区，包括前庭核、孤束核、迷走神经背核等，其活动增强可能与运动病相关；运动病患者血浆 5-羟色胺（5-HT）浓度增加，停止刺激后浓度下降，5-HT 受体主要存在于前脑边缘，与情绪的调节及下丘脑功能有关，5-HT$_2$ 受体拮抗剂可有效控制运动病，说明其可能与运动病的发病机制有关。

**3. 其他学说**

如血流动力学改变学说，副交感神经兴奋学说，耳石失重假说，基因遗传学说（血管紧张素转化酶基因、α$_2$-肾上腺素能受体基因、c-fos 基因、钙通道基因、COCH 基因等），以及身体与心理因素均与运动病相关。

## 二、分类

（1）根据发病时所处的运动环境不同，运动病分为空晕病（晕机病）、晕船（海）病、晕车病、航天运动病、模拟器病等。

（2）根据感受冲突信息不匹配，运动病分为两类，即感受器之间不匹配（视觉与前庭觉信息输入不匹配）和感受器内部不匹配（半规管与耳石器信息输入不匹配）。其中各自又分有亚型，如视觉与前庭觉冲突分为Ⅰ型和Ⅱ型，Ⅰ型为视觉和前庭系统同时输入的信息冲突，Ⅱ型分为 IIa 视觉系统输入信息，而前庭系统无信息输入，IIb 前庭系统输入信息，而视觉系统无信息输入；半规管与耳石器之间冲突中，Ⅰ型为半规管与耳石器同时输入的信息冲突，IIa 为半规管输入信息，而耳石器无信息输入，IIb 为耳石器输入信息，而半规管无信息输入。

（3）根据前庭系统对刺激的方式不同分为耳石器过敏类型（直线加速度刺激后出现的运动病）、半规管过敏类型（角加速度刺激后出现的运动病）、耳石-半规管过敏类型（直线加速度和角加速度刺激后出现的运动病）。

## 三、症状

除了双侧前庭损伤的个体外，每个人都可能在一定环境下发生运动病。运动病的发生受很多因素影响，如引发刺激的强弱、年龄、性别、一般状况等，个体对运动易感性差别也很大。总体上，人群中约 1/3 为运动病易感者，晕车 4%，晕船 25%～30%，晕机 10%，对于特殊的环境，如航空航天人员，第一次飞行约 70% 发生航天运动病。

运动病引发的症状和体征是先感受到眩晕，伴随自主神经的反应，并进行性发展，如最先出现的打哈欠、注意力分散、胃部不适、口干或唾液增多、反酸、干呕、呕吐，呕吐后可有短暂的不适症状缓解，继而再次出现上述症状，甚至加重。症状严重程度与运动的程度和个体敏感性相关。可根据诱发运动病的症状的变化判断受试者的运动病易感性和适应训练的效果。

## 四、易感性预测

运动病的预测，指对个体运动病易感性强弱进行预测。因为个体对运动病的易感性存在着普遍差异，而且与种族、性别、个体的功能状态和环境影响等因素相关联。Hemingway 是最早进行大规模运动病预测的，包括 6 种方式，按预测符合率高低顺序排列，分别为作业环境中检验、油阀试验、病史调查、心理倾向试验、生理倾向检测和适应性观察。

## 五、预防和治疗

尽管用药在防治中有一定的重要作用，但知识辅助方法和应急措施必须结合其他方法，包括心理疏导、适应性锻炼等预防。

根据运动病可能的发生机制，总结如下：

（1）催眠类药物，如巴比妥酸衍生物，主要作用于脑干自主神经中枢，阻断外周冲动向中枢传递，有效率达 67.3%，主要副作用是嗜睡。

（2）中枢神经抑制药物，最先出现的预防药物，机制是增强大脑皮质的抑制过程。

（3）中枢神经系统兴奋药物，增强大脑皮质的兴奋过程，如咖啡因。

（4）作用于自主神经类药物主要是抗胆碱物质，减轻或阻断交感与副交感神经节中的冲动传导。如东莨菪碱、山莨菪碱、阿托品等。

（5）抗组胺类药物，作用于阻断组胺递质的神经传导，常有药物有苯海拉明等。

（6）维生素类，维生素 $B_6$ 可缓解和预防运动病的呕吐症状。

（7）碳酸氢钠可预防运动病，对于晕船的缓解，感受直线加速度的前庭感受器即耳石器官起重要作用，碳酸氢钠使耳石或耳石基底膜溶解，使机体不能再感受直线加速度。

（8）中医药，如生姜、薄荷、半夏等组成的制剂，可能与其作用于 5-HT 有关。

（9）适应性锻炼，一种方式是自然条件下锻炼，如航海人员经常出海，在风浪中训练，如飞行员定期执行飞行任务，并逐渐延长刺激时间和强度；另一种方式是对前庭自主神经系统人工刺激锻炼。

（李海艳）

### 参考文献

1. J. T. Reason, J. J. Bland, Motion Sickness, London, New York, San Francisco, 1975.

2. J. T. Reason, Motion sickness adaptation: A neural mis-1037 match model, J R Soc Med 71 (1978), 819-829.

3. Wood C D, Stewart J J, Wood M J, et al. Effectiveness and duration of intramuscular antimotion sickness medications[J]. J Clin Pharmacol, 1992, 32 (11): 1008-1012

4. Lucertini M, Verde P, Trivelloni P. Rehabilitation from air sick-ness in military pilots: long-term treatment effectiveness[J]. Aviat Space Environ Med, 2013, 84 (11): 1196-1200.

5. Hershkovitz D, Asna N, Shupak A, et al. Ondansetron for the prevention of sea sickness in susceptible sailors: an evaluation at sea[J]. Aviat Space Environ Med, 2009, 80 (7): 643-646

6. ANG L L, Wang J Q, QI R R, et al. Motion sickness: current knowledge and recent

advance［J］. CNS Neurosci Ther, 2016, 22 (1): 15-24.

7. Schmal F. Neuronal mechanisms and the treatment of motion sickness［J］. Pharmacology, 2013, 91 (3-4): 229-241

8. Horn CC, Meyers K, Oberlies N. Musk shrews selectively bred for motion sickness display increased anesthesia-induced vomiting. Physiol Behav, 2014, 24 (14): 1129-1137.

9. Reavley CM, Golding JF, Cherkas LF, et al. Genetic influences on motion sickness susceptibility in adult women: a classical twin study［J］. Aviat Space Environ Med, 2006, 77 (11): 1148-1152.

10. 王彦辰，曾媛，刘辉，等. 盐酸苯环壬酯控释片半透膜包衣工艺优化［J］. 中国医药工业杂志，2018，49（4）：485-490.

11. Estrada A, LeDuc PA, Curry IP, et al. Air sickness prevention in helicopter passenger［s J］. Aviat Space Environ Med, 2007, 78 (4): 408-413

12. Housley GD, Norris CH, Guth PS. Histamine and related substances influence neurotransmission in the semicircular canal［J］. Hear Res, 1988, 35 (1): 87-97.

13. Zhang L L, Wang J Q, QI R R, et al. Motion sickness: current knowledge and recent advance［J］. CNS Neurosci Ther, 2016, 22 (1): 15-24.

14. 侯建萍，晓波，青扬，等. 防晕船口服液对晕船患者心率变异性的影响［J］. 解放军医学杂志，2006，31（5）：489-490.

15. Brainard A, Gresham C. Prevention and treatment of motion sickness［J］. Am Fam Physician, 2014, 90 (1): 41-46.

16. Schmäl F. Neuronal mechanisms and the treatment of motion sickness［J］. Pharmacology, 2013, 91 (3-4): 229-241.

17. Tal D, Hershkovitz D, KAminski-graif G, et al. Vestibular evoked myogenic potentials and habituation to seasickness［J］. Clin Neurophysiol, 2013, 124 (12): 2445-2449.

# 第13章 药物性眩晕

## 第一节 概述

从来没有眩晕病史的人，若在用药过程中出现了不明原因的头昏、头晕及晕厥，应当考虑药物性眩晕。药物性眩晕也称药物中毒性眩晕（drug toxic vertigo），是由药物所致的前庭和耳蜗损害而引起的眩晕。分为急性和慢性两种，急性者在用药当日或数日后即出现症状。大多数为慢性中毒，常在用药后 2～4 周发生，即使停药，症状仍逐日加重，数日后可达高峰，如继续用药，则症状进展更快，此期可历经数年。药物性眩晕是较常见的药物毒性反应的一种，不能不引起高度重视和警惕。药物性眩晕的特点多为周围环境不稳，有颠簸不定的感觉，较少是旋转性的，可伴或不伴眼球震颤。眩晕发生较快，但很少呈发作性。一般发生于用药一定时期以后（过敏反应例外），所损害的前庭或耳蜗功能往往是双侧性的。由于受损的部位不一，或有所侧重，故症状各异。有的以眩晕为其唯一的表现，有的则以耳鸣为主，重症者可两者兼有。此外，常伴头昏、头痛、恶心呕吐、行走不稳、步态蹒跚，静卧时好转。重者可有抽搐、精神意识障碍及其他神经系统症状和体征。上述症状一般在停药后 1～2 周开始好转，但也有某些药物如链霉素可持续数月至半年以上，甚至成为永久性的后遗症。前庭功能检查反应显著减退或消失，可能为永久性，但其他平衡器可以代偿，其临床症状仍可缓解。药物性眩晕除与药物性质有关外，与用药剂量和患者个体差异也有密切关系。各种药物的有效血浓度也各不一致，故应结合具体情况，进行综合分析。

### 六、引起眩晕的药物

引起耳中毒性眩晕的药物有：①抗生素类药，主要是氨基糖苷类药（链霉素、卡那霉素、庆大霉素、新霉素）、林可霉素、克林霉素、多黏菌素类、紫霉素、卷曲霉素、万古霉素、利福平等；②利尿剂（主要有依他尼酸、呋塞米），水杨酸类和奎宁；③催眠类药物如苯妥英钠、巴比妥类；④镇静剂中有吩噻嗪、三环类和苯二氮䓬类；⑤农药，拟除虫菊酯等。⑥其他：抗梅毒用的砷剂、含铅的化妆品，以及汞、磷、土荆芥油、苯、苯胺、煤气、烟碱、酒精、可卡因、一氧化碳等。此外，降低心排血量药物和降血压药物，尤其是交感神经节阻滞剂、钙拮抗剂（硝苯地平、维拉帕米、地尔硫䓬）也可引起眩晕。

### 七、耳中毒药物引起眩晕的机制

多数引起眩晕的药物主要是损害前庭系统及耳蜗的毛细胞，损害前庭系统可能为单侧性，从而扰乱两侧迷路之间的平衡功能以致产生眩晕。水杨酸类及奎宁还可使微血管收缩引起迷路缺血、缺氧，使螺旋器毛细胞遭破坏。造成中毒的主要因素是剂量大、静脉注射或患者有肾功能不全等并发症，也有人认为可能是由于先天因素和对该药敏感所致。影响循环系统引起眩晕的药物，其发生机制主要是低血压、高血压、阵发性心动过速、房室传导阻滞或心率过慢使心脏的有效输出量不足、大脑皮层及前庭系统缺氧而引起眩晕。

### 八、常见药物引起眩晕的表现

链霉素及其同类药物中毒：急性中毒多在用药后数天内发生持续或呈进行性眩晕，伴平衡失调、恶心呕吐，慢性中毒者较多见，一般在用药后 2～4 周开始逐渐出现眩晕，持续数周至数月不等，个别病例可持续数年。多伴有平衡失调、步态不稳等，通常伴眼球震颤，前庭功能检查异常。

水杨酸制剂及奎宁中毒：首先出现耳鸣，眩晕仅为轻度或中度，停药后症状消失快，奎宁中毒可同时出现视力障碍。

## 第二节　分论

### 一、氨基糖苷类抗生素的耳毒性

20 世纪 70 年代以来，由于头孢菌素、氟喹诺酮类等广谱抗菌药物的成功开发，氨基糖苷类抗生素的临床应用呈萎缩趋势。然而，随着近年来结核和泌尿道感染等耐药菌的不断出现、囊性纤维化等疾病对感染控制的需要、生产成本低廉、加之近期发现其能够改善某些遗传病的症状，氨基糖苷类抗生素的应用日趋广泛（白少柏等，2012）。

氨基糖苷类抗生素具有耳毒性，特别是其耳蜗毒性及前庭毒性导致的听力下降和眩晕。氨基糖苷类抗生素引起的耳聋约占药物性耳聋的 83%，是药物性耳聋的首位原因，也是新生儿先天和后天性耳聋及成人耳聋的各种致聋因素中的首位原因（单晓英，1994）。

#### （一）氨基糖苷类抗生素

#### 1. 概述

氨基糖苷类抗生素由氨基糖和氨基环醇以苷键连接而成，呈碱性，水溶性较高，口服很难吸收，须注射给药。与血清蛋白结合率低，绝大多数在体内不代谢失活，经肾排出，半衰期 2～3 小时。代表药物有链霉素、新霉素、卡那霉素、庆大霉素、妥布霉素、阿米卡星、奈替米星和大观霉素等。

### 2. 作用特点

氨基糖苷类抗生素属于静止期杀菌药，抗菌谱广，呈浓度依赖性杀菌，有初次接触效应和较长的抗生素后效应，在碱性环境中抗菌活性增强。

### 3. 作用机制

氨基糖苷类抗生素与细菌核糖体 30S 小亚基结合，导致 RNA 误读，干扰细菌合成有功能的蛋白质，最终有缺陷、无功能的蛋白质在细菌细胞内累积，导致细菌死亡（范亚平，1994）。

### 4. 适应证

氨基糖苷类抗生素适用于中重度肠杆菌科细菌等革兰阴性杆菌感染、中重度铜绿假单胞菌感染（如脑膜炎、呼吸道感染、泌尿道感染、皮肤软组织感染、烧伤、创伤及骨关节感染等，对于严重败血症、肺炎和脑膜炎，须联合应用广谱青霉素、第三代头孢菌素及喹诺酮类），以及应用于治疗鼠疫、布鲁菌病、结核和单纯性淋病。利用口服不吸收的特点，也应用于治疗胃肠道感染、结肠术前准备和肝昏迷。

在发达国家，氨基糖苷类抗生素常用于婴幼儿脓毒血症、伴有并发症的泌尿道感染、腹腔内感染、骨髓炎和耐药结核等疾病，也用于囊性纤维化的绿脓杆菌感染、妊娠期泌尿道大肠杆菌感染和内脏利什曼原虫感染的治疗。

### （二）氨基糖苷类抗生素的耳毒性

#### 1. 几种耳毒性抗生素的临床表现

氨基糖苷类抗生素是引起第八脑神经损害最常见的药物。氨基糖苷类抗生素的耳毒性在最初容易被忽视，可在用药过程中或用药结束后数日、数周甚至数月出现并缓慢发展（黄鹏等，1995）。45% 的耳毒性与肾毒性同时发生。氨基糖苷类抗生素的耳毒性表现为双侧不可逆的感觉神经性听力损伤；约 33% 的用药者会产生耳蜗毒性，其听力下降从高频开始，向中低频发展，除少数早发现早治疗者外，多数难以完全恢复；约 15% 的用药者会出现前庭毒性，表现为眩晕、恶心、呕吐、眼震颤和共济失调，停药后多可逐渐被代偿而缓解。

其中，链霉素和庆大霉素主要损害部位为前庭周围迷路的感觉上皮和前庭神经节，引起眩晕、行走不稳、头昏、头痛、口唇麻木，可有眼球震颤、前庭功能反应减退甚至消失，且常为双侧性。而双氢链霉素、新霉素、卡那霉素、万古霉素及多黏菌素的主要受损部位在耳蜗，内耳科尔蒂器、内外毛细胞和耳蜗核呈退行性变，以双氢链霉素所致者为最常见，主要表现为耳鸣、耳聋。但重症者往往前庭及耳蜗症状兼有。此类抗生素易引起第八脑神经受损，是因为药物易在内耳液中积聚，如卡那霉素在血中的半衰期为 3～4 小时，而在内耳液中则长达 15 小时。此类药物性眩晕虽起病较快，但亦非发作性，而呈渐进性病程。链霉素的毒性反应一般在连续注射 3～5 周后出现，1～2 周内达高峰，眩晕伴口周发麻常为首发症状，停药 1～2 周后症状好转，但亦可持续数日或半年以上。前庭器官的病理性改变可能为永久性的，但因其他平衡功能的代偿作用，眩晕症状可有缓解。血液浓度和剂量与眩晕发生率的密切关系可从下列情况看出：链霉素剂量若达到 2 g/d，2/3 的患者出现迷路受损症状；若剂量减为 1 g/d，则 1/6 出现症状；如剂量达到 3 g/d，则除眩晕外，3 个月左右可出现耳聋，故剂量以 1 g/d 为宜。少数敏感者即使剂量小也可发病。又如庆大霉素产生急性毒性反应约为卡那霉素的 3 倍，但庆大霉素临床常规剂量仅为卡那霉素的千分之一。给予 4 万单位庆大霉素，半小时后血浓度即达高峰，平均为 3 单位/mL 左右，注射后 6 小时，血液浓度多数为 1 单位/mL（祝福民等，1992）。因此肾功能正常的患者，常规剂量一般不会产生症状。国外资料表明，血液浓度大于 12 ug/mL 时，3.1%～5.3% 患者可出现前庭障碍，故治疗时血液浓度不应大于 10 ug/mL，庆大霉素引起耳聋者较少（杨新波，黄正明，2009）。

**2. 氨基糖苷类抗生素耳毒反应的特点**

（1）可造成神经性永久性耳聋，一旦发生目前尚缺乏有效治疗方法。

（2）婴幼儿和儿童非常敏感，可通过胎盘使胎儿中毒，一旦出现耳聋，连电测听器 100 分贝刺激都无听觉反应。

（3）孕妇用药后常可造成婴儿先天性耳聋，造成终身残疾。

（4）使耳蜗听神经细胞中毒、变性、破坏。前庭神经病变相对较轻，以致事先不容易预防。

（5）可能存在过敏变态反应机制，一般来说成年人毒性反应较小（有些慢性肺结核患者在治疗中，用数百克链霉素仍未出现毒性反应），而有些患者尤其婴幼儿和小儿、老人，即使仅用 10 g 左右药物即引起中毒，造成永久性耳聋。

**3. 毒性与类别**

氨基糖苷类抗生素耳毒性大小的排列顺序为：新霉素＞庆大霉素、卡那霉素＞阿米卡星、奈替米星（许寅，张永信，2012）。阿米卡星、新霉素和双氢链霉素的耳蜗毒性大，第三代氨基糖苷类药物依替米星和异帕米星也具有耳蜗毒性（孔维佳，2010）；庆大霉素和链霉素主要影响前庭感觉上皮。

**4. 毒性发生率**

耳蜗毒性发生率排序为：卡那霉素（1.6%）＞阿米卡星（1.5%）＞西索米星（1.4%）＞庆大霉素（0.5%）＞妥布霉素（0.4%）。前庭毒性发生率：卡那霉素（4.7%）＞链霉素（3.6%）＞西索米星（2.9%）＞庆大霉素（1.2%）＞妥布霉素（0.4%）（Jing Xie 等，2011）。急性感染患者使用氨基糖苷类药物治疗 5～7 天，耳蜗毒性的发生率为 20%，前庭毒性的发生率为 15%；囊性纤维化患者进行 3～4 个月的预防性治疗，耳毒性发生率约为 17%；儿童静脉注射氨基糖苷类抗生素治疗时，耳毒性发生率为 21%；结核患者治疗 6～12 个月后，全部出现听力损伤（吉连军等，2012）。

**5. 危险因素**

庆大霉素、阿米卡星和妥布霉素的剂量和耳毒性发生率之间没有相关性。遗传是耳毒性发生的危险因素。研究发现，人线粒 DNA 中编码 12SrRNA 的基因，第 1555 位碱基发生 AG 突变，或者第 1494 位碱基发生 CT 突变，可形成新的 1494C-G1555 或 1494U-A1555 碱基配对（Min-Xin Guan，2011）。这些突变使人的核糖体与细菌的核糖体相类似，能够结合氨基糖苷类抗生素，从而产生耳毒性。具有上述线粒体突变的个体，对氨基糖苷类抗生素诱导的听力损害更易感，应避免使用氨基糖苷类抗生素。但此类个体即使使用前庭毒性很大的庆大霉素，前庭功能也很少或完全不受影响。

### 6. 病理变化

对动物和人的研究均提示，耳毒性的主要病理变化是内耳螺旋器毛细胞的消失。毛细胞死亡从耳蜗底部向耳蜗顶部延伸，从内毛细胞向外毛细胞发展。也包括前庭壶腹嵴毛细胞的消失，以及球囊和椭圆囊感觉上皮的破坏；神经纤维、螺旋神经节和支持细胞随后出现退行性改变。阿米卡星致聋大鼠鼓阶壁上皮出现炎性渗出、细胞间隙增宽（李登科等，2012）。

### 7. 氨基糖苷类耳毒性的机制

氨基糖苷类药物被毛细胞通过通道、受体介导的入胞作用等多种途径摄取，在细胞内与铁结合成具有氧化还原活性的化合物，或通过破坏线粒体，或激活 NADPH 氧化酶，从而产生活性氧自由基，与蛋白质、脂质和核酸反应，导致细胞死亡。也有证据表明，氨基糖苷类抗生素通过与磷酸肌醇结合，耗竭 3-磷酸肌醇，抑制钾离子通道而导致细胞死亡。研究结果也显示氨基糖苷类可能通过磷酸化、去乙酰化等对组蛋白进行化学修饰，改变基因表达活性，进而通过信号传导激活细胞凋亡途径，导致毛细胞死亡（Huth 等，2011）。

## 二、非氨基糖苷类药物引起的眩晕

### 1. 抗原虫类药物

（1）异烟肼：吸收较快，服后 1～2 小时血液浓度即可达到高峰，并通过血脑屏障进入脑脊液，且二者浓度相近，常用量为 5～8 mg/（kg·d），一次口服比分次口服的血液高峰浓度为高，而疗效和血高峰浓度有关，但和持续浓度关系不大。常规治疗量时，有 1%～5% 的患者可有眩晕、头痛，单用大剂量时毒性反应则明显增多，超过 6 mg/（kg·d），则神经系统毒性反应加重和增多，重症者可有视神经炎、精神和情绪障碍及惊厥等，故不宜大剂量持续应用；某些毒性反应与维生素 $B_6$ 缺乏症状相似，是由于两者化学结构相似，可竞争抑制色氨酸酶，从而妨碍维生素 $B_6$ 的作用，故合用维生素 $B_6$（100 mg）可防治本药的神经系统毒性反应。有肝肾疾病者，毒性反应也明显增多。

（2）奎宁：毒性反应除眩晕、耳鸣外，还可有视力减退。停药后即可消失。

### 2. 神经系统药物

较常引起眩晕的药物有苯妥英钠和酰胺咪嗪。

（1）苯妥英钠（大仑丁）：为抗癫病、抗神经痛及抗心律失常的常用药。因应用广泛，应用时间又长，如不注意服用剂量及检测血药浓度，易引起中毒性损害。主要损害前庭末梢器，可累及小脑，均可导致眩晕、平衡失调、眼球震颤、共济失调。因此这些患者应定期随访，必要时检测血药浓度，调整药物剂量。本药物在脑组织中达到有效浓度较慢且不规则，单剂口服后 8 小时，血液浓度可达到高峰；常规治疗用量为 4～8 mg/(kg·d)（分 2～3 次口服），连续 6～10 天开始达到有效稳定水平（10～20 ug/mL）。口服后血浆半衰期平均为 22 小时（7～42 小时），与血浆蛋白结合率高达 85%～93%，而脑组织尤其是大脑皮层中的浓度较血液浓度高 2～3 倍（Lin E 等，2013）。药物由胆汁、尿及唾液腺排出。本药在肝内代谢差异颇大，故血液浓度个体差异悬殊。苯妥英钠的有效血液浓度和产生毒性反应的浓度相当接近，当达到 20～40 ug/mL 时，即可产生急性中毒症状，引起眩晕、复视、共济失调。眼球震颤是中毒的最可靠指征，应及时换药，但应逐渐停药，因久服后骤停可致癫痫发作。中毒重症者还可有昏睡、精神障碍、周围神经疾病。慢性中毒可致小脑萎缩。

（2）酰胺咪嗪（卡马西平）：有抗癫痫及抗神经痛作用。多数患者服药 24 小时内显效，但疗效不持久，长期服用有耐药性。常规剂量为 200～300 mg，3～4 次/日；每日口服 600～1200 mg，可获有效血液浓度（5～10 ug/mL）（Verdel BM 等，2008）。常见毒性反应除眩晕、嗜睡、恶心外，少数可有共济失调、视力模糊、手颤、精神障碍等，并可有粒细胞及血小板减少、肝脏损害、贫血、碱性磷酸酶增高，故一般不宜长期应用。

**3. 间接引起眩晕的药物**

此类药物可引起全身血压下降，导致椎-基底动脉缺血，直接影响前庭系统，特别是脑干前庭核而引起眩晕，因此大多数患者多为使用降压剂、血管扩张剂、镇静安眠剂不当者。临床症状除眩晕外，常有脑干病变的各种症状或体征。多见于老年人，因为老年人多伴有脑动脉硬化，肾上腺及间脑对系统血压调节功能明显减弱，即使少量使用上述药物，也可引起严重后果，特别是发生过脑卒中者，更应慎用（Zhang L 等，2015）。此外，老年人发生颈椎增生和心脏病较多，由于供血不足而易发生症状。故老年人用药应避免使用速效、强效或可产生直立性低血压的神经节阻滞剂，如胍乙啶、咪噻芬、美卡拉明，也不宜用氯丙嗪和异戊巴比妥钠等作用较强的镇静安定剂。

## 三、预防与治疗

**1. 预防**

药物性眩晕大多数由于临床考虑不足或用药不当所致。要防止药物性眩晕的发生，就必须提高对正确用药和对本病的认识。应注意如下几个方面：①必须详细了解容易引起眩晕的药物的药理特性及毒性反应，特别是新型制剂。②应仔细询问眩晕患者摄取或滥用有关药物的病史，以及使用该药物的家族中毒史，对有家族中毒史和肝肾疾病患者，尤应慎用，采用最低有效剂量。用药必须结合具体病情，全面予以考虑，特别注意肝肾功能及心脑血管状态。③严格掌握适应证，除非病情十分需要，应避免使用一般耳毒性药物，特别是氨基糖苷类药物。小儿、老人、孕妇应慎用。④用药方式尽量采用口服，并由小剂量开始，逐渐增加，并以常规剂量为限。如果需要超剂量应用，则仅限短期，另外，应加强临床有关毒性反应的观察，在应用耳毒性药物时，应经常注意患者是否有头晕、耳鸣等症状，定期做电测听及前庭功能监护，及时发现中毒早期征象，采取措施。给药应尽量减至最低有效剂量。严格禁止同时使用两种耳毒性药物。使用时必须避免疗程过长。⑤对有多脏器疾病的老年患者，药物的半衰期明显延长，体内代谢及排泄功能、调节功能均已减弱，长期应用药物须特别慎重。⑥某些药物的有效血液浓度及中毒血液浓度极为接近，其个体差异也显著，因此在用药物过程中，如有条件，应测定其血液浓度，以指导用药剂量及方式（Mazurek B. 等，2012）。⑦发生轻度毒性反应时，应立即停药，并采取有效措施，进行治疗，还须定期检查，以防后遗症的产生。

### 2. 治疗

一旦出现中毒现象，必须立即停药，对中毒患者测试血药浓度，密切注意肝肾功能情况。可选用如下药物和方法治疗。

（1）硫代硫酸钠：能分离出游离的硫原子，起解毒作用。用 0.32～0.64g 加生理盐水 40mL，静脉注射，每日 2 次，或 0.32g 加生理盐水 3mL 肌注，每日 2 次（Zhanel GG 等，2012）。

（2）硝酸士的宁：1 mg，肌注，每日 2 次，能治疗头晕、耳鸣和听力下降等毒性反应。

（3）硫酸软骨素：20～40 mg，肌注，每日 2 次；或 0.6～1.2 g，口服，每日 3 次。

（4）5% 碳酸氢钠：60 mL 缓慢静注或 250 mL 静滴，每日 1 次，可提高血浆晶体渗透压，吸收内耳淋巴液的水分。

（5）利多卡因：能调节自主神经，改善内耳微循环。每次 40～60 mg（1 mg/kg）加 50% 葡萄糖 40 mL 缓慢（5 分钟）静脉注射，每日 1～2 次，5～10 天为 1 个疗程（Bas E. 等，2012）。

（6）改善神经营养代谢药物：乙酰谷酰胺 0.5～1.0 g 加 10% 葡萄糖 500 mL 中静脉滴注，每日 1 次；三磷酸腺苷 20 mg，辅酶 A 50～100 u，每日 1 次，肌注；维生素 A 25000 u；复合维生素 $B_2$ 片，泛酸，50 mg，均每日 3 次，口服。

（7）其他，如 5% 二氧化碳与 95% 氧气的混合气体吸入或者高压氧治疗。

（张海）

### 参考文献

1. 白少柏，等. 解放军第 307 医院 2008—2010 年抗菌药物应用分析. 药学服务与研究，2012，12（1）：25-29.

2. 单晓英. 妊娠期用药对胎儿的影响. 承德医学院学报. 1994，11（4）：62.

3. 范亚平. 耳毒性药物. 中国医院药学杂志. 1994，14（6）：278-279.

4. 黄鹏，等. 可引起耳毒性的药物. 中国医院药学杂志. 1995，15（4）：186.

5. 祝福民，等. 庆大霉素的不良反应及防治. 实用医学杂志. 1992，8（4）：40-41.

6. 杨新波，黄正明主编. 药物不良反应与药源性疾病的防治. 北京：军事医学科学出版社. 2009：243-257.

7. 许寅，张永信. 世界卫生组织与 20 国抗菌药基本药物目录比较分析. 上海医药，2012,33（3）：12-17.

8. 孔维佳主编. 耳鼻咽喉头颈外科学. 第 2 版. 北京：人民卫生出版社. 2010：162-163.

9. Jing Xie, Andra E. Talaska, Jochen Schacht. New developments in aminoglycoside therapy and ototoxicity. Hearing Research. 2011, 281: 28-37.

10. 吉连军，刘芳，张俊. 依替米星和异帕米星致耳毒性的病例分析. 中国药物应用与监测，2012，9（2）：103-105.

11. Min-Xin Guan. Mitochondrial 12S rRNA mutations associated with aminoglycoside ototoxicity. Mitochondrion. 2011, 11:237-245.

12. 李登科，赵立东，孙建和，等. 阿米卡星致聋大鼠鼓阶壁上皮超微结构的改变. 中华耳科学杂志，2012，10（1）：74-79.

13. M. E. Huth, A. J. Ricci, A. G. Cheng. Mechanisms of Aminoglycoside Ototoxicity and Targets of Hair Cell Protection. International Journal of Otolaryngology. 2011: 1-19.

14. Lin E, et al. Best matches for drug toxic vertigo: Pharmacology of balance and dizziness. Neuro Rehabilitation. 2013.

15. Verdel BM, et al. Drug-related nephrotoxic and ototoxic reactions: a link through a predictive mechanistic commonality. Drug Saf.2008.

16. Zhang L, et al. Fatal diphenidol poisoning: a case report and a retrospective study of 16 cases. Forensic Sci Med Pathol. 2015.

17. Mazurek B, Lou X, Olze H, Haupt H, Szczepek AJ. In vitro protection of auditory hair cells by salicylate from the gentamicin-induced but not neomycin-induced cell loss. Neurosci Lett. 2012, 6; 506 (1): 107-10.

18. Zhanel GG, Lawson CD, Zelenitsky S, et al. Comparison of the next-generation aminoglycoside plazomicin to gentamicin, tobramycin and amikacin. Expert Rev Anti Infect Ther. 2012, 10 (4): 459-73.

19. Bas E, Van De Water TR, Gupta C, et al. Efficacy of Three Drugs for Protecting Against Gentamicin-Induced Hair Cell and Hearing Losses. Br J Pharmacol. 2012, 9. doi: 10. 1111/j. 1476-5381. 2012. 01890. x.

# 第14章 突发性聋伴发的眩晕

## 第一节 突发性聋

突发性聋（简称突聋），也称急性特发性感音神经性听力损失，是指 72 小时内突然发生的、原因不明的感音神经性听力损失，至少在相邻的两个频率听力下降≥20 dBHL。突发性聋是较为常见的耳科急症，美国突发性聋的发病率为（5～20）/ 10 万人。

### 一、听力损失分级

根据世界卫生组织（WHO）1997 年制定的标准进行听力损失分级，以 500 Hz、1000 Hz、200 Hz、4000 Hz 四个频率的平均听阈进行分级。0 级（正常）：≤25 dBHL；1 级（轻度）：26～40 dBHL；2 级（中度）：41～60 dBHL；3 级（重度）：61～80 dBHL；4 级（极重度）：≥81 dBHL。

### 二、突发性聋听力曲线的分型

突发性聋根据听力损失累及的频率和程度，将听力曲线分为 4 种类型。

低频下降型：1000 Hz（含）以下频率听力下降，至少 250 Hz、500 Hz 处听力损失≥20 dBHL。

高频下降型：2000 Hz（含）以上频率听力下降，至少 4000 Hz、8000 Hz 处听力损失≥20 dBHL。

平坦下降型：所有频率听力均下降，250～8000 Hz（250、500、1000、2000、3000、4000、8000）的平均听阈≤80 dBHL。

全聋型：所有频率听力均下降，250～8000 Hz（250、500、1000、2000、3000、4000、8000 Hz）平均听阈≥81 dBHL。

### 三、突发性聋的病理生理学

突发性聋的病因和病理生理机制尚未完全阐明，局部因素和全身因素均可能引起突聋，常见病因包括血管性疾病、病毒感染、自身免疫性疾病、传染性疾病、肿瘤等。只有 10%～15% 的突聋患者在发病期间能够明确病因，另有约 1/3 患者的病因是通过长期随访评估推测或确认的。一般认为，精神紧张、压力大、情绪波动、生活不规律、睡眠障碍等可能是突聋的主要诱因。目前较公认的发病机制包括内耳血管痉挛、血管纹功能障碍、血管栓塞或血栓形成、膜迷路积水记忆毛细胞损伤等。不同类型的听力曲线可能提示不同的发病机制，在治疗和预后上均有较大差异：低频下降型多为膜迷路积水；高频下降型多为毛细胞损伤；平坦下降型多为血管纹功能障碍或内耳血管痉挛；全聋型多为内耳血管栓塞或血栓形成。

**1. 病毒感染**

据临床观察，不少患者在发病前曾有上感前驱症状，流行病学研究及对患者的血清病毒转化实验也检出多种感染病毒，如流感病毒 B、腮腺炎病毒、麻疹病毒、风疹病毒、巨细胞病毒、带状疱疹病毒等。国外学者报道了从人内耳外淋巴中分离培养了巨细胞病毒与腮腺病毒，并用血清化法证明活动病毒的感染存在。对 ISHL 的颞骨组织学切片呈现病毒感染征象：毛细胞、神经节细胞破坏损失，血管纹萎缩。病毒感染可引起神经组织的直接损伤，也可引起脉管结构和红细胞损伤从而导致循环障碍。

**2. 内耳的血液供应**

内耳的血液供应来自迷路动脉，解剖分析证实该动脉是供应内耳血液的唯一动脉，迷路动脉除了受自主神经系统及局部调控机制的影响外，也受血压、血流动力学的影响。患者血管痉挛、血流障碍、血液呈黏凝状态、微血栓的形成等是造成特发性耳聋（ISHL）的原因。患者血浆内皮素（ET-1）升高而降钙素基因相关肽（CGRP）降低，ET-1 具有强大的缩血管作用和促进血管平滑肌增殖作用，并参与机体多种重要功能。CGRP 是目前已知的体内最强的舒血管活性多肽，其特点是浓度低、生效快、作用明显且持久。血管因素是本病发病的重要因素，而血浆 ET-1 和 CGRP 又对血管功能有重要作用。

**3. 自身免疫功能**

研究表明，内耳膜迷路具有免疫应答、免疫防御和免疫调节能力，在某些病理条件下，内耳组织可成为自身抗原，激发内耳免疫反应。耳蜗的毛细血管是无孔毛细血管，内淋巴囊的毛细血管是有孔毛细血管，可能有过滤功能。在机体循环中，抗体可循此途径进入内耳，内耳是一个能接受抗原刺激并产生免疫应答的器官，内淋巴囊在内耳免疫应答中具有重要作用，内耳免疫应答是其保护性机制的一部分，但如果过于强烈可损伤内耳，引起膜迷路的破坏。

## 四、突发性聋的流行病学特点

近年来国内突发性聋的研究逐渐升温，前庭学研究也在迅速发展。耳蜗和前庭在解剖上有着密切关系，国外文献报道，28%～57% 的突聋患者在听力下降的同时会伴有前庭损伤症状，这部分患者往往听力损伤较重且预后欠佳。中华医学会耳鼻咽喉头颈外科学分会和中华耳鼻咽喉头颈外科杂志编委会组织的突发性聋多中心临床研究报道，有 28.91% 的突聋患者伴有眩晕或头晕症状。

我国突发性聋多中心研究显示，发病年龄中位数为 41 岁，男女比例无明显差异，左侧略多于右侧，双侧突聋发病率较低，约占全部患者的 1.7%～4.9%。由于女性患者似乎更易罹患眩晕，所以突发性聋患者中伴有眩晕的多为女性。

# 第二节 突发性聋伴发的眩晕

## 一、定义、类型和诊断

突发性聋伴发的眩晕是指突然发生原因不明的感音神经性听力损失，并在短时间内出现眩晕（也有首先表现为眩晕继而出现听力下降者），可伴有恶心、呕吐、头痛等症状。眩晕的程度轻重不一，多数较重，持续时间一般较梅尼埃病的眩晕发作要长，可卧床数日不起，患者多有精神不振，但眩晕恢复后不再复发。

Kim 和 Ban 曾明确提出，继发于突聋的良性阵发性位置性眩晕（BPPV）与原发性 BPPV 均以后半规管发病为主，但可累及多管，且眩晕与听力下降多同时出现，继发性 BPPV 较原发性 BPPV 需要更多的复位次数。吴子明等将突聋伴发的发作性眩晕分为 3 类：急性发作的一侧前庭功能低下、BPPV 和前庭功能正常；Lee 和 Ban 将前庭功能检查的结果也分为 3 类：半规管瘫（canal paresis）、BPPV 和无特异性发现；两者的分类情况是一致的。前两种情况的诊断是相对明确的，如急性前庭病、迷路缺血、病毒性迷路神经炎、BPPV；而对于前庭系统短暂缺血发作且前庭功能检查正常的患者，临床上缺乏明确的诊断指标，多根据症状及相关的内科情况做出诊断。

急性发作的一侧前庭功能低下，可以在英文文献中找到对应的词，即 acute peripheral vestibulopathy，在这一名称下，有两种诊断名词可以采用：病毒性神经迷路炎和迷路缺血（labyrinthine ischemia）。前庭神经炎指局限于外周前庭系统的损伤，而病毒性神经迷路炎是指突发性聋同时也有眩晕情形。病毒性神经迷路炎和迷路缺血的鉴别有下述几点：前者前庭症状在数小时内起病，在数天内症状逐渐减轻，前庭功能检查显示功能低下；后者起病突然，前庭功能检查无反应，为重度感音神经性聋。但遗憾的是，目前还没有客观手段证实上述见解，因此，在临床诊断的把握上容易出现争议。而对于 BPPV，这一疾病在突发性聋患者中实际上并不少见，曾有类似的研究发现，在一组突发性聋患者中，这类眩晕的发生率可达 38.9%（35 / 90）。BPPV 这一疾病诊断明确，临床诊断没有争议。而前庭系统短暂缺血发作是指临床眩晕发作时间短暂，前庭功能检查正常这样一类眩晕患者，同样，这类患者也往往缺乏明确诊断的指标，往往是根据症状及有关的内科情况做出诊断。

## 二、临床表现

突发性聋患者冬季及初春发病较多。多为单侧耳患病。多数在数分钟至数小时内，少数在 72 小时内患耳听力迅速下降到最低水平。多呈中度至重度听力损失，少数可呈极重度听力损失或全聋。往往先感患侧耳鸣及耳闷，继之听力骤降。少数患者可无耳鸣，发病多在凌晨或起床后不久，往往无先兆，但可能有诱因，如过度劳累、感冒发热、情绪紧张或饮烈性酒等。部分患者诉双耳同时发病。有近半数患者在听力症状发生后 48 小时内发作眩晕，伴恶心甚至呕吐。眩晕的程度轻重不一，多数较重，可卧床数日不起。眩晕持续时间一般较梅尼埃病要长，但减退后不再发作。

### 三、检查

**1. 必须进行的检查**

（1）耳科检查：包括耳周皮肤、淋巴结、外耳道及鼓膜等。注意耳周皮肤有无疱疹、红肿，外耳道有无耵聍、疖肿、疱疹等。

（2）音叉检查：包括 Rinne 试验、Weber 试验和 Schwabach 试验。

（3）纯音测听：包括 250 Hz、500 Hz、1000 Hz、2000 Hz、3000 Hz、4000 Hz 及 8000 Hz 的骨导和气导听阈。

（4）声导抗检查：包括鼓室图和同侧及对侧镫骨肌声反射。

（5）眩晕症状者应进行自发性眼震检查，床旁 Dix-hallpike 试验和（或）Roll 试验。

**2. 可能需要进一步完善的检查**

（1）其他听力学检查：例如，耳声发射、听性脑干反应（ABR）、耳蜗电图、言语测听（包括言语识别阈和言语识别率）等。

（2）影像学检查：包含内听道的颅脑或内耳 MRI，应注意除外听神经瘤等桥小脑角病变；根据病情需要可酌情选择颞骨 CT 检查。

（3）实验室检查：血常规、血生化（血糖、血脂、同型半胱氨酸等）、凝血功能（纤维蛋白原等）、C 反应蛋白等。

（4）病原学检查：支原体、梅毒、疱疹病毒、水痘病毒、HIV 等。

（5）前庭和平衡功能检查：包含视眼动功能评价、变位性检查、冷热试验、VEMP、摇头眼震检查等，同时对患者进行眩晕残疾量表（DHI）评价。

### 四、诊断标准

（1）在 72 小时内突然发生的，至少在相邻的两个频率听力下降≥20 dBHL 的感音神经性听力损失，多为单侧，少数可双侧同时或先后发生。

（2）未发现明确病因（包括全身或局部因素）。

（3）可伴耳鸣、耳闷胀感、耳周皮肤感觉异常等。

（4）可伴眩晕，恶心、呕吐。

### 五、伴有眩晕的突发性聋患者耳蜗症状和前庭症状的关系

**1. 耳蜗症状与前庭症状的时间关系**

Kim 和 Ban 研究发现，仅 11% 的患者眩晕症状早于耳蜗症状出现，68% 的患者耳

蜗症状与眩晕同时出现，20% 的患者耳蜗症状早于前庭症状出现，与国内高云、单希征等研究结果基本一致（同时发生者占 55.7%，耳蜗症状早于眩晕者占 36.5%，晚于眩晕者占 7.8%）。前庭症状与耳蜗症状出现的时间差提示，耳蜗对于缺血的耐受性可能弱于前庭。另外，症状出现时间可能与病因有关，病毒性迷路炎由于病毒感染的连续性和进展性，前庭和耳蜗的受累会有时间差，其症状出现时间会有个体差异；如果血管因素是主要病因的话，那么耳蜗症状和前庭症状应该同时出现，因为迷路的血液供应主要来源于耳蜗总动脉。一般认为，病毒感染起病缓慢，而内耳缺血则起病突然。

**2. 耳蜗症状与前庭症状的侧别关系**

理论上，突发性聋患侧与前庭功能低下侧别一致的，因为解剖学上耳蜗与前庭关系十分密切，而事实上有研究发现，有个别患者两者侧别并不一致。对于不同侧别损伤的病例，可以考虑如下原因。

（1）一侧前庭功能低下患者，既往有对侧耳感音神经性聋病史，但不是突聋，同时由于患者年龄较大，眩晕持续时间较长，有高血压病史，所以不能排除患耳突聋之前对侧前庭功能已经受损。

（2）水平半规管 BPPV 患者突聋侧别与 BPPV 患侧不一致，可能是由于水平半规管的眼震方向和侧别判定本身就存在不确定性，以及目前的前庭功能检查方法有限，不能全面反映患者的前庭功能状况。

**3. 前庭功能与听力曲线类型之间的关系**

纯音测听结果是另一值得关注的问题，在突发性聋伴发的眩晕患者中，低频听力下降是罕见现象，伴发眩晕的突发性聋，一般听力损失均较严重，尤以高频听力下降为必备的特点。如果从内耳循环的角度考虑这一情形，似乎可以解释这一现象。根据耳蜗与前庭的血供模式，如果累及迷路动脉，可表现出耳蜗与前庭双重症状，此时听力可为全频损失；如果累及前庭动脉可只出现前庭症状；如果累及前庭耳蜗动脉，可表现为高频听力下降及前庭症状；如果累及耳蜗动脉，可仅有耳蜗症状。至于前庭症状迟于耳蜗症状，可能是耳蜗毛细胞对缺氧的敏感性高于前庭毛细胞的结果。

## 六、鉴别诊断

突发性聋首先需要排除脑卒中、鼻咽癌、听神经瘤等严重疾病，其次需要排除常见的局部或全身疾病，如梅尼埃病、各种类型的中耳炎、病毒感染如流行性腮腺炎、耳郭带状疱疹（Hunt 综合征）等。

由于不少局部和全身疾病可累及内耳引起听力突降和眩晕，应与突发性聋伴眩晕鉴别，以求能及时得到正确的诊治。下列诸病可能误诊：

**1. 梅尼埃病**

不少梅尼埃病初发时患耳听力可以迅速降到约 60 dBHL，无论是否发作眩晕，都可能误诊为突发性聋伴发的眩晕。随诊可以发现听力大幅度波动，出现以低频听力损失为主的纯音听阈曲线，并反复发作眩晕。

**2. 脑桥小脑角肿瘤**

此部位带蒂的肿瘤，如神经纤维瘤可因外力作用移动压迫内耳动脉，引起听力突降，也可伴发眩晕。影像学检查可以发现肿物。

**3. 大前庭水管综合征**

如不伴其他畸形，听力可从正常突然大幅下降。此病多发于幼儿，多数为双耳同时发病，听力波动性下降，有较明确的发病诱因，如发热或头部碰撞。影像学检查可明确诊断。

**4. 内耳动脉栓塞**

应有较明确的来源。先天性或风湿性心脏病心脏瓣膜上的赘生物脱落，栓塞内耳动脉可突发性全聋伴眩晕。栓子多发生于心功能尚较好的代偿期，患者可能忽略更重要的全身性疾病。对突发的全聋或极重度听力损失伴眩晕的患者，应详细询问及检查，并及时转科会诊。

**5. 其他全身性疾病**

如糖尿病、血液病、出血性紫癜、胶原病、麻疹、腮腺炎及先天性梅毒等均可引起听力突然大幅下降，应视为该病的并发症，不难与此病鉴别。

## 七、治疗

突发性聋结合听力曲线图分型给予改善内耳循环、糖皮质激素和神经营养等药物治疗；眩晕则根据诊断选择前庭康复、耳石复位和改善内耳循环等治疗。

中国突发性聋多中心临床研究数据显示：根据听力曲线图分型对突发性聋的治疗和预后具有重要指导意义；改善内耳微循环药物和糖皮质激素对各型突发性聋均有效，合理的联合用药比单一用药效果要好；低频下降型疗效最好，平坦下降型次之，而高频下降型和全聋型效果不佳。

### （一）突聋基本治疗建议

**1. 突聋急性发作期（3 周以内）**

多为内耳血管病变，建议采用糖皮质激素+血液流变学治疗（包括血液稀释、改善血液流动度，以及降低黏稠度/纤维蛋白原），具体药物有银杏叶提取物、巴曲酶等。

糖皮质激素的使用可口服给药：泼尼松每天 1 mg/kg（最大剂量建议为 60 mg），晨起顿服；连用 3 日，如有效，可再用 2 日后，不必逐渐减量，如无效可以直接停药。激素也可静脉注射给药，按照泼尼松剂量类比推算，甲泼尼龙 40 mg 或地塞米松 10 mg，疗程同口服激素。

激素治疗首先建议全身给药，局部给药可作为补救性治疗，包括鼓室内注射或耳后注射。鼓室内注射可用地塞米松 5 mg 或甲强龙 20 mg，隔日 1 次，连用 4～5 次。耳后注射可以使用甲强龙 20 mg～40 mg，或者地塞米松 5～10 mg，隔日 1 次，连用 4～5 次。如果患者复诊困难，可使用复发倍他米松 2 mg（1 mL），耳后注射 1 次即可。对于有高血压、糖尿病等病史的患者，在征得其同意，密切监控血压、血糖变化的情况下，可以考虑全身酌情使用糖皮质激素或者局部给药。

**2. 突发性聋的神经损伤**

突发性聋可能会出现听神经继发性损伤，急性期及急性期后可给予营养神经药物（如甲钴胺、神经营养因子等）和抗氧化剂（如硫辛酸、银杏叶提取物等）。

**3. 同种类型的药物**

不建议联合使用。

**4. 高压氧的疗效**

目前对于高压氧的疗效国内外尚有争议，不建议作为首先治疗方案。如果常规治疗效果不佳，可考虑作为补救性措施。

**5. 停药**

疗程中如果听力完全恢复可以考虑停药，对于效果不佳者可视情况延长治疗时间。对于最终治疗效果不佳者待听力稳定后，可根据听力损失程度，选用助听器或人工耳蜗等听觉辅助装置。

**6. 分型治疗推荐方案**

全聋型、高频下降型、平坦下降型的痊愈率较低，尤应尽早积极治疗。

低频下降型：①由于可能存在膜迷路积水，故需要限盐，输液量不宜过大，最好不用生理盐水。②平均听力损失<30 dB 者，自愈率较高，可口服给药，包括糖皮质激素、甲磺酸倍他司汀、改善静脉回流药物（如马栗种子提取物）等，也可考虑鼓室内或耳后注射糖皮质激素（甲泼尼龙、地塞米松或复方倍他米松）；听力损失≥30 dB 者，可采用银杏叶提取物+糖皮质激素静脉给药。③少部分患者采用②方案治疗无效，和（或）耳闷加重，可给予降低纤维蛋白原（如巴曲酶）及其他改善静脉回流的药物治疗。

高频下降型：①改善微循环药物（如银杏叶提取物等）+糖皮质激素；②离子通道阻滞剂（如利多卡因）对于减轻高调耳鸣效果较好；③可考虑使用营养神经类药物（如甲钴胺等）。

全频听力下降者（包括平坦下降型和全聋型）：①降低纤维蛋白原（如巴曲酶）；②糖皮质激素；③改善内耳微循环药物（如银杏叶提取物等）。建议尽早联合用药治疗。

**（二）眩晕的处理原则**

如能明确病因则对病因进行治疗，否则对症治疗。

病因治疗：引起眩晕的原因如已明确，针对病因及患者的具体情况选择合适的处理，争取病变早日消退。如 BPPV 考虑为半规管中游离耳石引起，则采取耳石复位手法治疗，可很快见效。但若为高龄患者或有高血压、心脑血管病、较重的颈椎病等的患者，则慎用复位手法。

对症治疗：突发性听力损失伴眩晕等病因不明，眩晕发作时多采取对症治疗，以止晕为主，选用抗胆碱药物或抗组胺药物，恶心呕吐较重时选用止吐剂，注意纠正脱水及电解质不平衡，有酸中毒倾向时静脉点滴等渗碳酸氢钠溶液。急性期过后则以恢复听功能为主，改善局部体液循环，改善组织代谢，消减神经组织炎性反应等处理。疑有自身免疫性内耳病除可行上述处理方法外，适当选用激素治疗，但应注意患者是否有高血压或出血倾向等禁忌证。急性前庭神经迷路炎则在急性期过后施行前庭康复，及早促使代偿功能的建立。前庭系统短暂缺血发作则行相应的内科治疗。

### （三）疗效判定

**1. 听力疗效判定**

无效：受损频率听力平均提高不足 15 dB。

有效：受损频率听力平均提高 15～30 dB。

显效：受损频率听力平均提高 30 dB 以上。

痊愈：受损频率听力恢复至正常，或达到健耳水平，或达此次患病前水平。总有效率包括疗效为痊愈、显效及有效的患者。

**2. 眩晕疗效判定**

根据眩晕问卷和量化评估表，进行疗效评估。

痊愈：眩晕完全消失，量化得分为 0 分。

有效：眩晕症状好转，量化得分下降 1 级以上，无复发或加重。

无效：眩晕程度无改善，量化得分无变化或短暂下降后又复发或加重。

### （四）预后

低频下降型预后较好，全聋型和高频下降型预后较差；听力损失的程度越重，预后越差；发病一开始就全聋或接近全聋者，预后较差；开始治疗的时间越早，预后越好；复发主要出现在低频下降型；伴发眩晕的突发性聋多出现在平坦下降型和全聋型患者中，治疗痊愈率不高，其听力完全恢复的可能性明显低于不伴发眩晕者。前庭症状的出现提示可能存在更为广泛和更为严重的迷路或第八脑神经损伤，因此伴发眩晕可能是突聋患者预后不良的重要因素。

（张强）

### 参考文献

1. 唐俊翔，刘博，陈秀吾，等. 突发性聋伴眩晕患者临床特点分析[J]. 中国耳鼻咽喉头颈外科，2010，17（10）：507-510.

2. 中国突发性聋多中心临床研究协作组. 中国突发性聋分型治疗的多中心临床研究[J]. 中华耳鼻咽喉头颈外科杂志，2013，48（5）：355-361.

3. Ganzer U, Albegger KW, Arnold W. Leitlinie Liarslurz. Konsensusberichl im Aufrag des Prilsidium der Deulschen Gesellschaft for Hals-Vaser-Ohren-Heilkunde, Kopf-und Hals-Chirurgie[J]. H/O Information, 2004, 4: 302-308.

4. Hughes C B, Freedman MA, Haberkamo TJ, et al. Sudden sensorineural hearing loss[J]. Otolaryngol Clin North Am, 1996, 29: 393-405.

5. Michel O, Deutsche Cosellschaft for Hals-Nasen-Ohren-Heilkunde. Kopf-and Hals-Chirurgie. The revised version of the German guidelines" sudden idiopathie sensorineural hearing loss"[J]. Laryngorhinolologie, 2011, 90 (5): 290-293.

6. Yin M, Ishikawa K, Wong WH, et al. A clinical epidemiological study in 2169 patients with vertigo[J]. Auris Nasus Larynx, 2009, 36 (1): 30-35.

7. Kim M B, Ban J H. Benign paroxysmal positional vetigo accompanied by sudden sensorineural heating loss: a comparative study with idiopathic benign paroxysm malpositional vetigo[J]. Laryngoscope, 2012, 122 (12): 2832-2836. DOI: 10. 1002/lary. 23607.

8. 吴子明, 张素珍, 刘兴健, 等. 伴有眩晕的突发性聋的临床特点分析[J]. 中华耳鼻咽喉头颈外科杂志, 2010, 45 (11): 916-918. DOI: 10.3760/cma.j.issn.1673-086 0.2010.11.011.

9. Lee N H, Ban J H. Is BPPV a Prognostic Factor in Idiopathic Sudden Sensory Hearing Loss? [J]. ClinExpOtorhinolaryngol, 2010, 3 (4): 199-202.

10. 高云, 王大勇, 单希征, 等. 伴眩晕的突发性聋患者的临床特征与疗效分析[J]. 中华耳鼻咽喉头颈外科杂志, 2015, 50 (7): 529-535.DOI:10.3760/cma.j.issn.167 3-0860.2015.07.001.

11. 刘博, 刘埏, 陈秀伍, 等. 3432 例眩晕患者的基本情况调查与分析[J]. 中国医学科学院学报, 2008, 30 (6): 647-650.

12. 中华耳鼻咽喉头颈外科杂志编辑委员会, 中华医学会耳鼻咽喉头颈外科学分会. 突发性聋诊断和治疗指南 (2015) [J]. 中华耳鼻咽喉头颈外科杂志, 2015, 50 (6): 443-446.

# 第15章 伴眩晕的各种全身性疾病和综合征

## 第一节 伴眩晕的各种全身性疾病

正常情况下，两侧前庭感受器不断向同侧的前庭神经核发放等值的神经冲动，再经过一系列的姿势反射而维持机体平衡。如果前庭系统及其与中枢联系过程中的任何一处发生病变，前庭感觉与视觉、深感觉三者互相不协调，都会使神经冲动发送的对称性和均衡性遭到破坏，从而引起主观感觉上的眩晕感。

### 一、脑血管性眩晕

脑血管性眩晕在临床上常见，是指脑血管病变引起的前庭系统供血不足致前庭系统功能障碍而产生的眩晕。病变血管包括椎基底动脉系统的任何部分和颈内动脉系统，其中以前者居多。前庭系统主要由椎基底动脉系统供血，且供血给内耳及前庭神经核的均为终末动脉，发生病变时难以建立侧支循环。前庭神经核是脑中最大的神经核，位置表浅，因而对缺氧特别敏感。此外，血液成分的变化及血液灌注压的改变也可以引起前庭系统血供不足而致眩晕。常见病因是动脉粥样硬化、高血压动脉硬化、低血压，还可能包括动脉炎、动脉痉挛、血栓、血管畸形等。患者多为中年以上，常突然发病，一般来说，病变越接近椎基底动脉的末端，眩晕越剧烈；病变越接近内耳，耳鸣耳聋越明显；病变越接近动脉干，内耳症状越不明显而以神经症状多见。脑血管性眩晕多见于迷路卒中。

该病也称为内听动脉综合征，是由于内听动脉痉挛、闭塞或出血所致，可因动脉硬化、结节性动脉炎引起的血管阻塞，或因心血管疾病引起血管栓塞或痉挛而发病。

临床表现：为突然发生剧烈旋转性眩晕，性质属于前庭周围性眩晕，伴恶心呕吐，10～20天后逐渐减轻而表现为位置性眩晕，若同时有耳蜗动脉受累则伴有耳鸣、耳聋，而神志清晰。眩晕及耳蜗症状可为单次发作，也可以短暂反复发作。电测听可见不同程度的感音神经性听力下降，眼震电图检查可见快相向健侧的自发性眼震，患耳前庭功能减退。

本病应进行病因治疗，可应用钙离子拮抗剂及抗眩晕药物改善内耳循环。

### 二、眼源性眩晕

眼源性眩晕是指由眼部疾病或视觉功能障碍引起的一种不稳感或定向障碍，由来自视觉系统与来自前庭和（或）本体感觉系统的信息互相矛盾或错误匹配所致，包括如下两种。

**1. 生理性视觉眩晕**

可由人眼视野前方缺乏稳定的视觉标志（视动性刺激）及缺乏近距离的视觉目的物（如登高性眩晕）引起。

**2. 病理性视觉眩晕**

可发生于屈光不正（最常见）、振动幻觉、急性眼外肌麻痹、由视网膜黄斑病变和各种先天性眼病所致的视力障碍，双眼视力不一致。不自主的眼球运动疾病如上斜肌纤维性肌阵挛，眼内疾病致视物模糊等疾病，皆可引起眼性眩晕。

临床表现：非运动错觉性眩晕，主要为不稳感，用眼过度时加重，闭眼休息后减轻。眩晕持续时间较短，且无前庭性眩晕特点，睁眼看外界运动的物体时候加重，闭眼后缓解或消失。常伴有视物模糊、视力减退或眼外肌麻痹、复视。视力、屈光间质、眼底、眼肌功能等检查异常，神经系统无异常表现。如为眼肌麻痹所引起的眩晕，则向麻痹侧注视时眩晕更为明显。眼源性眼震的特点是幅度大，如钟摆样左右来回摆动，无快慢相的区别。闭目难立征阴性，视动性眼震试验常呈异常反应，以同向性异常型占多数。所谓同向性异常型，即所诱发的眼震的快相与视鼓转动的方向相同。

### 三、脑肿瘤性眩晕

脑肿瘤性眩晕的产生可有两种因素，一是由于肿瘤直接压迫、浸润前庭神经、前庭神经核、小脑绒球小结叶等处或其有关的神经径路，也可因肿瘤所致的颅内压增高，特别是由于肿瘤阻塞脑脊液循环耳产生脑内积水，引起第 4 脑室底部前庭神经核受压而产生充血和水肿。因此脑干、小脑、第 4 脑室的肿瘤都可以造成眩晕，大脑半球的肿瘤也可因颅内压增高而发生眩晕。

脑桥小脑角肿瘤：听神经瘤最常见，早期常出现轻度眩晕，可呈摇摆感、不稳感，而旋转性眩晕少见，常有单侧耳鸣、耳聋等症状，可无自发性眼震。随病变发展可出现邻近脑神经受损的体征，如病侧角膜反射减退、面部麻木及感觉减退、周围性面瘫、展神经麻痹、同侧肢体共济失调等。后期随颅内压逐渐增高，可引起小脑、脑干症状及脑桥小脑角综合征等，甚至引起脑积水和严重的颅内高压。听神经瘤的早期诊断主要根据单侧性听力和前庭功能渐进性减退、耳鸣，听力检查为感音性聋。邻近脑神经（三叉神经、展神经、面神经）中有一根受累即可怀疑为听神经瘤。若脑脊液中蛋白质含量增加，影像学提示病侧内听道扩大，诊断即可肯定。须注意与小脑脑桥角的其他种类如脑膜瘤、三叉神经纤维瘤、血管瘤等鉴别。

脑干肿瘤：因病变累及前庭核，眩晕程度较轻，发作持续时间短暂，而眼震可较持久。患者出现交叉性偏瘫及同侧脑神经瘫痪，一侧或两侧听力轻度减退。中脑肿瘤因压迫大脑导水管而可很快出现颅内高压症状，脑桥和延髓肿瘤则颅内高压出现较晚。

小脑半球肿瘤：早期可以引起反复发作的进行性眩晕，伴平衡失调、步态不稳、病侧肢体共济失调等，在短期内小脑体征也可不明显，但眩晕无明显的缓解期，仅仅有轻重之别，一般无听觉症状。可有明显的振幅粗大的水平性自发性眼震，方向不固定，通常是两侧性，但主要是向病变一侧。前庭功能障碍、患侧肢体偏斜反应不明显。

## 四、颈动脉窦综合征

颈动脉窦或其附近有病变时，如动脉粥样硬化、动脉炎、颈动脉球体瘤、近窦处的炎症、肿瘤、淋巴结肿大、人为压迫等，颈动脉窦因激惹而反射过敏，引起迷走神经兴奋，心率减慢，或者引起交感神经的血管抑制纤维兴奋而使血管扩张，血压下降，进而产生发作性眩晕或晕厥。发病诱因大多是突然引起颈动脉受压的因素，如急剧转颈、低头、衣领过紧等。临床表现为患者出现晕厥，在意识丧失前可有眩晕，意识丧失时间一般较短，多在数分钟以内，少数患者可有抽搐。多数患者有明显的窦性心动过缓或房室传导阻滞，偶可发生窦性停搏。部分患者伴有血压下降而心率改变不明显，也有患者心率及血压变化不大，但有广泛性脑供血不足的症状。

## 五、颈源性眩晕

颈源性眩晕指颈椎及有关软组织（关节囊、韧带、神经、血管、肌肉等）发生器质性或功能性变化所引起的眩晕，又称 Barre Leion 综合征，是眩晕就诊最常见原因之一。主要特点是头突然转动或处于一定头位时出现短暂的眩晕，数秒至数分钟不等，眩晕通常为旋转型，有时可伴有耳鸣，一般无听力下降。

颈源性眩晕为椎动脉段受颈椎病变影响而造成的一过性血流障碍造成的。常见原因有颈椎病、关节骨质增生或因颈椎横突孔骨质增生或骨刺形成而变窄压迫椎动脉，或寰枕畸形、颈椎外伤后，颈肌、前斜角肌压迫，颈交感神经受刺激引起椎动脉痉挛。本病特点是眩晕发生于头颈左右旋转或前后屈曲时，可产生发作性眩晕。但颈源性眩晕者的发病人群以老年人居多，均同时有动脉硬化、高血压及颈椎骨质增生；不能单纯依据有颈椎骨质增生即诊断颈源性眩晕；必须有转颈当时超声血流的动态观察结果，结合临床查体才可诊断颈源性眩晕。

### （一）主要病因

#### 1. 颈部椎动脉受压

椎动脉由颈入颅前，先在第 6 颈椎横突平面进入颈椎横突管，上升至第 1 颈椎横突后绕过寰椎椎板进入枕骨大孔，又分出小脑后下动脉及供应脑干腹内侧的旁正中动脉；于脑桥延髓交界处合二为一形成基底动脉，椎动脉或基底动脉发出的短旋动脉分布于脑干腹外侧，而小脑后下、前下动脉及小脑上动脉则供血脑干背外侧和小脑。高龄患者的颈椎肥大性颈椎病可有骨刺，当头颈部转动或过伸则可压迫椎动脉，导致一过性供血不足。骨刺最常见部位在 C4—C5 及 C5—C6 水平，其次为 C6—C7 水平；颈椎活动的最大部位，易受压导致一过性缺血。

**2. 颈肌压迫继发缺血**

因锁骨下动脉与椎动脉均位于前斜角肌和颈深筋膜间，当颈部过度活动时，颈肌尤其是前斜角肌压迫锁骨下动脉及椎动脉的起始部，或因在横突孔处受到前斜角肌与中斜角肌腱压迫，以致一过性供血不足，上述压迫必将在椎动脉及基底动脉硬化基础上导致缺血。

**3. 颈交感神经受刺激引起椎动脉一过性痉挛**

由于椎动脉接受来自星状神经节与颈中神经节形成的椎交感神经丛支配，另外，交感神经受外伤、颈部软组织炎、颈部肌肉、韧带损伤后反应性水肿均可刺激颈部交感神经丛；病理冲动也可以通过深部感受器，不断经颈 1～3 神经后根，再经脊髓小脑束、橄榄及网状小脑束等传导通路向小脑及前庭诸核不断发放，致发作性眩晕及眼震。

**4. 椎动脉自身病变**

粥样硬化性狭窄、畸形等，症状更易发生。

临床表现：为多种形式的眩晕，可为运动错觉性眩晕，也可为头昏、晃动、站立不稳、沉浮感等多种感觉。眩晕反复发作，其发生与头部突然转动有明显关系，多在颈部活动时发生，有时为坐起或躺卧时的变位性眩晕。一般发作时间短暂，数秒至数分钟不等，也有持续时间较长者。部分患者有自发性和位置性眼震，为水平型或水平旋转型。晨起可以发生颈枕痛。部分患者可出现颈神经根压迫症状，即手臂发麻、无力，持物不自主坠落。半数以上可伴有耳鸣，1/3 有渐进性耳聋，部分患者有自发性眼震，62%～84% 患者有头痛，多局限于顶枕部，常呈发作性跳痛。

检查结果：颈部触诊可发现棘突、横突、棘旁项肌、枕外隆凸下方，肩胛上区有压痛、僵硬感。颈扭曲试验可呈阳性，但应再做位置试验以排除耳石病变及良性位置性眼震。眼震电图检查可无异常，或出现头位性眼震，少数可有冷热试验增强。颈椎 X 线检查有助于了解颈椎病变。超声多普勒颈椎血流检查可有血管受压、血流减少征象。

诊断：眩晕与颈部活动有关，表现为椎-基底动脉供血不足的症状，前庭功能检查、X 线检查及超声多普勒检查有异常表现，并排除引起眩晕的其他疾病。

治疗：病因治疗主要以颈椎外科治疗为主，包括颈石膏固定、颈牵引，必要时手术治疗。理疗、普鲁卡因椎旁注射、按摩等。嘱患者避免诱发眩晕的头位，进行适当的体育锻炼。睡眠时枕头不能过高或过低，肩上部也着枕。可适当使用抗眩晕药物及钙通道阻滞剂或血管扩张药物、维生素类药物等。

# 第二节 伴眩晕的各种综合征

## 一、Dandy 综合征

这是前庭功能丧失或低下所引起的一种特殊形式的眩晕。1941 年 Dandy 首次报道为梅尼埃病患者切断两侧第八脑神经前庭支，患者行动中视物不清，外物有假运动现象，但当患者静止不动时，该现象消失，后来称之为 Dandy 综合征。

### 1. 病因

除第八脑神经前庭支切断外，凡是能引起前庭功能丧失或低下的病变，均可发生本征，如链霉素耳中毒、颅底外伤、带状疱疹、迷路炎、梅尼埃病、脑桥小脑角肿瘤、内耳开窗术及改良乳突术后等。由于患者前庭功能丧失或低下，在头部迅速活动时，不能诱发出眼球前庭性反位运动，即不能出现正常的与头转动方向相反的眼球运动，从而不能反射性地调整视轴对准外物，物象因此在视网膜上来回移动，造成视觉识别障碍、视力下降和外物幻动感觉。

### 2. 临床表现

前庭功能障碍：起病时有眩晕，经过一段时间后，由代偿作用而逐渐减轻甚至消失。前庭功能检查显示一侧前庭功能丧失或低下，眼震电图显示眼球前庭性反位运动缺失，视动性眼震正常。

视觉障碍：头动、体动、上下车时皆可以引起外物假运动，视物不清，注视小物体时假运动更易出现，静止时上述情况消失。如患者直线行走，步态均匀，则假运动现象较轻。严重者在黑暗中可出现空间定向力减退。上述现象可随前庭功能代偿作用的产生而逐渐消失，但在前庭功能丧失或低下的患者中，仅有部分患者出现此征，且有的长期不愈，有的短期痊愈，原因可能是可逆性前庭病变仅引起暂时的前庭与动眼之间的不协调，一旦前庭功能恢复，这种不协调作用又被协调作用所代替，故此症消失；也可能是病变累及脑干前庭核而致此症长期存在。

### 3. 治疗

病因治疗，前庭功能锻炼可以加速代偿。

## 二、Cogan 综合征

Cogan 综合征又称非梅毒性角膜实质炎，是一种伴耳蜗及前庭症状的综合征。原因不明，可能是一种结缔组织病或自身免疫性疾病，本病并不常见，常发生于年轻患者，发病率无性别差异。病理表现为内淋巴积水，血管纹肥厚、增生、囊性变，螺旋器和蜗神经退变，增厚的圆窗膜处有新骨形成。

### 1. 临床表现

耳蜗症状：突发性双侧感音神经性聋，并呈波动性、进行性，两侧可先后发生，伴有耳鸣，在 1～3 个月后出现全聋。

前庭症状：表现为进行性旋转性眩晕伴恶心、呕吐、眼震，耳聋加重时眩晕、恶心呕吐可消失。晚期时发作性眩晕可被共济失调所代替。冷热试验常提示前庭功能丧失。

眼部症状：迅速出现的间质性角膜炎，表现为眼部充血、畏光、异物感及视物模糊。常复发或双眼交替发作，呈慢性过程。部分患者还合并有巩膜外层炎、葡萄膜炎、结膜炎。

全身其他症状：可有发热、体重下降、乏力等，部分患者伴有全身性自身免疫性疾病，如肾小球肾炎、类风湿性关节炎、结节性多动脉炎。血液检查常有贫血、白细胞增多、血沉增快，偶有嗜伊红细胞增加。

**2. 治疗**

早期应用大剂量肾上腺皮质激素效果较好，之后长期应用维持量，长者可达 2 年之久。也可以加用细胞毒性药物。

### 三、Lermoyez 综合征

此病又称非典型梅尼埃综合征、耳鸣-耳聋-眩晕综合征，其特点是具有耳鸣、耳聋、眩晕三主征，且眩晕发作出现在耳蜗症状之后，耳鸣、耳聋常随眩晕发作而减轻。病因尚不明确，可能为内听动脉血管痉挛所致，也可能与变态反应有关。现大多数学者认为是梅尼埃病的异型。

**1. 临床表现**

发病年龄多在 30～40 岁，发作前可能有过敏性疾病，多见于荨麻疹。常先突然出现听力减退，多数为单侧性，少数表现为双侧，伴发作性耳鸣，可持续数日至数周，而眩晕发作出现于耳鸣开始消退及听力逐渐恢复之际，表现为周围景物旋转或感觉自身的天旋地转，轻者为头重脚轻感觉而无旋转感，常伴客观平衡障碍，如姿势不稳或躯体向一侧倾倒。典型病程呈耳聋-眩晕-耳聋消失的过程。部分患者伴有恶心、呕吐，但通常无意识障碍。本病可有复发，但均可以完全恢复。

根据发病年龄及典型发作顺序即可以做出诊断，但应与其他耳性眩晕及中枢性眩晕相鉴别。

**2. 治疗**

治疗原则基本与梅尼埃病相同，可应用肾上腺皮质激素、血管扩张剂、脱水利尿剂、大量 B 族维生素及镇静药等。

### 四、Gower 综合征

此病又称血管抑制性晕厥，以不同原因的血管性抑制，引起畸形、短暂性意识丧失为特征。由于疼痛、精神因素、气候改变等不良刺激，通过血管迷走神经反射，引起心脏抑制和全身皮肤、肌肉的血管扩张，使外周阻力下降，回心血流量减少，心排血流量降低，血压下降，脑血流量减少，导致脑部暂时性广泛性缺血而发生晕厥。晕厥发生之前可有短暂眩晕。

多见于年轻且体质瘦弱的女性，常有较明显的诱因。起病前可有头昏、恶心、上腹部不适、面色苍白、出虚汗等多种前驱症状。一般数分钟后症状减轻或消失，若继续发展，则在短暂的眩晕、眼花、视物模糊后，突然意识丧失而摔倒，此时血压下降，一般收缩压可降至 70～80 mmHg 以下，心率减慢至 40～50 次/分。发作后自然苏醒，迅速恢复正常。

## 五、拉姆齐·亨特综合征

此病又称膝状神经节综合征，一般认为是膝状神经节受到病毒感染，波及邻近神经而出现面瘫、耳聋、耳鸣、眩晕及外耳郭带状疱疹等，占周围性面瘫的 12%。

**1. 耳郭带状疱疹**

耳郭、乳突部剧痛，耳甲腔、耳屏、乳突区、外耳道等处出现疱疹。

**2. 耳郭带状疱疹合并面瘫**

面瘫为核下性，因其侵犯面神经部位不同而有不同的伴随症状。若侵及膝状神经节，影响经此通过的副交感神经，使泪腺分泌减少而呈眼干，使 Horner 肌瘫痪而溢泪；侵及鼓索神经则舌前 2/3 味觉丧失，侵及镫骨肌支则有听觉过敏。

**3. 内耳症状**

通过中间神经累及第八脑神经，表现为 1 kHz 以上高频听力下降，常合并耳鸣；前庭神经症状为轻重不等的眩晕及向健侧的眼震。

## 六、大前庭水管综合征

前庭水管扩大，且伴有感音神经性听力损失等症状，而无内耳其他畸形者，称为大前庭水管综合征。本病是内耳的先天性畸形疾病。最新研究发现，本病患者 PDS（SLC26A4）基因突变率很高，目前大多数患者属于常染色体隐性遗传。

**1. 检查**

（1）听功能检查：临床怀疑此病者均进行耳鼻咽喉科检查及听功能检查，纯音测听以 0.5～2 kHz 3 个频率均值表示语频听阈，幼儿不能以行为表示听阈者，用听性脑干反映测试听阈。

（2）影像学检查：对不明原因的进行性波动性听力下降者，或与外伤不成比例的严重感音神经性聋患者应行颞骨 CT 检查。轴位 CT 以眶耳线为扫视中心，在经内听道的纵切面与后半规管横切面的 CT 片上，岩骨后区可见以透光裂隙则为前庭水管外口。大前庭水管 CT 特点为：岩骨后缘的前庭水管外口扩大，如一深大的三角形缺损区，其边缘清晰、锐利，向内多与前庭或总脚直接相通，前庭水管的最大径可超过 1.5 mm。MR 可清晰显示扩大的内淋巴管和内淋巴囊。

**2. 临床表现**

（1）耳聋：本病主要症状为感音神经性聋，女性发病率高，双耳受累较多见，单侧发病者 6%～40%。耳聋可从出生后至青春期这一年龄段内任何时期起病，发病突然或隐匿，听力下降呈进行性或波动性。听力受损以高频为主，听力曲线大多为下降型，少数为平坦型。首诊可为重度至极重度聋，轻度至中度听力损失者较少见。少数病例的纯音曲线中可出现气骨导差，但各项检查证实患者中耳不存在任何病变。可能原因是在内耳形成了除蜗窗和前庭窗以外的第三窗（即扩大的前庭水管），导致内耳在声能传导中的阻抗降低。

（2）突发性耳聋：为本病的临床表现之一，既可作为感音神经性聋的开始，也可在原有的感音神经性聋的基础上突然出现听力明显下降，这种突发性耳聋是不少患儿就诊的原因。本症状诱因可以是上呼吸道感染、头部轻微外伤，或周围环境压力的急剧变化。出现突发性耳聋的原因尚未阐明，可能因外界压力增大导致脑脊液压力波动，内淋巴囊受压后，囊内淋巴液逆向流入耳蜗所致。

（3）眩晕：少数可出现发作性眩晕或平衡障碍、共济失调等。前庭功能检查可示前庭功能低下。在强声刺激下可引起眩晕、眼震和振动幻视综合征（Tullio 现象）。

（4）部分患者在 ABR 检查中可出现短潜伏期负反应，即在 100 dBHL 声刺激下，于 3 ms 左右出现一个负波。

### 3. 治疗

本病无特效药物及治疗方法，主要是早期发现、早期采取预防措施。

（1）防止颅脑外伤。

（2）防止上呼吸道感染，减少膜迷路破裂及内淋巴液倒流入耳蜗的概率。

（3）禁用氨基糖苷类耳毒性药物，保存残余听力。

（4）减少噪声刺激。

（5）一旦听力下降或眩晕发作，积极用营养神经药物、血管扩张药物、类固醇等药物治疗，使听力恢复到原有水平。

（6）大前庭水管不是人工耳蜗植入的禁忌证，但应警惕术中可能出现"井喷"。

## 七、前半规管裂综合征

前半规管裂隙在强声刺激下可以引起眩晕和 Tullio 现象，经由外耳道传向中耳的压力改变也可诱发类似症状（Hennebert 征）或 Valsalva 动作。诊断该综合征的关键是观察到声或压力诱发的眼震。眼震与前半规管在同一平面上，但患侧较大的裂隙导致的功能低下也可使眼震出现在其他平面。前半规管裂综合征的症状和体征可以用内耳骨壁缺损形成的第三窗加以解释。眼震的方向可以根据前半规管内淋巴流动的方向判断。Valsalva 动作时因捏鼻鼓气，使镫骨内移，前半规管的内淋巴沿着背离壶腹的方向流动，产生兴奋性眼震。同时，Valsalva 动作时屏气，使胸内压力增加，颈内静脉回流减少，颅内压力增加，前半规管缺陷区域的膜迷路受压，内淋巴向着壶腹流动，产生抑制性眼震。外耳道正压时鼓膜内陷，镫骨底板内移，前半规管内淋巴向远离壶腹方向移动，负压则刚好相反。

患者前半规管骨壁明显较正常人薄，该综合征一般在成人起病。如果前半规管的厚度不正常、外伤或受到覆盖在上面的大脑颞叶的压迫就可以出现症状。

### 1. 发病机制

前庭症状；压力的异常传递，出现 Tullio 现象；前半规管裂患者的传导性聋是出现内耳第三窗，气导能量异常损耗的结果。

**2. 听力学症状**

低频有超过 10 dB 的气-骨导差，可能与前庭症状的机制相似。前庭功能检查（VEMP）可用于评价该疾病，特征是该电位的阈值降低，声波和压力的传导阻抗降低。此外，前半规管裂的患者可以出现内耳病变的传导性聋。

**3. 临床表现**

（1）有前庭系统的症状和体质。

（2）声敏感与自听过响。

（3）纯音测听显示低频传导性聋，镫骨肌声反射正常。

（4）VEMP 见 Tullio 现象，阈值降低、振幅异常增大。

（5）颞骨高分辨率 CT 可以确认裂隙的存在。

**4. 治疗**

（1）患者临床症状不明显，可以随诊观察，尽量避免强声刺激。

（2）鼓膜置管对一些压力敏感型患者可能有效。

（3）症状对日常生活影响较大的患者，可以进行手术治疗，选用前半规管表面重建术或前半规管堵塞术等。

（卢醒）

**参考文献**

1. 张素珍，吴子明. 眩晕症的诊断与质量. 郑州：河南科学技术出版社，2017：182-199.

2. 凌云，石军锋. 中老年内听动脉闭塞综合征 28 例临床分析[J]. 中西医结合心脑血管病杂志，2014，12（2）：202-203.

3. 王艳玲，赵露，杨和均. 眼源性眩晕的诊断与治疗[J]. 中国医刊，2009，44（2）：13-14.

4. 孙涛. 脑肿瘤性眩晕和颅脑创伤性眩晕[J]. 中国现代神经疾病杂志，2005，5（5）：314-315.

5. 李贤峰，杨晔. 颈动脉窦综合征的诊断与治疗进展[J]. 医学临床研究，2014，（5）：1024-1026.

6. 李锋，娄思权. 颈性眩晕[J]. 中国康复医学杂志，2005，20（3）：227-228.

7. 李永超，彭宝淦. 颈性眩晕的发病机制及诊治新进展[J]. 中国矫形外科杂志，2015，23（3）：250-253.

8. 孙博，石丽亚，彭新，刘金梅，王小路. 双侧前庭病 4 例[J]. 武警医学，2016，27（12）：1256-1257.

9. 蔡美华，林莉. 甲亢误诊为 Dandy 综合征一例[J]. 临床误诊误治，2001，14（4）：279-280.

10. 詹钟平，梁柳琴，邱茜，叶玉津，陈冬莹. Cogan 综合征 5 例及文献复习[J]. 南方医科大学学报，2008，28（9）：1736-1737.

11. 沈晓雯，刘楚，冀延民，等. 以腰骶部疼痛为突出表现的 Cogan 综合征一例[J]. 中华风湿病学杂志，2017，21（9）：632-633.

12. 刘贻德. 对梅尼埃综合征与 Lermoyez 综合征的认识偏差导致误诊误治[J]. 临床误诊误治，2001，14（2）：81-83.

13. 樊晓娜，王建明. Hunt 综合征的临床诊断与治疗进展[J]. 国际耳鼻咽喉头颈外科杂志，2018，42（3）：171-173.

14. 张爱萍，杨仕明. 耳带状疱疹综合征的临床诊断和治疗[J]. 中华耳科学杂志，2012，（4）：442-444.

15. 施靖娟，王武庆. 大前庭水管综合征研究进展[J]. 国际耳鼻咽喉头颈外科杂志，2014，38（6）：359-362.

# 第 16 章  中枢性眩晕

眩晕是由空间定向和平衡功能障碍产生的运动性或位置性错觉。维持正常平衡功能依赖于视觉、前庭觉和本体感觉，以及三者在中枢神经系统内的联络整合。其中任何一处的病变或功能障碍都会导致出现眩晕的症状，因此眩晕涉及多个学科，也是神经科最常见的症状之一，以眩晕为主诉就诊的患者在神经科门诊占 5%～10%。

## 第一节  中枢性眩晕的解剖基础和临床特点

前庭系统包括周围和中枢两部分，脑干前庭神经核以上诸结构为前庭系统的中枢部分，包括前庭神经核、内侧纵束、前庭脊髓束、前庭小脑联系纤维、前庭丘脑投射和大脑皮层前庭中枢。由这些前庭通路的中枢段受损引起的眩晕称为前庭中枢性眩晕。

### 一、解剖基础

（1）因为前庭诸核通过内侧纵束与第 3、第 4、第 6 脑神经核密切联系，前庭周围器官或中枢前庭通路受到病理刺激时都可出现眩晕、眼震。

（2）前庭诸核和脑干内网状结构中的血管运动中枢、呼吸中枢、迷走神经核相联结，故眩晕常伴有恶心、呕吐、面色苍白、出汗，以及血压、脉搏、呼吸改变等自主神经体征。

（3）前庭神经核发出的前庭脊髓束终止于脊髓前角细胞，维持躯干和四肢肌张力和姿势，通过副神经核或内侧纵束到达颈部肌肉完成头眼反射，因此在病理状态下可出现躯干向一侧倾倒。

（4）小脑被认为是高于前庭核的平衡调节中枢，前庭神经核与小脑之间有相互联系纤维，小脑病损可出现眩晕、眼震、共济失调等表现。

（5）前庭信息通过丘脑传递到大脑皮层的前庭代表区，完成听觉反射、头眼反射及空间知觉的传递。皮层的前庭代表区确切部位和范围尚不明确，一般认为在颞顶叶包括颞上回的副听皮质区和顶岛前庭皮质区。

### 二、临床特点

中枢性眩晕和周围性眩晕在主观症状及客观体征上均有很大不同。接诊眩晕患者之后的首要任务是鉴别中枢性和周围性眩晕。中枢性眩晕的主要临床特点和病理基础如下。

（1）前庭和耳蜗通路在脑桥与延髓交界处进入脑干后不久就分离，分别进入前庭核和耳蜗核，在中枢神经系统内的传导通路各自分开走行，而且听觉通路具有双侧交叉投射的特点，因此前庭周围性病变常易并发同侧听力障碍。除了小脑前下动脉区域脑梗死可能合并迷路动脉梗死并发听力障碍，其他前庭中枢病变罕见听力障碍。

（2）前庭通路在脑干中所占区域相当大，脑干病变前庭通路及其邻近结构易同时受累，出现脑神经症状，如复视、面瘫、吞咽或构音障碍；还有长传导束体征如面部麻木、偏身麻木、偏瘫及凝视麻痹等体征。交叉性瘫痪是脑干病损的特征体征，即病灶侧的周围性脑神经麻痹和对侧肢体中枢性瘫痪和偏身感觉障碍。核间性眼肌麻痹是内侧纵束受累的体征，查体要注意观察是否有复视、凝视麻痹这些中枢性眩晕的典型体征。小脑与前庭系统功能存在紧密联系，前庭中枢性病变可能出现小脑性共济失调。

（3）中枢性眩晕的眼震与周围性不同。周围性自发性眼震当向眼震快相注视时眼震幅度增加，而远离快相方向注视时眼震幅度降低。中枢性眼震当向远离快相方向注视时，眼震方向改变。垂直或纯旋转性眼震通常是中枢前庭损伤。周围性眼震有固视抑制现象，闭眼眼震增强。凝视诱发眼震属于中枢性眼震。

（4）当脑干大面积或小脑病变、第 4 脑室受压出现意识障碍，须紧急临床处理，意识障碍是脑干受压的早期征象，因此在后循环梗死或出血的急性期必须密切观察，尤以小脑后下动脉区域血管病脑干受压更多见。

### 三、中枢性眩晕与周围性眩晕的鉴别（见表 16.1）

表 16.1　中枢性和周围性眩晕的鉴别诊断

| | 中枢性眩晕 | 周围性眩晕 |
| --- | --- | --- |
| 病变部位 | 前庭神经核及核上中枢传导通路 | 前庭感受器和前庭神经颅外段 |
| 起病特点 | 缓慢，持续性 | 突然，发作性 |
| 眩晕持续时间 | 持续时间长（数日至数年） | 持续时间短（数秒至数天） |
| 眩晕程度 | 较周围性轻（有轻有重） | 重 |
| 意识障碍 | 可有 | 无 |
| 自主神经症状 | 不明显 | 明显 |
| 自发眼震 | 粗大，垂直或斜行<br>多向型<br>闭眼减弱或消失<br>凝视诱发眼震 | 水平或旋转性，很少垂直性<br>固视抑制，闭眼增强 |
| 头位影响 | 与头位无关 | 头位变化时眩晕加重 |
| 伴发症状 | 多无耳蜗症状，伴其他脑神经和长传导束体征 | 常有耳聋、耳鸣 |
| 半规管功能 | 正常 | 管麻痹或正常 |
| 视动功能 | 平滑追踪和扫视异常 | 正常 |
| 平衡功能 | 向一侧倾斜，步态蹒跚或宽基步态 | 发作期不能直立，间歇期正常 |
| 前庭功能试验 | 正常或增强 | 减弱或消失 |

## 第二节　中枢血管性眩晕

虽然眩晕最常见的原因是前庭周围病变，但中枢神经系统疾病所致的眩晕病程凶险，后果严重，因此不容小觑。中枢性眩晕最常见的病因为脑血管疾病。

脑血管疾病起病急、进展迅速、致残率和致死率高，因此眩晕患者的首要任务是快速识别中枢血管性眩晕。前庭神经核范围广，与小脑、内侧纵束纤维联系紧密，因此脑干小脑病变常出现眩晕，前庭皮层病变眩晕相对少见。脑干和小脑是由椎基底动脉系统供血的。椎基底动脉系统包括椎动脉、基底动脉、小脑后下动脉、小脑前下动脉和小脑上动脉；通过 Willis 环与颈内动脉系统相连。缺血性病变占绝大多数，脑干小脑缺血性卒中与出血性卒中的比例为（3～5）：1，但在致命性眩晕中脑干小脑出血是重要病因。脑干小脑短暂性脑缺血发作表现为突发眩晕或平衡障碍，通常持续1～15分钟，伴有复视、构音障碍、共济失调、猝倒和肢体麻木等。表现为孤立性眩晕的多是小脑后下动脉、小脑前下动脉远端闭塞和锁骨下动脉盗血；少见于大脑动脉区域病变，如岛叶梗死有少部分可出现眩晕的症状。下面按不同的供血动脉简单总结几种常见的中枢血管性眩晕及其受累部位和临床表现。

### 一、椎动脉和小脑后下动脉

小脑后下动脉（PICA）是椎动脉的最大分支，由延髓橄榄核下部水平分出，是在两侧椎动脉合并为基底动脉前发出的，走行于延髓和小脑扁桃体之间，向后绕向脑干背侧分内外两支，外支供血小脑后下部包括小脑半球基底部、小脑蚓部、部分小脑核团和第 4 脑室脉络丛，内支主要供血延髓背外侧。

#### 1. 小脑综合征

因为 PICA 供应小脑的部分变异很大，与同侧小脑前下动脉（AICA）和对侧 PICA 供血区互通有无，因此可产生不同范围、不同程度的小脑症状。有 10% 的小脑梗死仅表现为孤立性眩晕，不伴随其他神经科体征。但多数都伴有偏身共济失调、辨距障碍、轮替运动障碍。较大范围的缺血性或出血性病灶可引起急性小脑症状，并发脑水肿可迅速压迫第 4 脑室和脑干结构，导致意识模糊、呕吐、呼吸循环障碍，病程凶险，临床医生必须警惕（如图 16.1 和图 16.2）。

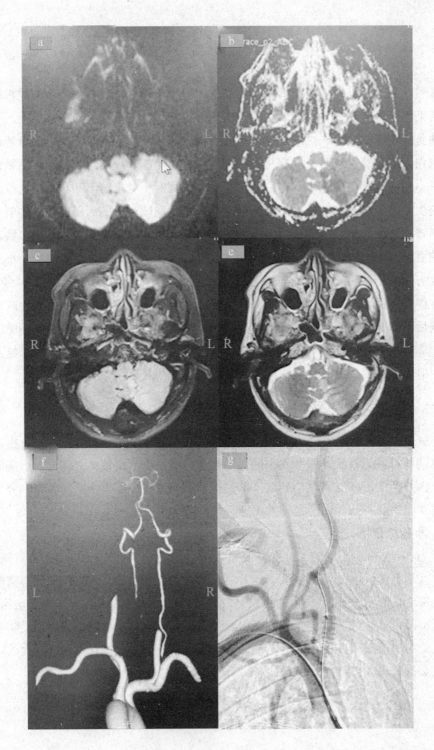

**图 16.1**    男性，59 岁，眩晕呕吐 10 小时入院；颅部 MRI 的 DWI（a）、ADC（b）、FLAIR（c）、T2WI
（d）显示左侧小脑后下动脉区域梗死。（e）主动脉弓-颅内 CTA 示左侧椎动脉起始段闭塞，右侧椎
动脉开口狭窄。（f）病情稳定后行右侧椎动脉狭窄支架成形术（天津市环湖医院神经内科提供病例）。

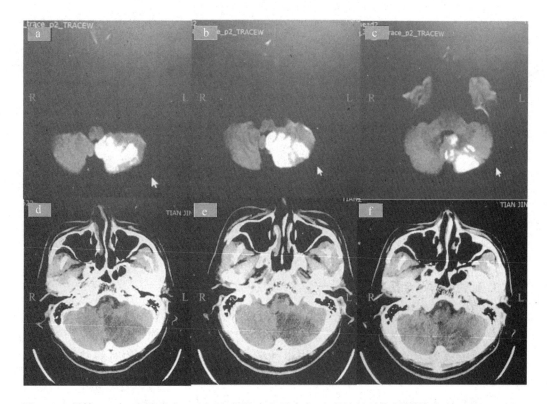

**图 16.2**　男性,44 岁,眩晕呕吐 2 天入院,既往高血压病史,患者神经科检查阴性。发病 2 天 MRI-DWI (a、b、c)示左侧小脑大面积脑梗死。(d)发病第 4 天,患者眩晕、呕吐加重,复查颅部 CT 示第 4 脑室受压,家属拒绝后颅窝去骨瓣减压术,故加强脱水药物治疗。(e)经脱水药物治疗,发病第 6 天复查颅部 CT 第 4 脑室受压较发病第 4 天时无明显变化。(f)发病第 11 天复查颅部 CT 示脑水肿明显减轻,第 4 脑室形态基本恢复,患者预后良好。该患者以孤立性眩晕起病,小脑梗死面积大,病程凶险,需要临床医生警惕(天津市环湖医院神经内科提供病例)。

### 2. 延髓背外侧综合征

病变部位在延髓上段的背外侧区,常见原因为 PICA 或椎动脉血栓形成或栓塞。表现为前庭神经下核及迷走神经背核损害的眩晕、恶心、呕吐伴眼震;交感神经下行纤维损害的病灶侧 Horner 综合征(病灶侧眼球内陷、眼裂变小、瞳孔缩小、面部皮肤少汗或无汗);三叉神经脊束核及三叉神经脊束损害的同侧面部疼痛、温觉丧失;脊髓丘脑侧束损害的病灶对侧偏身痛、温觉减退或丧失;疑核及舌咽迷走神经损害出现病灶侧软腭低垂及咽反射消失,饮水呛咳、吞咽困难、声音嘶哑;绳状体及脊髓小脑前束损害的病灶侧共济失调(如图 16.3)。

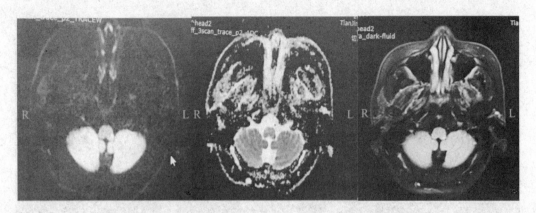

**图 16.3**　男性，60 岁，眩晕 3 天入院，既往高血压病、糖尿病、冠心病史。神经科阳性体征：左侧 Horner 征（+），左侧面部浅痛觉减退。颅部 MRI 示左侧延髓背外侧梗死（从左向右依次为 DWI、ADC、FLAIR 相）（天津市环湖医院神经内科提供病例）。

### 3. 延髓中部综合征

病变位于延髓中腹侧，病变血管为椎动脉或脊髓前动脉的旁正中支。眩晕常不是其首发症状，因累及内侧纵束，可出现眼震、眩晕；舌下神经和锥体束损害的病灶侧舌肌瘫痪萎缩、病灶对侧肢体中枢性瘫痪；内侧丘系损害的对侧肢体深感觉障碍。

### 4. 小脑前下动脉

小脑前下动脉（AICA）是基底动脉发出的第一支大分支，供应绒球、小脑前部、脑桥延髓交界区前庭神经上核，以及第七和第八脑神经。AICA 也发出迷路动脉供应内耳。与 PICA 相同，血管走向变异很大，因此血管病变产生的临床症状也各不相同。AICA 供血区完全梗死可引起一系列周围和中枢混合性神经系统症状：迷路神经和第八脑神经受损的自发眼震、眩晕、听力丧失；小脑受损的同侧偏身共济失调、向病灶侧凝视诱发眼震；脑桥外侧受损的 Horner 综合征、病灶侧周围性面瘫等体征。

AICA 的分支迷路动脉闭塞可出现突发性耳聋。迷路动脉是终末分支，对缺血敏感，但是内耳在常规 MRI 很难分辨，因此单纯迷路梗死不能通过 MRI 分辨病毒性和血管性突聋，难以明确诊断迷路梗死。而且迷路动脉梗死大部分发生在 AICA 本身狭窄闭塞，或者基底动脉在 AICA 开口处血栓形成。随着 MRI 的广泛应用，越来越多的迷路梗死被发现合并 AICA 区域其他部位脑梗死。因此对于眩晕合并听力减退的患者，尤其是老年人合并血管病危险因素的，需要警惕 AICA 病变的可能（如图 16.4）。

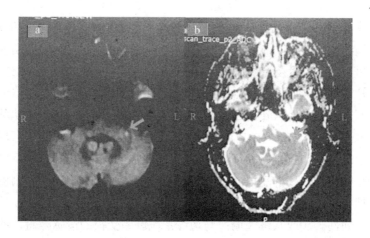

**图 16.4**　女性，64 岁，眩晕、左耳听力下降 3 天入院。既往高血压病、糖尿病、冠心病、脑梗死史。颅部 MRI 发现左侧桥臂 DWI（a），高信号、ADC（b）低信号（箭头所示），考虑急性脑梗死（天津市环湖医院神经内科提供病例）。

### 5. 小脑上动脉

小脑上动脉（SCA）在基底动脉尖下方发出，供应小脑半球上部和上蚓部，环绕中脑走向时沿途发出分支供应脑桥被盖。以前观点认为小脑上部与前庭神经核非直接联系，很少引起眩晕，但最近有研究发现 SCA 区域梗死将近半数出现眩晕。

脑桥被盖上部综合征：病变血管为小脑上动脉或基底动脉长周支。表现为小脑上脚损害的病灶侧偏身共济失调、意向性震颤、轮替运动不能；三叉神经纤维中断的同侧面部感觉障碍和咀嚼肌瘫；脊髓丘脑侧束和内侧丘系损害的对侧肢感觉障碍。

## 二、基底动脉穿支和大脑后动脉

基底动脉除了发出上述小脑前下动脉、小脑上动脉，还发出许多小穿支供应脑干，包括旁正中支、短周支和长周支。基底动脉尖端分叉为两侧大脑后动脉（PCA），后交通动脉在基底动脉尖远端约 10 mm 处连接大脑后动脉。大脑后动脉和后交通动脉均发出分支到中脑和丘脑。

脑桥下部综合征（也称 Foville 综合征）：基底动脉周围支病变。表现为外展神经和面神经核损害的病灶同侧周围性外展神经瘫和核性面神经瘫；脊髓丘脑侧束损害的对侧肢体痛觉、温觉缺失；锥体束受累的病灶对侧肢体中枢性瘫。

脑桥被盖下部综合征：基底动脉短周支和长周支病变。表现为外展神经核和面神经核损害的同侧外展神经和面神经核性瘫痪；内侧纵束损害的眼球震颤、向病灶侧注视不能；小脑中脚损害的同侧偏身共济失调；脊髓丘脑侧束和内侧丘系损害的对侧深浅感觉减退。

红核综合征（也称 Benedikt 综合征）：基底动脉脚间支或大脑后动脉病变。表现为中脑内动眼神经纤维中断的同侧动眼神经麻痹伴瞳孔散大；红核损害的对侧肢体舞蹈样动作、手足徐动、共济失调；黑质损害的对侧肢体震颤、强直。

大脑脚综合征（也称 Weber 综合征）：大脑后动脉脚间支和脉络膜后动脉病变。表现为动眼神经纤维损害的同侧动眼神经麻痹；皮质核束和皮质脊髓束损害的对侧中枢性肢体瘫和面舌瘫；如累及黑质，出现对侧肢体震颤、强直。

丘脑血管病变综合征：丘脑血供复杂，起源于后交通动脉的丘脑结节动脉供应丘脑前部；起源于后交通动脉开口近端的大脑后动脉 P1 段的丘脑穿通动脉供应丘脑下部、内侧部和丘脑枕；起源于大脑后动脉 P2 段的丘脑膝状体动脉供应丘脑外侧部；起源于大脑后动脉 P2 段的脉络膜后动脉供应膝状体、丘脑内侧核、丘脑后内侧核和丘脑枕。表现为丘脑腹外侧核群受损的对侧面部和偏身各种感觉障碍；内侧板核和中央核受累的自发性疼痛；丘脑外侧核群与红核、小脑、苍白球联系纤维受损的对侧偏身不自在运动、意向性震颤或共济失调；与边缘系统联系受损的情感障碍，严重损害时出现意识障碍。

### 三、其他特殊综合征

基底动脉主干或多支血管病变可能出现严重血管事件，如基底动脉尖部综合征、闭锁综合征等。

基底动脉尖部综合征：是以基底动脉顶端的 5 条血管交叉部，即双侧大脑后动脉、双侧小脑上动脉和基底动脉顶端组成。包括中脑、丘脑、脑桥上部、小脑、枕叶、颞叶等幕上、幕下脑组织同时受累。

闭锁综合征：基底动脉血栓形成导致双侧脑桥腹侧梗死。临床表现意识清楚、双侧眼球水平运动受限，垂直运动和瞳孔对光反射、调节、辐辏反射正常；双侧中枢性面瘫，吞咽及构音障碍；四肢全瘫，可有双侧锥体束征。因此虽然意识清楚，言语理解无障碍，只能通过眼球上下运动示意与周围环境建立联系。

锁骨下动脉盗血综合征：一侧锁骨下动脉近端狭窄出现一过性椎基底动脉供血不足综合征。患者上肢用力时，健侧椎动脉血流逆流入患侧椎动脉，再流入锁骨下动脉远侧端，出现发作性眩晕、视物模糊、复视、上肢麻木无力运动后明显加重。以眩晕为主要表现最多见，且眩晕多为一过性。

### 四、结语

通过详细的病史采集和仔细的临床查体，多数可以鉴别中枢性和周围性眩晕；需要询问有无卒中的危险因素，如高血压、糖尿病、高脂血症、糖尿病、吸烟、心脏病等。有 10%～20% 的后循环卒中表现为孤立性眩晕，仔细的床旁查体至关重要，近些年的研究发现床旁三步眼动检查（HINTS，即甩头试验阴性、中枢性眼震、眼偏斜）诊断中枢性眩晕比 MRI 更敏感而且特异性高[5]，但结果也受到检查者操作手法经验的影响。床旁检查能在第一时间提供诊断依据，早期识别后循环卒中。下列体征提示中枢性眩晕：垂直性或方向可变性眼震、凝视诱发眼震，平滑追踪异常或扫视异常，眼偏斜试验阳性，甩头试验阴性；联合多个体征提高诊断阳性率。

有下述情况应行颅部 MRI 检查：伴有明确的神经系统症状及体征；老年患者持续时间长的孤立性眩晕；伴有中枢性眼震；新发头痛，尤其枕部头痛；无梅尼埃病史，有血管病危险因素，突发眩晕和听力减退；有血管病危险因素，HIT 正常者。但也需要注意 MRI 的假阴性结果，后循环梗死发病最初 24～48 小时 14%～35% MRI-DWI 阴性。

后循环缺血的发病机制最主要为大动脉粥样硬化、椎动脉或基底动脉的狭窄或闭塞。有研究发现腔隙性后循环梗死约半数发病机制是大动脉闭塞。如图 16.1 病例所示的小脑后下动脉区域梗死，血管检查显示为病变侧椎动脉起始段闭塞。此外还有栓塞、小动脉闭塞等。

# 第三节　其他中枢性眩晕

## 一、多发性硬化

约 5% 的多发性硬化患者以急性眩晕为首发或主要症状，在疾病病程中许多患者（约 60%）都经历过慢性间断性头晕或者眩晕。多发性硬化的急性症状主要分为两类：急性前庭综合征和位置性眩晕。虽然头晕或眩晕是多发性硬化的常见症状，但脱髓鞘疾病并不是急性眩晕的常见病因。在中枢性急性前庭综合征中多发性硬化占约 10%，眩晕持续数天到数周，伴有恶心、呕吐、眼震、步态不稳等。多发性硬化所致的急性前庭综合征可能出现复发，脱髓鞘斑位于前庭神经根入颅后的髓内段或是前庭神经核。当多发性硬化病灶位于 4 脑室区域时也可出现中枢位置性眩晕，表现类似 BPPV，推测可能的机制是联系小脑顶核到前庭神经核的小脑上脚的投射纤维受累。另一方面，中枢性前庭结构如脑干、小脑脚、小脑等部位的脱髓鞘斑，表现为中枢性眩晕，可能伴有眼球运动障碍、共济失调、垂直性眼震、锥体束征等。HINTS 床旁检查同样适用于多发性硬化的眩晕与周围性眩晕的鉴别，而眼球运动障碍在多发性硬化中更常见。

## 二、癫痫

癫痫是眩晕的少见原因。癫痫相关的眩晕有三方面原因：①与癫痫发作直接相关的眩晕；②抗癫痫药物的副作用；③可能与癫痫的共患病如前庭性偏头痛相关。直接由局灶性癫痫放电导致的突发前庭综合征称为癫痫性眩晕或头晕，一般认为过度放电位于颞顶叶前庭皮层区。癫痫持续时间从几秒钟到数分钟，多数表现为反复的眩晕发作，可伴有恶心、呕吐、耳鸣；少数眩晕作为先兆，可以继发其他形式的癫痫发作。癫痫性眩晕的诊断需要颅 MRI、完整的前庭检查和发作期脑电图，前庭检查排除其他病因的眩晕，发作期脑电图支持诊断。检查不全可能遗漏其他病因的眩晕，导致癫痫性眩晕的过度诊断；反之，反复发作的眩晕要结合其他临床症状考虑癫痫性眩晕的可能，避免漏诊。90% 的癫痫性眩晕通过抗癫痫药物治疗有效，但是治疗有效并不能作为诊断的依据，因为其他病因所致的眩晕如前庭阵发症或前庭性偏头痛同样应用抗癫痫药物有效。

### 三、颅颈交界区畸形

颅颈交界区畸形包括颅底凹陷、扁平颅底、寰枕融合、寰枢椎脱位、小脑扁桃体下疝等。发病机制有先天发育因素，也有后天病理生理学及生物力学改变的影响。这几种畸形可以合并存在，错综复杂，主要临床表现：①与颅颈交界区失稳或脱位引起的症状如短颈、颈部低发髻、颈部运动受限等；②延髓、脊髓、小脑等神经组织受压的症状如眩晕、耳鸣、听力减退、构音障碍、声音嘶哑、共济失调、后组脑神经障碍，有时可出现典型的颅内压增高症状。

小脑扁桃体下疝畸形是指小脑扁桃体下疝到椎管内，或伴有延髓及第 4 脑室延长下移，从而引起一系列症状，也称为 Arnold-Chiari 畸形。根据病理改变分为四型，以 Chiari 畸形 I 型和 II 型多见，小脑扁桃体下疝出枕骨大孔平面超过 5 mm，头痛是典型症状，伴后组脑神经症状和延髓受压症状。可频繁出现眩晕，眩晕为持续性位置性眩晕，易跌倒。眼震表现为中枢性眼震，有多种形式，如下跳性眼震、凝视诱发眼震、方向可变性眼震等。眩晕、不稳、感音性聋是小脑扁桃体下疝畸形的常见表现，因此在眩晕的鉴别诊断中要考虑此病的可能。

### 四、后颅窝肿瘤

脑肿瘤性眩晕的发病机制是肿瘤直接压迫或浸润前庭神经、前庭神经核、小脑绒球小结等处或与其相关的神经通路，出现眩晕；或因颅内压增高使前庭神经核受压引起眩晕。眩晕程度多不剧烈，持续存在。

前庭神经鞘瘤也称听神经瘤，是起源于前庭神经到内听道的血旺细胞的良性肿瘤，占颅内肿瘤的 5%~10%，在桥小脑角肿瘤中最为常见。前庭血旺细胞缓慢生长到内听道和桥小脑角，邻近的小脑、脑桥、第五和第七脑神经。常见症状是进行性单侧听力下降、耳鸣、共济失调；有时表现为真性眩晕，Brun 眼震；少见症状有面部麻木无力、味觉缺失、三叉神经痛、颅内压增高等。这些症状可以发生在任何桥小脑角肿瘤患者中，如脑膜瘤、三叉神经瘤、胆脂瘤、表皮样囊肿和转移瘤。桥小脑角脑膜瘤是后颅窝第二常见肿瘤，仅次于听神经瘤。MRI 和强化 MRI 是常用的鉴别方法。

小脑肿瘤有星形细胞瘤、室管膜瘤、髓母细胞瘤、血管网状细胞瘤和转移瘤等。髓母细胞瘤是儿童最常见的小脑肿瘤，转移瘤在成人中常见。病程从数月到数年，逐渐进展；枕部头疼是最常见的症状，共济失调、眼震、眼球运动障碍也很常见；晚期出现周期性呕吐、后组脑神经麻痹症状，压迫第 4 脑室引起梗阻性脑积水。小脑肿瘤可能出现位置性眩晕和眼震（通常是下跳性），在眩晕的鉴别诊断中不可忽视。脑干肿瘤除了眩晕、眼震，通常还有交叉性瘫痪和脑神经受累等体征。第 4 脑室肿瘤或囊肿患者在某种头位时，因肿物阻塞脑脊液循环通路引起急性颅内压增高，出现突发性眩晕、头痛、呕吐，这类患者位置试验可诱发中枢性位置性眩晕及位置性眼震，因此易误诊为位置性眩晕，需要警惕。

### 五、少见中枢性眩晕

除了上述中枢性眩晕的病因外，还有一些相对少见的病因。如颅内感染、副肿瘤性小脑变性、神经系统变性疾病如多系统萎缩、遗传性共济失调、药源性等。

颅内感染性疾病中眩晕并非主要症状，一般当炎症累及小脑、脑干、颅后窝蛛网膜炎及桥小脑角蛛网膜炎时常出现眩晕。小脑脓肿可能来源于耳部乳突或其他部位化脓性感染，头痛、呕吐、眩晕、发热和共济失调是典型特征。颅后窝蛛网膜炎是脑蛛网膜炎的一种，青壮年多见，急性或亚急性发病，头痛、眩晕及呕吐，任何导致颅内压增高的因素如咳嗽、俯首、用力排便等，均可使头痛、眩晕加重。桥小脑角蛛网膜炎除了眩晕外，还可出现耳鸣、耳聋和三叉神经受累体征。

副肿瘤性小脑变性是中枢神经系统最多见的副肿瘤综合征，表现为几个月内快速起病、迅速进展的亚急性小脑综合征，头晕、恶心、呕吐或步态不稳等。可以并发于各种恶性肿瘤，最常见于小细胞肺癌，也可见于其他肺部肿瘤、卵巢癌、乳腺癌和霍奇金淋巴瘤。患者血清和脑脊液中查到相关的几种神经元抗体如抗 Yo、抗 Ri（乳腺和妇科肿瘤）、抗 Hu（肺癌）、抗 Tr、抗 mGluR1（霍奇金淋巴瘤）等有助于诊断。

神经系统疾病如遗传性共济失调、多系统萎缩等均累及小脑出现头晕，表现以平衡障碍为主，逐渐进展为步态不稳、起步困难。除了小脑受累，遗传性共济失调还伴有脊髓、脑干及神经系统其他部位受累体征；多系统萎缩还伴有锥体系、锥体外系、自主神经系统等受累。脊髓基因检测在遗传性共济失调的诊断分型中占有重要地位。

一些药物也能引起眩晕，药物中毒分为急性和慢性两种，急性者在用药当日或数日后即出现症状，大多为慢性中毒，在用药后 2~4 周发生。除了一些耳毒性药物以氨基糖苷类抗生素为代表的能引起周围性眩晕和听力损害的副作用，还有一些药物也可出现中枢性眩晕。卡马西平可造成可逆性小脑损害；苯妥英钠可致小脑变性和面神经受损；链霉素可干扰和破坏细胞蛋白合成，使前庭末梢和神经核破坏，甚至累及小脑和脑干。

## 第四节 中枢性眩晕的治疗

### 一、急性期治疗

急性期处理原则与周围性眩晕相同。首先注意卧床休息，预防跌倒。呕吐严重、进食少者注意纠正水电解质紊乱。有明显的自主神经反应可应用前庭抑制剂，如抗组胺药物异丙嗪、苯海拉明；抗胆碱能药物东莨菪碱等；镇静剂苯二氮卓类；止吐药物胃复安、氯丙嗪等。但这类药物不宜长时间应用，因为可能影响前庭代偿。还可应用改善内耳循环、扩张血管机制的药物缓解症状，如倍他司汀、天麻素、银杏叶制剂、钙离子拮抗剂等。

## 二、病因治疗

只有尽快明确眩晕病因，才能及时有效地治疗。针对中枢血管性眩晕，对起病 4.5 小时内的急性脑梗死符合适应证的患者可进行静脉溶栓治疗。中枢血管性眩晕治疗方案参考卒中急性期管理原则，并积极进行危险因素控制和二级预防。多发性硬化根据其标准治疗原则。后颅窝占位、Arnold-Chiari 畸形等尚需要评估有无外科手术治疗指征。颅内感染根据病原学检测结果的抗感染治疗。总之，针对病因的个体化治疗是关键。

（岳伟 相蕾）

### 参考文献

1. Kim, H. A., H. A. Yi, and H. Lee, Failure of Fixation Suppression of Spontaneous Nystagmus in Cerebellar Infarction: Frequency, Pattern, and a Possible Structure. Cerebellum, 2016. 15 (2): p. 182-9.

2. Lee, H. and H. A. Kim, Nystagmus in SCA territory cerebellar infarction: pattern and a possible mechanism. J Neurol Neurosurg Psychiatry, 2013. 84 (4): p. 446-51.

3. Lee, H., et al., Cerebellar infarction presenting isolated vertigo: frequency and vascular topographical patterns. Neurology, 2006. 67 (7): p. 1178-83.

4. Kim, H. A., H. A. Yi, and H. Lee, Recent Advances in Cerebellar Ischemic Stroke Syndromes Causing Vertigo and Hearing Loss. Cerebellum, 2016. 15 (6): p. 781-788.

5. Chen, L., et al., Diagnostic accuracy of acute vestibular syndrome at the bedside in a stroke unit. J Neurol, 2011. 258 (5): p. 855-61.

6. Choi, K. D., H. Lee, and J. S. Kim, Vertigo in brainstem and cerebellar strokes. Curr Opin Neurol, 2013. 26 (1): p. 90-5.

7. Lee, S. U., et al., Dorsal Medullary Infarction: Distinct Syndrome of Isolated Central Vestibulopathy. Stroke, 2015. 46 (11): p. 3081-7.

8. Saber Tehrani, A. S., et al., Small strokes causing severe vertigo: frequency of false-negative MRIs and nonlacunar mechanisms. Neurology, 2014. 83 (2): p. 169-73.

9. Pula, J. H., D. E. Newman-Toker, and J. C. Kattah, Multiple sclerosis as a cause of the acute vestibular syndrome. J Neurol, 2013. 260 (6): p. 1649-54.

10. Tarnutzer, A. A., et al., Clinical and electrographic findings in epileptic vertigo and dizziness: a systematic review. Neurology, 2015. 84 (15): p. 1595-604.

第三部分

# 眩晕的康复治疗及护理

# 第 17 章　前庭康复治疗

机体的平衡是由前庭系统、本体感觉系统和视觉系统互相作用，以及周围与中枢神经系统之间的复杂联系和整合而维持。前庭系统在维持平衡中起主导作用，静止状态下，两侧前庭感受器不断地向同侧的前庭神经核对称地发送等值的神经冲动，引发一连串复杂的姿态反射，如视觉系统和前庭系统之间的视动反射（控制凝视稳定）、前庭脊髓反射（控制姿势稳定）等，维持机体的平衡。前庭系统及其与中枢神经系统联系过程中的任何部位受生理性或病理性因素的影响，都可能使这种信息发送的对称性或均衡性受到破坏，在客观上表现为平衡障碍，主观上表现为眩晕。

眩晕在临床上表现为机体平衡或因空间定位障碍而产生的一种运动性或位置性错觉，为耳鼻咽喉科、神经内科常见症状之一。其发生率仅次于发热和疼痛，而且随着人口老龄化和生活方式的改变，眩晕的发病率在不断增加。多数急性眩晕患者在发作期通过支持治疗后，眩晕症状会很快消失，然而部分患者的眩晕症状会持续存在，表现为位置性眩晕、平衡失调或头重脚轻，这些慢性眩晕的症状会严重影响患者的工作和生活。

前庭康复治疗（VRT）作为平衡障碍治疗一种有价值的方法已被广为接受，它是对前庭功能减退患者进行的以训练为基础的治疗计划，旨在提高患者的前庭位觉、视觉和本体感觉对平衡的协调控制能力，调动中枢神经系统的代偿功能。其目的是改善患者的姿势稳定性和失衡感，增强患者的平衡功能并提高其对眩晕的耐受能力，其有效性和可靠性正在被越来越多的临床研究所证实。前庭康复训练正逐渐显出其广泛的应用前景，并成为除药物、手术以外治疗眩晕疾病的又一重要手段。

前庭系统的可塑性和代偿能力是康复训练的主要理论依据。前庭代偿是极其复杂的过程，凡与前庭系统相关的结构都可能参与。前庭康复着眼于改善残余前庭功能的增益，并促进利用替代机制或策略，以期达到前庭代偿的目的。

## 一、前庭康复治疗的历史

1946 年，Cawthorne 和 Cooksey 首先提出可改善机体前庭功能、减轻眩晕和平衡失调的训练方法。后来称之为 Cawthorne-Cooksey 法。随后，一系列研究证实了这种方法在前庭平衡疾患中的应用价值。1972 年，McCaBe 扩展了 Cawthorne 和 Cooksey 的理念，首次提出康复锻炼可以减轻复发性、迁延性眩晕。1974 年，Heeker 等报告 89 例按 Cawthorne-Cooksey 法训练 2 个月的患者，其中 17% 头晕消失，67% 改善，疗效显著。1980 年，Norre 和 Deweerdt 报告 136 例应用习服法训练的患者，64% 眩晕症状消失，28% 改善，效果理想。近年来，前庭康复治疗（VRT）在周围前庭功能障碍中的安全性及有效性得到了诸多文献的证实，其在减轻眩晕症状、提高凝视稳定、增强姿态控制及运动功能恢复方面也得到了循证医学的支持。现代前庭康复治疗学综合应用前庭适应、前庭习服和视觉、本体感觉替代的训练方法提高前庭和平衡功能，已发展成为眩晕领域不可或缺的治疗手段。理想的前庭康复治疗团队应包括物理治疗师、听力学专家、神经听力学专家、护士、神经病学专家以及精神/心理学专家，根据患者眩晕的特点和诊断制订个体化的治疗及康复策略。

## 二、前庭康复治疗的生理基础

中枢神经系统在前庭系统损伤后表现出一种可塑性，这种特性使其能适应外周兴奋性信号传入的不平衡，并纠正中枢神经系统对损伤导致的感知错误。小脑和脑干神经核团对前庭损伤所致的异常感觉冲动产生反应，并产生兴奋性神经性和神经化学性改变，以便适应前庭损伤导致的外周兴奋性传入不平衡，这个适应的过程称为前庭代偿。在绝大部分病例中，如果前庭病变是稳定的或仅有阶段性的变化，这种代偿可有效地减轻前庭症状。

急性前庭损伤后，康复的刺激来源于运动产生的感觉刺激。一旦严重的症状缓解，就不再施行前庭抑制治疗，而鼓励采用训练方案，以提高前庭兴奋性。大多数患者能够迅速而完全地康复。但另一些患者则持续存在前庭功能障碍的症状，他们适合进行前庭康复治疗。康复治疗方案要与每个患者的状况相适应，并在经过培训的康复治疗师的指导下实施才有可能取得最佳效果。

前庭康复训练主要通过中枢神经系统与前庭系统的可塑性和功能代偿来实现。前庭代偿是一个中枢过程，前庭康复训练通过以下机制诱导前庭代偿的产生。

### 1. 前庭适应

前庭适应利用中枢神经系统的可塑性，通过中枢神经系统对前庭损伤产生适应能力，使前庭系统能适应长期由外周前庭不对称信息的传入，从而对前庭反射产生适应性控制，改变前庭反射的增益、时相和方向，达到治疗效果。其机制可能是改变姿势控制机制、前庭眼反射及眼球平扫运动时眼控制机制，利用中枢神经系统在短期内产生的适应性，使其对一个熟悉的刺激产生的无意识反应降低。为达到此目的，需要重复暴露于特定的环境或采用特殊的刺激。这种特性主要用于改善姿势控制不良和步态异常。主要的前庭反射有如下两种。

前庭-脊髓反射（VSR）：主要是通过视觉、本体觉和前庭位觉等外周感觉的信息输入，经中枢神经系统整合后通过脊髓外侧束支配机体来维持平衡。最早用于评价 VSR 的是闭目直立试验，近年来应用较广泛的是姿势描记技术。

前庭眼动反射（VOR）：信号通过大脑同侧及对侧第三、四、六脑神经核团传入中枢，经前庭眼动反射可产生即时的眼球活动，能够使头向一侧转动时眼球转动至对侧，从而维持视觉的稳定性。单侧前庭功能减低的患者其 VOR 增益也降低，出现视觉图像在视网膜上反复滑动，这种滑动信号反复刺激前庭神经系统，使得前庭中枢增加 VOR 的增益，产生前庭适应。

**2. 中枢感觉替代**

这是中枢神经系统的特性，能用一种感觉输入（视觉、前庭位觉或本体感觉）来替代另一种已缺失的感觉输入。例如，视觉可以替代已丧失的足底部本体感觉，或帮助双侧前庭外周系统瘫痪的患者控制眼球运动。虽然很多患者自身能运用感觉替代，但不少患者仍需要在前庭康复方案中设置有特定目的的活动以优化疗效。

在前庭康复中，常可通过视觉、本体感觉、颈眼反射等途径来替代已丧失的前庭功能，以提高机体维持平衡的能力。如颈部肌腱、肌肉及关节面受刺激后产生的慢相眼动称为颈眼反射，可以补偿慢速而短暂的头部运动中 VOR 的不足。视觉及本体觉在单侧或双侧前庭功能丧失时对姿势稳定性的恢复有一定的帮助，但其并非在任何环境下都有效，如在黑暗环境中就不可用。因此，此种替代方法具有一定的局限性。

**3. 前庭代偿**

一侧外周前庭损伤后，产生眩晕、呕吐、机体失衡等症状，但经过一段时间之后这些症状会减退或消失。该特性是对持续的双侧外周前庭传入信号不平衡的反应，是神经兴奋性张力的再平衡，在前庭神经核水平达到重新平衡。机制之一可能为当一侧前庭损伤后，对侧前庭神经核会发生一氧化氮合酶的改变，调节神经递质如胆碱乙酰转移酶的分泌从而调整前庭中枢兴奋性。这通常发生在急性外周前庭系统损伤或切除手术后。急性代偿（静止代偿）在没有兴奋性头部运动训练时发生。然而，一些患者不能完成慢性代偿（动态代偿），需要实施程式化头部运动训练来促进康复。

**4. 前庭习服**

前庭习服是指前庭系统长时间且反复受到相同的不适刺激，反应性会逐渐减轻。其机制包括两种结构成分：一种为神经贮存部分，用于贮存以往的空间感觉信息；另一种是比较单位，它将以往贮存的感觉信息与目前所接受的信息进行比较，但其具体机制目前尚不清楚。在前庭系统，不适反应通常是由某种特定头部运动引起的眩晕感伴恶心。虽然前述 3 种机制能有效地发挥作用，但仍可能出现整体的代偿不足。在这种情况下，进行某种特殊的头部运动、位置改变会引起眩晕及平衡失调的轻微发作。为减轻或消除这种由日常活动引起的不适反应，可让患者进行习服训练，即反复接受相同的刺激以引起不适反应，最终减轻或消除该不适反应，达到前庭习服的目的。习服具有方向性和转移性，当习服训练结束后，机体对不适刺激的反应性下降将是长期的，继续刺激后可维持更久。习服训练方法有荡秋千、旋转椅等，这也是宇航员克服太空病的主要训练方法之一。

上述 VRT 的不同机制对于制订具体康复方案具有重要的意义。并非所有的前庭功能减退患者都可以从康复训练中获益，前庭代偿只在体内一些生理机制正常的情况下才能达到最佳效果。不同患者的前庭功能损伤程度及代偿能力不同，这就需要先检查评估患者的前庭功能，然后根据具体情况制订合适的康复训练方案。

### 三、VRT 的适应证

对于眩晕或是前庭功能障碍的患者，VRT 的治疗效果毋庸置疑。稳定的单侧外周性前庭功能丧失，中枢代偿未建立或代偿不全，是 VRT 的最佳适应证，对于稳定的双侧前庭功能丧失，VRT 也有很好的疗效。前庭康复患者的适应证包括：①病变稳定的外周性眩晕，代偿不完全，无渐进性疾病，如迷路炎。②原因不明的非波动性慢性头晕和平衡障碍，包括中枢与外周病变；位置性眩晕及良性阵发型位置性眩晕；多因素的平衡障碍，如与年龄相关的多感觉缺陷。③前庭功能损失：前庭疾病术后、单侧前庭功能障碍如前庭神经元炎、听神经瘤和单耳应用耳毒性药物；双侧病变如氨基糖苷类的耳毒性作用；部分运动或视觉诱发的眩晕。④中枢性病变相关性眩晕，如脑外伤/脑震荡相关性眩晕与平衡障碍、前庭性偏头痛、小脑功能失调、帕金森病及老年性眩晕。⑤中风与血管功能不全的平衡障碍。

VRT 可能无作用的疾病为波动性前庭疾病如梅尼埃病、外淋巴漏。目前尚无定论的眩晕包括 Mal de debarquement 综合征（长时间运动后出现的一种持续摇动或平衡失调感）、小脑退行性变、特发性运动不耐受等。

### 四、VRT 在各类眩晕患者中的应用

#### 1. 良性阵发性位置性眩晕

良性阵发性位置性眩晕（BPPV）是头部运动到某一特定位置时诱发的短暂眩晕，是一种具有自限性的周围性前庭疾病。其主要治疗为手法复位，主要包括后半规管的 Epley 耳石复位法和 Semont 管石解脱法，水平半规管的翻滚复位法（BRM），以及 Gufoni 复位法等，其主要目的是在一系列头位变化中，使脱落的耳石在重力的作用下重新进入前庭。诊断明确的 BPPV 患者，耳石复位的成功率可达 90%。但一些研究者认为，28% 的 BPPV 患者需要进行前庭康复治疗；Epley 耳石复位法与 VRT 两者在近期疗效上基本相同，但 VRT 远期疗效强于 Epley 耳石复位法，而且有研究显示 BPPV 患者如果同时合并有其他前庭病变，则约 63% 的患者即使在复位法治疗后仍有眩晕的症状，所以需要进一步配合 VRT 治疗。此外，一些高龄体弱的患者及合并有严重颈椎病的 BPPV 患者不宜使用复位法治疗，应选择 VRT 缓解症状。

#### 2. 单侧前庭功能障碍

前庭及听神经瘤切除手术或前庭神经炎会导致急性单侧前庭功能障碍（UVH），这类患者一般能通过自发性前庭代偿机制得以恢复，但也有部分患者因自发代偿不良而导致眩晕症状反复发作，这些都是进行 VRT 的适应证。有研究证实，在病史超过 5 个月甚至 2 年的慢性单侧前庭功能障碍患者中，VRT 可以明显改善患者的前庭功能，在姿势控制能力和 VOR 增益方面都会有明显提高。

#### 3. 双侧前庭功能障碍

双侧前庭功能障碍（BVH）是导致机体残疾和功能缺陷的重要原因之一，据报道

1%～2% 的眩晕患者有双侧前庭功能障碍。其症状和体征包括振动幻觉，共济失调，恶心、呕吐，头昏，行走时顺时针偏向、耳鸣，无法在黑暗中行走，行走时无法进行阅读等，一般很少发作真性眩晕。导致双侧前庭功能障碍最常见的原因是耳毒性（约占 50%），其次为双侧内淋巴囊积水、自身免疫性内耳病、双侧前庭性缺血及原发性前庭功能下降。VRT 被认为是该类患者的首选治疗方法，其主要目的在于利用其视觉功能及本体感觉来替代缺失或减少的前庭信号，从而改善平衡，提高患者的行走速度和运动能力及动态姿势稳定性，但疗效比其他前庭病变差，只有约 50% 的患者有效，而且大多数患者不能恢复到原有的功能水平。

**4. 多因素所致的平衡障碍**

该类患者多见于老年人，由于其年龄、器官功能衰竭等原因，往往会出现眩晕和反复跌倒症状，但其眼震电图检查往往未发现前庭功能异常，此时 VRT 对其维持姿势平衡等方面会有很大的帮助，尤其当无法进行其他疗法或其他疗法无效时，其重要性更为突出。

**5. 中枢性前庭功能紊乱**

中枢性前庭功能紊乱（CVD）主要由于外伤、肿瘤等原因引起，由于其原发病灶的原因，VRT 对其效果并不十分显著，但持续的康复训练对其姿势稳定性有重要影响。由复发缓解型多发性硬化症引起的眩晕患者经过前庭康复训练后，其平衡性及眩晕症状明显改善。与外周性前庭病变患者相比，VRT 应用于中枢性眩晕患者，能显著提高中枢性眩晕患者的姿势控制能力，但起效所需的时间长、疗程多，因此治疗的延续性是保证长期疗效的关键所在。

## 五、前庭康复治疗的方法

**1. 前庭康复治疗的一般方法**

根据眩晕疾病的种类、病程及代偿状态，前庭康复治疗的平衡训练基本步骤为由卧到坐，由站到行，循序渐进地促进平衡能力。同时根据眩晕患者平衡功能缺陷的不同模式，采取个体化的康复治疗。

（1）Cawthorne-Cooksey 练习法：此法是最经典的一般康复方法，目前仍在临床上广泛应用。原理是通过让患者实施范围及速度递增的活动而达到对这些活动的脱敏作用，是对所有眩晕和平衡障碍患者所进行的标准化康复训练，不具有针对性和个性化，因而训练的疗效相对有限。具体实施方法见表 17.1。

患者的治疗初期结束后，应及时评价和判断前庭康复治疗的进展。取消那些不再引起症状的训练，换成其他因为次要而在初始康复训练方案中没有包括的项目，这个过程一直持续到症状改善的平台期。

表 17.1 Cawthorne-Cooksey 练习法

| 卧位 | • 眼球运动，先慢后快 |
| --- | --- |
| |   a. 上下运动 |
| |   b. 从一边到另一边 |
| |   c. 眼睛注视手指，手指从距离面部约 1 米的地方移动到 1 尺处 |
| | • 头部运动，先慢后快，最后闭眼 |
| |   a. 前屈和后仰 |
| |   b. 左右扭动 |
| 坐位 | • 与卧位 1 相同 |
| | • 与卧位 2 相同 |
| | • 耸肩及转肩 |
| | • 向前弯腰从地上拾物 |
| 站位 | • 与 A1、A2、B3 相同 |
| | • 在睁眼和闭眼的状态下从坐位到站位 |
| | • 双手互掷小球（高于眼平面） |
| | • 膝盖平面以下互掷小球 |
| | • 从坐位到站位并同时转身 |
| 移动 | • 环形围住 1 人，在圆圈中心的人扔出小球，接球者再扔回 |
| | • 屋内行走，先睁眼后闭眼进行 |
| | • 上坡和下坡，先睁眼后闭眼 |
| | • 上下台阶，先睁眼后闭眼 |
| | • 任何包括弯腰、伸展和瞄准的游戏或运动，如九柱戏、木球或篮球 |

## 2. 个体化前庭康复治疗

个体化前庭康复治疗根据眩晕患者的前庭中枢代偿状态及姿态平衡缺陷的不同模式，制订前庭康复训练计划。在患者的评估阶段，对眩晕患者如何利用视觉、本体觉和前庭觉维持平衡的能力进行判定，设计出不同的感觉整合模式，分析眩晕患者如何利用不同的感觉整合策略达到平衡维持，据此制订相应的康复方案以指导患者的康复。从广义上讲，稳定的眩晕疾病均适合前庭康复治疗，而且个性化的前庭康复治疗效果较一般康复治疗方法更好，康复时间更短。例如，Epley 耳石复位法一般用于 BPPV 的治疗，这与以往将一种康复方法如 Cawthorne-Cooksey 练习法用于所有的眩晕患者是很大的进步。个体化治疗最大的优点是高效性，不足之处是花费较大，通常需要多次。

（1）适应性练习：能够改善 VOR 增益，与患者主观症状的改善密切相关。方法是将物体置于鼻前 25 cm，转头时注视物体，尽量保持视觉清晰，逐渐增加转头的速度，重复 15～20 次，每日重复 2～3 次。本练习尤其适用于双侧前庭能损失，也适用于一侧前庭疾病如前庭神经元炎听神经瘤术后。经过训练，凝视稳定由难到易。

（2）替代性练习：可以增加凝视稳定性及对姿势和步态的控制。包括视觉刺激练习和本体感觉练习。

- 视觉刺激练习

眼睛跟随视靶运动，包括扫视训练和凝视训练。通过扫视训练可改善扫视效率，缩短潜伏期，增加准确性，并使患者动头时产生自主扫视，用以代偿 VOR 的不足。反复练习和反馈，患者逐渐能够预见对头动反应所需的必要的扫视。通过凝视训练，能够保持视野内移动物体的视觉稳定，并通过与 VOR 交互作用，帮助患者运动时维持凝视稳定。

- 本体感觉练习

分别锻炼睁眼和闭眼站在泡沫塑料上，站立时双脚分开与肩同宽，直视前面墙上的目标，逐渐减少足底支撑面，做双脚分开、并拢、踮起脚跟的动作，每个姿势维持15 秒，训练 5～15 分钟，每日重复 2～3 次。目前尚无证据说明本练习能减轻对视觉的依赖，动态姿势描记目前仍是了解视觉依赖的主要客观检查方法。

- 视跟踪练习

鼓励患者跟踪与头动相反的移动物体。该方法加强视跟踪和前庭稳定性。现实生活没有相似的活动，该练习可让患者不用前庭系统，理论上对于如梅尼埃病的平衡障碍是有益的。该练习对于前庭功能丧失，如双侧前庭功能损失无益。

- 习服性练习

促进前庭习服的发生。选择激发症状的运动，运动的强度要达到引出轻度和中度症状，训练 5～15 分钟，每日重复 2～3 次。如 4～6 周后症状无好转，应停止该练习。

- 平衡和步态练习

目的是改善静态、动态姿势控制及行走的能力。包括静态练习和动态练习，找出姿势不稳的练习方法，训练 5～15 分钟，每日重复 3 次，逐渐增加难度。

- 姿势稳定性练习

目前，姿势描记已应用于前庭康复工作，但疗效尚鲜见报道，训练方法包括计算机屏幕与移动的平台联合，要求患者保持重心在一区域内，同时跟踪屏幕上的视靶。一般每周只行 2 次治疗，有学者认为，这种方法由于时间过短不可能促进前庭的可塑性或前庭适应，但它有助于个体形成认识自身和外界的认知模式，其有效性有待于临床工作的验证。

- 维持性练习

可以稳定和巩固康复效果，包括一些低至中等难度的平衡和步态练习，以及视觉和本体觉的替代练习等。

- 虚拟现实练习

随着科学技术的快速发展，一些现代化的练习装置逐步应用于前庭康复，该练习方法的机制是利用计算机立体投影系统生成逼真的三维空间，使患者与虚拟世界进行互动，通过在特定环境刺激视网膜滑动的习服，以实现前庭康复训练的效果。虚拟现实练习是一种前景广阔的治疗方法，但目前普及率不高，训练法尚处于试验阶段，无大宗临床试验报告。适用于恐高症、恐旷症等心理疾患和（或）伴有前庭-眼反射增益低下的眩晕患者。

在传统意义的个体化前庭康复治疗的基础上，孔维佳等（2008）提出了"眩晕疾病的个体化综合治疗"的理念，其核心思想是将眩晕的药物治疗、手术治疗和个体化前庭康复治疗的方法有机整合到个体化综合治疗之中，根据眩晕患者的病因及其定位诊断、定性诊断，以及眩晕疾病不同阶段的代偿状态和姿势平衡中的感觉整合缺陷模式，制订综合治疗方法和方案。

除良性阵发性位置性眩晕患者，在许多眩晕疾病的发作期可选择药物治疗，包括前庭神经抑制剂、血管扩张剂、神经营养剂等。其中，前庭神经抑制剂的使用时间不宜过长，以免抑制前庭中枢代偿的建立，一般在急性发作期后即可停止使用。对于药物和前庭康复训练无法控制或治疗效果不佳的患者可以采用手术治疗，如梅尼埃病的内淋巴囊手术、化学迷路切除术或前庭神经切断术等。许多前庭手术后的眩晕患者较适合进行前庭康复治疗。迷路毁损术或前庭神经切断术后患者的前庭功能类似单侧前庭功能完全丧失，此时术侧的前庭外周信息完全丧失，这种情况下可进行前庭康复治疗，且预后较好。值得注意的是，近年来中耳给药治疗和外耳道压力治疗在梅尼埃病中的应用逐渐增多，有学者发现庆大霉素鼓室注射后患者出现平衡功能降低，这类患者也适合进行前庭康复训练。

眩晕疾病的综合治疗应由多学科协同完成，而专业化的队伍可推动眩晕的诊断和治疗发展，随着近年来人们对神经系统功能及前庭康复机制认识的深化，一些更为专业的训练方法逐渐发展起来。前庭康复训练正逐渐显示出其广泛的应用前景，并成为除药物、手术以外治疗眩晕疾病的又一重要手段。尽管已有许多证据证明了前庭康复治疗的有效性，但其目前仍存在一些不足，如前庭康复机制的基础研究如分子原理、机制等方面的问题仍悬而未解、前庭康复治疗效果尚缺乏可靠评价手段、前庭康复治疗方法亟待统一及标准化。相信随着研究的深入，这些存在的问题必将得到解决，前庭康复技术必将在眩晕疾病的治疗领域中发挥更重要的作用。

（张建新　卫旭东）

## 参考文献

1. 孔维佳，刘波，冷样名. 眩晕疾病的个体化综合治疗. 临床耳鼻咽喉头颈外科杂志，2008，22：145-149.

2. 王尔贵，赵冀平，罗伟. 前庭康复. 中国康复医学杂志，2004，19（10）：788-792.

3. 迟放鲁. 前庭康复的机制和应用前景. 中国医学文摘耳鼻咽喉科学，2008，23（5）：244-245.

4. 吴子明，张素珍，杨伟炎，等. 前庭康复的现状. 临床耳鼻咽喉科杂志，2003，17（10）：633-635.

5. 王密，卢伟. 前庭康复治疗的研究进展. 听力学及言语疾病杂志，2014，22（5）：545-547.

6. 周涵，邢光前，卜行宽. 眩晕疾病的前庭康复治疗. 国外医学耳鼻咽喉科学分册，2004，28（4）：216-219.

7. 龚霞，黄魏宁. 前庭康复在眩晕治疗中的应用. 中华耳鼻咽喉头颈外科杂志，2005，40（5）：391-393.

8. S. L. WHITNEY, A. A. ALGHWIRI, AND A. ALGHADIR. An overview of vestibular rehabilitation. Handbook of Clinical Neurology, 137 (3rd series): 187-200.

9. Fredrik Tjernstrom, Oz Zur, Klaus Jahn. Current concepts and future approaches to vestibular rehabilitation. J Neurol, 2016, 263: 65-70.

10. Ahmad H. Alghadir, Zaheen A. Iqbal, Susan L. Whitney. An update on vestibular physical therapy. Journal of the Chinese Medical Association 2013, 76: 1-8.

11. Fredrik Tjernstrom, Oz Zur, Klaus JahnCurrent concepts and future approaches to vestibular rehabilitation. J Neurol, 2016, 263 (Suppl 1): S65-S70.

12. Susan Hillier, Michelle Mcdonnell. Is vestibular rehabilitation effective in improving dizziness and function after unilateral peripheral vestibular hypofunction? An abridged version of a cochrane review. European Journal of physical and rehabilitation Medicine. 2016, 52 (4): 541-556.

13. Susan L. Whitney, Alia Alghwiri, Ahmad Alghadir. Physical therapy for persons with vestibular disorders. Neuro-ophthalmology and neuro-otology, 2015, 28 (1): 61-68.

14. Ellis S. van der Scheer-Horst, Peter Paul G. van Benthem, Tjasse D. Bruintjes, et al. The Efficacy of Vestibular Rehabilitation in Patients with Benign Paroxysmal Positional Vertigo: A Rapid Review. Otolaryngology–Head and Neck Surgery, 2014, 151 (5): 740-747.

15. Mathieu Bergeron, Catherine L. Lortie, Matthieu J. Guitton. Use of Virtual Reality Tools for Vestibular DisordersRehabilitation: A Comprehensive Analysis. Advances in Medicine, 2015, 1-10.

16. Susan J. Herdman. Vestibular rehabilitation. Curr Opin Neurol, 2013, 26 (1): 96–101.

17. 孔维佳，韩德民. 耳鼻咽喉头颈外科学，北京：人民卫生出版社，2014.

# 第18章 耳石复位治疗

良性阵发性位置性眩晕（BPPV）是临床上常见的一种眩晕症，也是目前治疗效果最确切的一种前庭性疾病。历史上对该病的认识经历了一个漫长的过程，早在1921年Barany首先报道该病，到1952年Dix和Hallpike第一次全面描述了这种疾病的临床特征，并根据其特点命名为良性阵发性位置性眩晕。1969年Schuknecht提出，由于椭圆囊脱落的耳石颗粒进入后半规管并黏附到壶腹嵴，使其对重力敏感，从而在体位与重力改变相关时诱发眩晕，即所谓的"嵴顶结石症"。但是这种类型的BPPV很少见，只能对部分病例做出解释。Hall于1979年提出了"半规管结石"学说，并由Epley于1980年加以完善，在此基础上，Epley和Huges提出可以通过重力作用把漂浮在后半规管内的耳石碎片迁移出去，并通过模型设计出一套动作来完成这个过程，即Epley耳石复位法。尽管这种治疗方法取得了很好的效果，在当时却引起了很大的争议，直到1992年美国的 *Otolaryngol Head Neck Surg* 杂志才发表了Epley的论文。

时至今日，耳石复位法已经得到了广泛的认可，成为临床上BPPV患者的首选治疗方法，并设计出了各种改良方法及Babecue、Gufoni等针对不同半规管耳石症的复位方法，机械（治疗椅）复位法也得到了广泛的应用。85%～90%的BPPV患者通过耳石复位法可以完全治愈或者改善症状，被认为是近40年来神经耳科学在治疗方面最重要的突破。

耳石症具有一定的自限性，一般治疗包括对患者进行心理疏导，避免采取诱发眩晕的体位，也可以酌情选用降低前庭神经兴奋性的药物治疗，对某些不适合进行复位治疗的患者可以密切观察病情变化，还可以针对病因采取相应的对症治疗。但是美国耳鼻咽喉头颈外科学会2008年版的《BPPV诊治临床应用指南》认为，老年患者、存在平衡功能障碍且有因眩晕致跌倒高风险的患者不适合观察疗法，而将耳石复位法作为BPPV的推荐治疗方式。

耳石复位法是一种物理治疗方法，其原理是通过快速的体位改变，引导脱落在半规管中的耳石颗粒从受累半规管中迁移出来，回到椭圆囊中，并在暗细胞区吸收以达到治疗BPPV的目的。复位可分手法复位和机械（治疗椅）复位。手法复位由医师手动操作，根据受累半规管和类型的不同而选择不同的方法，包括Epley法、Lemperts法、Gufoni法、Semont管石解脱法等多种复位方法；机械（治疗椅）复位则依靠器械的辅助完成，目前临床应用最为广泛的是三维轴向耳石复位系统。手法复位具有无需特殊医疗器械（工具）、简便、易行、费用低等优点，适合在社区和基层医院推广；其缺点则是对医师有较高的要求，需要能够准确判断受累半规管，操作手法熟练、正确，同时需要患者能够配合。不过对于一个熟练掌握手法复位的医师来说，治疗效果与机械复位没有差别。

## 一、常用的耳石复位法

### 1. 体位训练法

该法即 Brandt-Daroff 体位训练法，并不是一种严格意义上的耳石复位手法，而是一种康复训练。1980 年，Brandt 等依据"嵴顶结石"学说提出了该体位训练方法，其机制可能是体位变换的机械力有助于分散、溶解嵴顶处的耳石颗粒，从而促使病情恢复。具体操作方法为：①患者坐于检查床边，脚垂在床下，头向健侧旋转 45°，迅速向患侧侧卧位躺下，待眩晕消失后再停留 30 秒，然后恢复坐位；②等待眩晕消失后，头向患侧旋转 45°，迅速向健侧侧卧位躺下，眩晕消失后再停留 30 秒后，坐起；③两侧交替进行，直至眩晕消失。可由患者自行在家练习，早晚各做 10～20 次，症状多在 1～2 天内减轻，通常可于 7～14 天内消失。该方法适用于任何类型及受累半规管的 BPPV 患者，且简单易行，能够大大减轻患者的经济负担。研究发现，虽然体位训练联合手法复位的治疗效果和单纯手法复位的有效率无明显差异，但对减轻残余头晕症状、减少复发率有很大帮助。因此，该方法可作为一种康复训练方法，由进行耳石复位治疗后仍有残余症状的患者在家中自行练习，或在复位治疗前进行，以增加患者对复位的耐受性，更适合作为一种辅助治疗方式与其他方法联合应用。

### 2. Semont 管石解脱法

1988 年，Semont 等在"嵴顶结石"学说的基础上提出了"管石解脱法"，作为体位训练法的一种补充。具体操作方法为：①患者在床沿坐直，治疗者手扶患者头部，头向健侧转 45°，然后让患者迅速向患侧卧；②保持头位不变，快速移动身体经坐位变化至健侧卧位，头向下旋转 45°；③让患者慢慢坐起，头向前倾 20°。治疗过程中每一体位维持至眩晕和眼震消失后再保持 30 秒，然后转换为下一个体位。完成上述 3 个步骤为一个循环。该方法是依靠急速的车轮样旋转将黏附于壶腹嵴和后半规管的耳石颗粒甩脱开，并在惯性作用下返回椭圆囊，因而将之命名为"管石解脱法"，大幅度和快速的头位变化是该法复位成功的关键。治疗中可以反复操作，直到在任何头位都引不出眼震，或者到连续两个治疗循环结果完全相同为止。目前这种方法可作为替代疗法治疗后半规管 BPPV，主要用于老年、肥胖以及合并有头颈部疾病而无法配合医师完成 Epley 法的患者。有研究提示，嵴顶结石症的患者采用 Semont 管石解脱法联合 Epley 复位法取得了较好的效果，但由于病例数较少，尚待继续观察。

### 3. Epley 复位法

Epley 于 1992 年根据管石症学说提出了耳石复位法，是目前治疗累及后半规管 BPPV 的一线治疗方法。该法通过一步步的头位变化，利用重力的作用将耳石颗粒由后半规管经过总脚送回到椭圆囊，每一步都十分关键。

具体操作方法为：①患者先端坐于治疗台上，脚垂在床下，头向患侧旋转 45°；

②在医生的协助下快速向后倒，头悬于床沿外，与水平面呈 30°，此时处于 Hallpike-Dix 体位的患耳侧，使耳石颗粒在重力作用下移动到后半规管中部，保持至眩晕和眼震消失；③缓缓地把头向健侧转 90°，使耳石颗粒移近总脚；④保持头部不动，身体向健侧转 90°，至健侧卧位，头向下旋转 45°，使耳石颗粒通过总脚；⑤恢复坐位后头向前倾斜 30°，使耳石颗粒回到椭圆囊内。在复位过程中手法应轻柔，患者可能出现恶心、呕吐症状，需要及时中断操作进行处理。注意观察患者的眼震方向变化，每一体位保持至眩晕或眼震消失，有少数患者在 Epley 复位法过程中耳石颗粒移入外半规管而转化成外半规管 BPPV，此时可以按照转换后耳石类型再行复位。有些学者还主张在 Epley 手法复位后限制患者头部及机体的随意运动，以免过度活动引发的耳石再次脱落。

**4. Barbecue 翻滚复位法**

该法是由 Lempert 设计的针对水平半规管 BPPV 的复位方法，治疗中患者在医生帮助下沿着身体的纵轴顺序移动头部，被形象地比喻为"滚转法"，适用于水平半规管 BPPV 中滚转试验时诱发出水平向地性眼震者。

具体操作方法为：①患者坐在治疗台上，在医生帮助下迅速平卧，头向健侧翻转 90°；②身体向健侧翻转 180°，头翻转 90°，鼻尖朝下；③头和身体继续朝健侧方向翻转，至患侧卧位；④坐起。上述 4 个步骤完成头部 3 个 90° 翻转为一个循环，每一体位待眼震和眩晕消失后转入下一个体位，引导游离的耳石颗粒移动到椭圆囊。也有学者主张第一个步骤患者的头部和机体先由平卧位向患侧转 90° 变为患侧卧位，待眩晕和眼震消失后再向患侧翻转 180° 变为健侧卧位，并继续向健侧翻转。一个循环未痊愈者可以继续进行一个循环，直至眩晕和眼震消失。对于症状较严重且随体位变化症状加重者可尝试让患者保持健侧卧位 12 小时，无效则改为患侧卧位。

**5. Gufoni 复位法**

该法近年来受到关注，主要用于诱发背地性眼震的水平半规管 BPPV 患者转换眼震方向，也可以用于向地性眼震的水平半规管 BPPV 的治疗。具体操作方法为：患者正坐位，背部和头部挺直，然后由坐位快速向患侧倾倒，保持姿势直至眼震消失或明显减弱，再快速将头部向上旋转 45°，保持 2 分钟后让患者慢慢坐起，使眼震方向转换为向地性眼震，再按向地性眼震进行复位。这种手法的目的是使水平半规管长臂壶腹嵴处的耳石颗粒转移到更后的位置，这样耳石才有可能掉回到椭圆囊中。在进行向地性眼震的水平半规管 BPPV 的治疗时，则要让患者先由坐位快速向健侧卧，眼震消失后头部再快速向下旋转 45°，维持 2 分钟后恢复坐位。Gufoni 复位法更易于操作，尤其适用于老人及成人，未成年患者行该方法复位时转化为其他类型 BPPV 的风险相对更大。

**6. Yacovino 复位法**

该法是一种针对前半规管 BPPV 设计的复位方法。前半规管 BPPV 由于发病较少而不被重视，但是近年来其发病率逐渐升高，而见诸报道的诊断和治疗方法却十分混乱，大多数临床医生仍然参照后半规管 BPPV 采用 Epley 法对其进行复位，治疗效果并不理想。由于前半规管的 BPPV 定侧困难，所以在 2009 年首次提出 Yacovino 复位法后，就因其无须定侧的优势得到了一些学者的强烈推荐。具体操作方法为：首先让患者由坐位迅速后倒呈平卧位，然后头继续深度后仰，此时位于半规管前臂的耳石在重力的作用下背离壶腹移动，越过前臂和后臂的交接点，接着头位抬起并尽可能保持含胸位，耳石颗粒就会继续沿着前臂向总脚方向移动，直到患者坐起后耳石回落入椭圆囊。由于可供研究的病例数较少，其有效性尚待确认。

### 7. 李氏手法复位法

这是由李进让等基于 Semont 管石解脱法原理设计的一套针对不同半规管平面进行快速复位的新方法，其复位机制为：通过在受累半规管平面的快速旋转，产生一个加速度，驱动内淋巴液，利用耳石的惯性使其重新回到椭圆囊中；同时，内淋巴液的加速运动产生的震荡、牵引作用，可能使附着于壶腹嵴上的耳石重新回到半规管中。

具体操作方法为：

（1）后半规管 BPPV：患者以患侧卧位于治疗床上，蜷腿屈膝，操作者面对患者，站于患者大腿后方，操作者双手扶在患者头部两侧，患者的双手抓紧操作者的前臂，以患者右髋部为轴点，迅速将患者翻转 180° 至健侧卧位。

（2）水平半规管 BPPV：患者向患侧侧卧位于一张宽床上，待眩晕消失后，操作者站于患者背后，拉住患者的患侧手，迅速拉患者翻转至健侧卧位。

（3）上半规管 BPPV：患者平卧于平板床上，两腿分开自然垂于治疗床两侧，以臀部为轴点，辅助患者迅速坐起并继续向前趴在治疗床上。

以上动作均需在 1 秒钟内完成，并嘱患者保持最终位置姿势 5 分钟。由于第 1 遍患者配合多不理想，可做两个循环，两个循环计为一次复位治疗。该方法不需要大幅度扭转颈部，因此适用于绝大多数的患者，仅严重颈椎病变的患者除外，缺点是复位效果容易受操作者动作力度和患者配合程度等因素影响。

### 8. 强迫持续侧卧法

该法主要适用于水平半规管患者。对复位失败的患者可以采取 12 小时强迫持续侧卧法（FPP）。水平半规管 BPPV 的患者经 Gufoni 复位法治疗后，患者当晚予以强迫持续侧卧位，其中向地性眼震型患者向健侧卧位，背地性眼震型患者向患侧卧位，持续 8～12 小时。建议患者在背后放置固定物以保持侧卧体位。

### 9. Asprella 法

该复位方法适用于水平半规管 BPPV 患者，尤其对那些不能反复翻滚或长时间体位维持有困难者：①头部保持直立坐于床沿；②快速侧卧于健侧，诱发向地性眼震后维持体位约 1 分钟；③头部快速向下（向健侧）旋转 45°，保持 2 分钟；④快速恢复坐位。

### 10. Kim 嵴顶结石症复位法

黏附于壶腹嵴上的耳石颗粒很难顺利地从壶腹嵴帽上脱出，因此 Kim 等提出了一种治疗方法：患者取仰卧位，待眼震或眩晕消失后患者头部向患侧转动 135°，然后将一个振荡器放在道上三角区，以便将耳石从壶腹嵴上分离，然后把患者头部向健侧旋转至平卧位，再旋转至向健侧 45°，最后变为俯卧位。其中整个过程中每个体位需要保持 3 分钟左右，以保证耳石重新定位。复位后患者应取健侧卧位，避免耳石再次掉入半规管。

**11. 平卧转头训练法**

患者取仰卧位，从患耳向下头位向健侧快速转两个 90°，变为健耳向下的头位；再缓慢转回初始头位，反复进行上述操作。该法适用于管石症，以及黏附于嵴帽半规管一侧的嵴顶结石症，若考虑为黏附于嵴帽椭圆囊侧的嵴顶结石症则操作方向相反（健侧向患侧转头），该方法复位成功率为 60%，其不足之处在于反复转头会加重患者眩晕与自主神经症状，影响患者依从性。

**12. 三维轴向耳石复位系统**

大量的临床研究证实，以上各种耳石复位方法均能够缓解 BPPV 的临床症状，缩短 BPPV 的自然病程，是目前公认的有效治疗方法，治愈率超过 90%。然而，多种因素会导致患者不能配合手法复位。如 Dix-Hallpike 变位试验会诱发眩晕，因此患者抵触治疗，或治疗达不到所需强度；部分患者因中风、各种运动失能、颈椎及背部疾病或肥胖等原因，无法配合治疗。同时，鉴于手法复位在方法和速度上难以统一对治疗效果造成影响，研究者们设计了一种设备进行 BPPV 的复位治疗，这就是三维轴向耳石复位系统，它由三维轴向运动系统、视频眼震观察系统和计算机控制系统三大部分组成，实现了任何一个半规管的 360° 旋转复位，避免了由于患者存在肥胖、恐惧心理、颈部活动受限、躯体协调性差等因素所导致的体位改变困难而不能诱发出变位性眼震，弥补了传统的手法复位的缺陷。治疗前，医师将受试者整个身体固定于座椅上，使身体整体变换位置，并通过视频眼罩观察眼动情况，复位效果直观，可重复性强；更重要的是由于避免了颈部因素的参与，使得有颈椎疾病及其他不适合手法复位 BPPV 患者治愈的可能性及成功率得到提高，并避免了因复位手法不熟练、不准确而导致的治疗效果不好的可能。在治疗效果上，三维滚轮 360° 滚转复位组和 Epley 复位法组两组间治疗效果无明显差异。这套系统为今后对 BPPV 诊断和治疗研究提供了一个良好的平台，其二代产品全自动 SRM-Ⅳ型前庭功能诊断治疗系统，是目前国际上用于 BPPV 诊断和复位治疗的最新设备。然而，耳石复位系统同样存在缺点：部分患者由于反复眩晕产生一定程度的恐惧心理，机器的使用在一定程度上放大了患者这种情绪，可引起患者血压升高等一系列反应，对于合并心脑血管疾病的患者应谨慎使用；部分患者在复位时由于反应较重，会合并呕吐，如果处理不当，会导致呛咳甚至窒息；仪器体积大，成本高，不利于临床的推广使用。

## 二、耳石复位法的选择

《良性阵发性位置性眩晕诊断和治疗指南（2017 年）》指出：耳石复位是治疗 BPPV 的主要方法，操作简便，可徒手或借助仪器完成，效果良好。治疗中应当在明确诊断的基础上准确判断受累半规管，根据不同半规管及类型选择相应的复位方法。

**1. 后半规管 BPPV**

建议首选 Epley 复位法，其他还可选用改良的 Epley 复位法或 Semont 管石解脱法等，有研究发现嵴顶结石症组采用二者联合管石解脱复位法效果优于单纯组，因此，必要时几种方法可重复或交替使用。复位后头位限制、辅助使用乳突振荡器等方法并不能明显改善疗效，不推荐常规使用。但是也有研究发现患者患侧与习惯睡眠侧有一定相关性，建议手法复位后患者应避免患侧卧位 1 周，明确患者习惯睡眠侧对患侧的判断以及减少复发率均有一定意义。

**2. 水平半规管 BPPV**

临床实践中患侧判断有一定的困难，治疗效果较后半规管 BPPV 差，方法选择也较为复杂，需要根据不同的眼震方向选择复位方法。

（1）水平向地性眼震（包括可转换为向地性的水平离地性眼震）：可采用 Barbecue 法以及 Gufoni 法（向健侧），上述方法可单独或联合使用。

（2）不可转换的水平离地性眼震：可采用 Gufoni 法（向患侧）或改良的 Semont 法。对复位失败的患者可采取 12 小时强迫持续侧卧法（FPP）。

**3. 前半规管 BPPV**

可采用 Yacovino 法，尤其适用于那些难以判断患侧的患者。

**4. 多半规管 BPPV**

采用相应的复位手法依次治疗各半规管 BPPV，按照先易后难的原则，优先处理诱发症状更强烈的受累半规管；如果牵涉双侧多个半规管，应当先处理一侧；一个半规管复位成功后，其余受累半规管的复位治疗可间隔 1～7 天进行。

**5. 复位治疗中的注意事项**

治疗前要向患者及家属说明病情及治疗方案，并告知患者治疗过程中可能出现头晕、恶心、呕吐等症状，要做好心理准备并在治疗中充分配合。这是耳石复位治疗的关键，有学者研究发现，耳石复位治疗中体位变换的角度比手法变换的速度更为关键，如果患者不能配合治疗，就会使治疗效果大打折扣。如变位试验会诱发眩晕而患者抵触治疗，或治疗达不到强度。

耳石复位治疗过程中医生要严格按照正确的操作方法，每个复位动作都要准确和到位，手法复位过程中可利用无线眼罩来监测患者的眼震，充分评估治疗效果，避免复位过程中耳石落入其他半规管而影响疗效。治疗中一般需要 1～2 名医生配合进行，如果患者合并颈椎病、脑血管疾病等不能配合治疗，则需要有陪护人员，协助操作医师变换患者体位，避免患者出现坠床等意外；必要时应放弃复位治疗，建议患者避免患侧卧位，选择强迫体位疗法及康复治疗。

对于嵴顶结石症患者，需要先将嵴顶结石变为管结石后再行复位，方式复杂，周期长，见效慢，治疗效果差，需要加强对患者的宣教，建立患者对疾病治疗的信心，鼓励他们坚持治疗，取得患者的理解和配合。

注意复位后残余症状的治疗和处理。耳石复位后患者症状会明显减轻，但部分患者会有头胀、头晕、走路不稳等残余症状并持续一段时间，在此期间可给予敏使朗等药物治疗以改善前庭功能，减轻不良反应；并充分告知患者和家属，避免跌倒等意外发生。

## 三、BPPV 的手术治疗

对于诊断清楚、受累半规管明确，病程持续一年以上，复位和药物治疗效果不好，严重影响患者的工作生活的难治性 BPPV 患者和频繁反复发作的 BPPV 患者，可考虑进行外科干预。主要包括 4 种手术方式：后壶腹神经切断术、开窗术和后半规管填塞（去阻断错误感觉信息的传输）和 $CO_2$ 激光半规管填塞术。半规管填塞术因为术后听力减退的发生率低于单孔神经切断术，而且技术难度不高，效果确切而作为首选的术式，术中用骨屑和耳脑胶做成的栓子堵塞半规管，阻碍内淋巴液的流动。激光半规管封闭术的开展也越来越广泛，有学者认为，与机械性封闭技术相比，能更有效地封闭膜性半规管，具有恢复快、前庭后遗症少的优点。

综上所述，尽管 BPPV 的病因及发病机制尚未完全明确，但是耳石复位治疗由于其简便、易行、成本低等优点而得到广泛的认可；同时我们也应该看到临床上存在着耳石复位泛化的趋势，以及复发率居高不下的问题，都需要我们在以后的临床工作中进一步研究。孔维佳教授指出，在眩晕疾病的治疗中，要针对眩晕疾病病因和前庭中枢代偿功能状态，综合应用药物、手术以及康复训练等手段，制订"个体化程序化综合治疗"方案。对于 BPPV 患者，我们不能仅仅采用耳石复位治疗，而应该注意探究其发生的根本原因，减少复发，提高患者的生活质量。

（王铭辉）

**参考文献**

1. Mcclure J A. Horizontal canal BPV [J]. J Otolaryngol, 1985, 14 (1): 30-35.
2. Schuknecht H F. Cupulolithiasis [J]. Arch Otolaryngol, 1969, 90 (6): 765-778.
3. Hall S F, Ruby R R, Mcclure J A. The mechanics of benign paroxysmal vertigo [J]. J Otolaryngol, 1979, 8 (2): 151-158.
4. Bhattacharyya N, Baugh RF, Orvidas L, et al. Clinical practice guideline: benign paroxysmal positional vertigo. Otolaryngol Head Neck Surg 2008, 139: S47-S81.
5. 杨燕珍，黄静辉，余怀生. Epley 加 Semont 联合手法复位治疗后半规管良性阵发性位置性眩晕. 中华耳科学杂志，2010，8（1）：86-8.
6. 曾晓利. 手法复位治疗良性阵发性位置性眩晕 120 例疗效观察. 求医问药（学术版），2012，10（10）：243.
7. Semont A, Freyss G, Vitte E. Curing the BPPV with a Liberatory maneuver. Adv Otolaryngol, 1988; 42: 290-293.

8. Mandalay M, Santoro GP, Libonati GA, et al. Double-blind randomized tril on short-term efficacy of the Semont maneuver for the treatment of posterior canal benign paroxysmal positional vertigo[J]. J Neurol, 2012, 1259 (5): 882-885.

9. Tesoro SP. Semont maneuvre for vertigo assessment[J]. Aust Fam Physician, 2015, 44 (7): 471-473.

10. Sotp-Varela A, Rossi-Izquierdo M, Santos-Perez S. Can we predict the efficacy of the Semont maneuver in the treatment of benign paroxysmal positional vertigo of the posterior semicircular canal[J]. Otology & Neurotology, 2011, 32 (6): 1008-1011.

11. 王晓燕，吉彬，雍军，等. 改良 Epley 法与 Semont 法治疗后半规管良性阵发性位置性眩晕疗效的 Meta 分析. 中华耳鼻咽喉头颈外科学杂志，2013，48（8）：634-639.

12. Braschi E, Ross D, Korownyk C. Evaluating the Epley maneuver[J]. Canadian Family Physician, 2015, 61 (10): 878.

13. Hilton MP, Pinder DK. The Epley (canalith repositioning) maneuver for benign paroxysamL positional vertigo. Cochrane Database Syst Rev, 2014, 8 (12): CD003162.

14. Em VB, Hj ZL, Bruintjes TD. Systematic review: efficacy of Gufoni maneuver for treatment of lateral canal benign paroxysmal positional vertigo with geotropic nystagmus[J]. Otolaryngology Head & Neck Surgery, 2014, 150 (6): 933-938.

15. 侯月婷. 良性阵发性位置性眩晕诊断及治疗的研究进展. 疑难病杂志，2017，16（4）：423-427.

16. Kim JS, Oh SY, Lee SH, et al. Randomized clinical trial for geotropic horizontal canal benign paroxysmal positional vertigo[J]. Neurology, 2012, 79 (7): 700-707.

17. Anagnostou E, Kouzi I, Spengos K. Diagnosis and treatment of Anterior-Canal benign Paroxysmal positional vertigo: a systematic review[J]. Journal of Clinical Neurology, 2015, 11 (3): 262-267.

18. 李进让，李厚恩. 良性阵发性位置性眩晕的手法复位治疗[J]. 中国耳鼻咽喉头颈外科，2007，14（10）：619-620.

19. 施天明，林高平，王奕琪. Gufoni 法联合强迫持续侧卧法治疗水平半规管良性阵发性位置性眩晕的疗效分析[J]. 浙江医学，2014,36（18）：1560-1562.

20. 杨强. 良性阵发性位置性眩晕研究现状. 临床心身疾病杂志，2016，22（6）：124-125.

21. Asprella-Libonati G. Lateral Semicircular canal benign paroxysmal positional vertigo diagnostic signs[J]. Acta Otorhinolaryngol Ital, 2010, 30 (4): 222.

22. Kim S H, Jo S, Chung W, et al. A cupulolith repositioning maneuver in the treatment of horizontal canal cupulolithiasis[J]. AURIS NASUS LARYNX, 20 1 2, 39 (2): 163-168.

23. Vannucchi P, Pecci R. Pathophysiology of lateral semicircular canal paroxysmal

positional vertigo［J］. J Vestib Res, 2010, 20 (6): 433-438.

24. Wieske Richard, Tjasse D Bruintjes, Oostenbrink P. et al. Efficacy of the Epley maneuver for posterior canal BPPV a long-term, controlled study of 81 patients［J］. Ear, Nose & Throat, 2005; 84 (1): 22-25.

25. 单希征，孙勍，龙顺波，等. 三维滚轮耳石复位系统及其临床应用. 中华耳鼻咽喉头颈外科杂志. 2008；43（10）：786-788.

26. 马鑫，静媛媛，余立生. 良性阵发性位置性眩晕发病侧别和患者睡眠侧别的相关性. 中国耳鼻咽喉头颈外科，2012，19：360-362.

27. 吕昕，肖飞，郭韶韶. 不同耳石复位法在治疗向地性眼震良性阵发性位置性眩晕中的临床研究. 山西医科大学学报，2016，47（5）：468-470.

28. 朱思翔，彭本刚. 良性阵发性位置性眩晕治疗中体位改变速度的影响. 中国耳鼻咽喉头颈外科，2016，23（5）：267-268.

29. 中华耳鼻咽喉头颈外科杂志编辑委员会，中华医学会耳鼻咽喉头颈外科学分会. 良性阵发性位置性眩晕诊断和治疗指南（2017）. 中华耳鼻咽喉头颈外科杂志，2017，52（3）：173-177.

30. 孔维维，韩德民. 耳鼻咽喉头颈外科学. 北京：人民卫生出版社，2014.

# 第19章　眩晕的外科手术治疗

## 第一节　周围性眩晕的外科手术治疗

大多数周围性眩晕患者经过药物及其他辅助治疗能够获得满意疗效，但有一部分眩晕患者经系统内科治疗仍然无效，需要外科手术治疗。目前，国外眩晕外科治疗开展非常广泛，国内开展相对较少，究其原因可能是眩晕外科治疗的理论基础、客观证据、治疗成功的确切机制有待进一步阐明；眩晕患者对眩晕外科治疗存在疑惧心理；耳科医师临床技术有待进一步提高。传统耳外科已经发展到耳神经－侧颅底外科，从以往控制眩晕为目标到同时改善听力及减轻耳鸣，现代眩晕外科的理念已发生了重大转变。眩晕外科的广泛开展也为前庭生理病理及发病机制的研究提供了有利机会和条件。随着前庭基础和临床研究的不断深入及耳外科技术的发展，眩晕在手术治疗方面取得了较大进展。

眩晕外科自 1908 年 Frazier 首次经后颅窝入路，切断第八脑神经治疗梅尼埃病以来，已有 100 余年发展历史。由于大部分眩晕病因不明确，致病因素持续存在，病变或缓或急持续发展，导致反复而频繁的眩晕发作，给患者带来严重困扰，成为患者急于消除的主要症状。因此以往眩晕外科治疗的主要目的是以控制眩晕为目标，通过阻断异常的前庭传入而达到消除症状的目的。

眩晕外科的主要手术方式可概括为三类：①针对可能的病因和发病机制进行的手术，如内淋巴囊手术、上半规管裂修补术、前庭神经显微血管减压术等；②针对前庭传导通路的阻断性手术，包括前庭神经切断手术、迷路切除术、半规管阻塞术等；③以恢复受损的前庭及耳蜗功能为目标所进行的前庭与听觉功能的重建手术，包括人工前庭植入手术、伴或不伴迷路手术的人工耳蜗植入等。

随着新的诊断技术与方法的应用，对周围性眩晕的认识正在深入，一些新的外周前庭疾病得以发现，如 1998 年 Minor 等发现上半规管裂综合征，并提出此类疾病的治疗方法。最近有学者报道了一组"非可见裂孔的耳囊综合征"的病例，其临床症状与上半规管裂综合征相似，但在术前检查及术中探查中却找不到裂孔或裂隙，而应用"圆窗封闭术"后患者眩晕、畏声及精神症状均得到了很好的控制。前庭植入手术的临床应用使眩晕外科治疗的理念发生了重大变化，手术以提高患侧前庭功能，使双耳前庭功能平衡一致达到控制眩晕的目的，这一方法已在美国应用于梅尼埃病患者，同时也给双侧前庭损伤的治疗带来希望。当前眩晕外科除了关注对眩晕的控制以外，越来越注重听觉功能的重建，如对梅尼埃病实施迷路切除、半规管阻塞的同时，联合应用人工耳蜗植入，能在有效控制眩晕的同时，又恢复了听力并减轻耳鸣，这类手术改变了传统的手术理念，基本形成了现代眩晕外科的基础和方向。

周围性眩晕的外科治疗主要针对难治性眩晕患者，即对于药物以及康复治疗无效或效果欠佳者，可以缓解眩晕症状，部分患者可以达到根治眩晕的效果。原则上，单侧周围性眩晕对侧前庭功能良好，其他治疗方法无效或者效果差的情况下均可选择外科手术来解决。当然，根据周围性眩晕的不同类型，有不同的手术方式。

梅尼埃病（MD）的手术只用于药物治疗无效、不能工作、急于求愈的患者。约5%的梅尼埃病符合上述条件。手术对象以单耳患病为宜。虽然5%～20%为双侧病变，但双耳同时起病的很少，一般相隔2～3年以上（Wolfson，1966）。梅尼埃病的外科治疗有多种术式，按其对耳蜗和前庭功能的影响程度可分为三类：①功能保全性手术，以内淋巴囊手术为代表，包括内淋巴囊减压术和引流术；②半破坏性手术，该类手术通常消除前庭功能，并不破坏耳蜗功能；前庭神经切断术和半规管阻塞术为其代表性手术；③破坏性手术，该类手术通过完全消除前庭和耳蜗功能来达到控制眩晕的目的。

破坏性手术种类很多，有第八脑神经切断术（Frazier，1912；Dandy，1924；Mckenzie，1931）、迷路内注射酒精（Morrison，1935；Wright，1938）、迷路电凝（Day，1943）、开放水平半规管或经卵圆窗钩除膜迷路（Cawthome，1935、1957年）、鼓室内注射链霉素（Schuknecht，1957）、迷路切除术以及迷路径路耳蜗前庭神经切除术等。半破坏性手术限于中颅窝径路前庭神经切除术（House，1961；Fisch，1974）。保守性手术也有多种，有内淋巴囊切开术（Portmann，1926）、交感神经切断术（Passe等，1948）、鼓索神经切断术（Rosen，1951）、内淋巴蛛网膜下腔分流（House，1961）、镫骨底板开窗术、球囊减压术（Fick，1966；Cody，1967）和内淋巴囊乳突腔分流（Paparella，1976；Arenberg，1977）等。此外还有利用超声作用半规管或圆窗（Tabb，1978）和冷冻圆窗龛或半规管（House，1966；Wolfson，1968）等局限性迷路破坏方法。

迷路或前庭神经被手术破坏后出现比较复杂的反应。这些反应是由于前庭中枢与其他神经中枢有着广泛联系所造成的。前庭神经进入延髓后，通过上下行纤维与脊髓、丘脑、眼运动核、网状结构、迷走、舌咽神经有关核团，有着直接或间接的广泛联系，维持复杂的平衡功能。二级前庭联系进入小脑、小脑皮质和顶核，也有纤维分布到全部前庭核团。核上纤维通过前庭投射至大脑皮质，一侧颞叶对涉及眼球震颤的对侧前庭核的机制起易化作用。试验表明，动物的迷路在调节肌紧张和平衡上起重要作用。但在人类，一侧迷路机能丧失或切断一侧前庭神经，只能引起短暂的功能障碍，出现眩晕、眼球震颤、倾倒和过指，以及恶心、呕吐、心悸、血压下降和冷汗等症状。这些症状在1～2周内几乎完全消失。轻度平衡障碍可达数月乃至数年，但迟早会全部消失。这是由于前庭核团内部及其与中枢纤维联系发挥补偿作用调节的结果。双侧迷路破坏或前庭麻痹一般不产生眩晕或眼球震颤。但有明显的平衡失调。这种失调可由视觉和本体感觉机制慢慢补偿，但乘车或走路过快时，眼运动不能同步协调而有视物晃动（Dandy 征）。虽然白天走路并无困难，在暗处却会出现站立摇晃和走路蹒跚。外科治疗方法包括内淋巴囊减压术（ESD）、前庭神经切断术（VE）、迷路切除术、半规管阻塞术等。临床上依据患者的具体情况选择相应的术式。

**1. 内淋巴囊手术**

内淋巴囊手术（ESS）主要适用于早期梅尼埃病。有学者认为甘油试验阳性患者行内淋巴囊手术可能效果较好，但甘油试验阴性不能否定诊断或怀疑手术的必要性。内淋巴囊手术包括内淋巴囊减压术及分流术，是因为内淋巴囊含有膜迷路吸收上皮的主要结构，而内淋巴囊手术可为内淋巴提供更好的引流，理论上内淋巴系统的减压和引流可减少内淋巴的增量，从而改善 MD 内淋巴囊积水病理改变，缓解甚至消除临床眩晕症状。美国学者 Kato 对 215 例接受内淋巴囊减压术的患者进行生活质量调查，其中87% 的患者术后生活质量得到显著改善。法国学者 Convert 对 90 例接受内淋巴囊减压术的患者进行了生活质量调查，发现内淋巴囊减压术显著改善患者生活质量，并且因其对前庭功能、听功能的保护优于前庭神经切断、化学性迷路切除，因而建议内淋巴囊减压术作为 MD 首选的外科治疗方式。内淋巴囊减压术对前庭功能、听功能具有保护作用，因此对于内淋巴囊减压术后复发患者，建议采取破坏性手术之前再次进行内淋巴囊减压术。此外，日本学者 Kitahara 发现，术前伴严重耳鸣患者在行内淋巴囊手术时，在切开的内淋巴囊腔内以及外周区域加用地塞米松，具有良好效果，推测可能与激素对内耳的保护作用有关。另外，由于该术式对前庭功能、听功能的良好保护作用，故对于双侧前庭功能均减退的双侧 MD 患者，也可分期行内淋巴囊减压手术。

手术适应证：①单侧耳鸣，低频听力损失 30 dB 以下，发作眩晕型梅尼埃病，保守治疗无效；②难治性梅尼埃病患者，系统性药物治疗无效；③双耳梅尼埃病患者。

手术禁忌证：①患耳为唯一听力耳者（慎用）；②中晚期患者，听力丧失严重，甘油试验阴性者；③严重内耳畸形、Mondilli 畸形、大前庭水管综合征等；④中耳有炎症的患者。

手术方法：完成乳突轮廓化后，磨出水平半规管和后半规管轮廓，在后半规管后下、Donaldson 线下方和乙状窦之前区域打开后颅窝脑板，显露内淋巴囊，即可减压；若切开内淋巴囊，放置硅胶片或管，使内淋巴囊和乳突或蛛网膜下腔相通，即为引流术。最后是鼓膜置管，以便进行中耳腔抽吸和促进中耳腔通气，防止肉芽和瘢痕堵塞，引起症状反复。

手术并发症主要有：①感音神经性听力损失，因术中损伤半规管或术后发生迷路感染；②面瘫，术中损伤面神经乳突段；③脑膜损伤；④脑脊液耳漏；⑤乙状窦损伤；⑥颈静脉球损伤；⑦脑膜炎；⑧颅内血肿。

手术要点：①内淋巴囊定位是完成手术的关键，内淋巴囊通常位于后半规管后下，找到内淋巴管的出口即可找到内淋巴囊，呈灰白色，较正常脑膜组织厚；②乳突气化不良和乙状窦前位使窦前间隙狭窄很常见：应彻底切除乳突，同时行乙状窦减压，以暴露内淋巴囊；③严格控制骨面渗血，防止术后血陜渗出物填满乳突腔，引发纤维化，影响手术疗效。

对于内淋巴囊手术的远期疗效，国内外报道不一。Hu 等报道 33 例接受内淋巴囊手术治疗的梅尼埃病患者，经 10 年随访，眩晕控制率为 64.5%。王正敏等报告 67 例内淋巴囊引流手术患者，眩晕好转率为 79.2%。Telishi 等对 234 例内淋巴囊引流手术患者经过平均 13.5 年的随访，发现 80% 的患者眩晕可控制，无须再行破坏性手术。总体来看，上述报道的眩晕控制率为 60%～80%。既往认为内淋巴囊手术的原理是基于纵流理论，即内淋巴自血管纹及前庭暗细胞生成，经内淋巴管进入内淋巴囊后被吸收或过滤至蛛网膜下腔，理论上内淋巴系统的引流可缓解内淋巴积水。但最近的一项研究对以上理论提出了质疑。Chung 对 15 例生前患梅尼埃病曾行内淋巴囊引流术的患者进行颞骨解剖病理学研究，发现所有患者膜迷路积水仍然存在，其中 5 例患者手术中未显露内淋巴囊，但 4 例眩晕缓解；8 例患者引流管未置入囊腔，4 例眩晕得到缓解；2 例患者成功实施内淋巴囊引流，但眩晕均未得到控制。

有关 ESS 治疗难治性梅尼埃病的 4 点主张，值得借鉴和参考：①应用内淋巴囊减压和分流等 ESS 治疗难治性梅尼埃病，能够取得短期的（2～3 年）接近 90% 的眩晕控制率，术中需要对内淋巴囊准确定位和识别，必须进入真性囊腔，保持囊的完整性；②尽管通过 ESS 使眩晕的短期控制率超过 90% 的可能性较小，但仍有空间通过手术方法的改进和尽早手术来提高对梅尼埃病症状的长期控制率；③尽管曾有误解，但 ESS 有明确的病理生理学依据，其有效性是肯定的，不能将 ESS 有效性简单地归结为单纯的安慰剂的作用；④虽然围绕梅尼埃病及其治疗存在许多局限性和不确定性，ESS 仍是治疗药物难治性梅尼埃病的首选方法。

### 2. 前庭神经切断术

Frazier 在 1908 年首次通过后颅凹入路切断前庭蜗神经治疗梅尼埃病所致的眩晕。1931 年，McKenzie 术中仅切断耳蜗神经前庭支，以保存听力。Dandy 报道 624 例前庭神经切断术，但面瘫和耳聋发生率较高。近 50 年来新的手术径路和术式不断涌现，包括 1961 年 House 开创颅中窝入路前庭神经切断术，1978 年，Silver-stein 与 Norrel 经迷路入路切断前庭神经，1987 年 Silver-stein 引入了乙状窦后入路，使前庭神经切断术成为治疗梅尼埃病和其他耳源性眩晕的重要方法。

前庭神经切断术治疗眩晕疾病的原理为：①通过神经切断消除紊乱的前庭传入；②单侧前庭失传入可以被中枢代偿，进而缓解症状。

手术适应证：①严重眩晕，发作频繁，患耳听力尚好，以保守方法久治（超过 6 个月）或以内淋巴囊手术无效者；②迷路破坏术后仍有眩晕，并有残留迷路功能者；③外伤性、突发性聋、中耳手术等所致持续性眩晕，经保守治疗无效者；④复发性前庭神经元炎。

手术禁忌证：①双侧前庭系统外周性病变者；②前庭系统中枢性病变者；③有慢性中耳乳突炎者；④60 岁以上年老体弱者。

手术入路包括：①颅中窝入路：1961 年由 House 创立，并成为其后 20 余年间的主要术式。该方法可以完全切断前庭上及前庭下神经，因而可以很好地控制眩晕。此外，颅中窝入路可同时切断 Scarpa 神经节，故眩晕复发率更低，但依然有较高的耳聋及面瘫发生率。②迷路后入路：与颅中窝入路相比该技术操作简单且并发症更少，但该入路手术视野较小，对桥小脑角的暴露不佳。③乙状窦后入路：视野开阔，可看到内耳道开口，该入路可以更好地选择性切断前庭神经纤维。④联合入路：如乙状窦后-内耳道入路，迷路后-乙状窦后联合入路等。前庭神经切断术术式不一，各有其优缺点，应依据病情、设备条件和操作熟练程度的不同做出相应选择。

凡乳突发育不良或乙状窦明显前移，以及先前因中耳炎已施行开放式乳突手术者，不宜做迷路后前庭神经切断术，以免引起蛛网膜下腔感染，但可做乙状窦后入路前庭神经切断术。具体手术方法为：取耳后直切口，于乙状窦后方做骨窗，3 cm×4 cm 大小，前方至乙状窦后缘，上方显露横窦。切开硬脑膜，逐步释放脑脊液，将小脑压向后内方，暴露脑桥小脑角池及进入内耳道的耳蜗、前庭及面神经。靠近内耳道口分开前庭蜗神经，切断前庭神经。前庭神经切断常在内耳道口处，因为此处脑神经解剖学位置相对固定。约 75% 的患者前庭耳蜗神经两者之间存在明显的裂隙，可见一细小动脉为分界标志。如不能分开蜗神经及前庭神经，可进一步磨开内耳道后壁到单孔神经管处，再切断前庭神经。

前庭神经切断术的并发症主要有：①感音神经性聋：因蜗神经或耳蜗血供受损所致；②脑脊液漏、脑膜炎；③面瘫：多为暂时性，可用激素治疗；④硬脑膜外血肿：若术后出现头疼、意识障碍，应考虑到硬脑膜外血肿的可能，及时行 CT 检查，手术止血，关闭术腔之前硬脑膜表面彻底止血；⑤脑水肿：多发生在术后 48 小时之内，术中颞叶或小脑半球受压所致，可给予甘露醇及地塞米松治疗；⑥平衡失调：大多在 2 年内可以得到完全缓解；少数患者表现为持久性平衡失调，可能与中枢未代偿或代偿不全有关，术后及时进行前庭康复训练有助于更快获得前庭代偿。

前庭神经切断术对年轻、症状较重患者的听觉功能保护较好，实施该手术要求对侧前庭功能良好，一般适用于 60 岁以下患者。许多国外的医学中心应用颅中窝径路行前庭神经切断术取得了巨大的成功。从 1967 年到 1988 年，苏黎世大学对 281 例前庭神经切除术的患者随访 3～15 年，眩晕症状得到改善者占 95% 以上，并且残余听力能保持稳定。他们认为，颅中窝径路有三大重要解剖优势：①可将内听道底端的前庭神经分开并完整地加以切除而保留蜗神经；②包括神经节的前庭神经切除术能保证避免出现神经节再生；③在内耳道远端碰到大血管的概率较小。近年来迷路后和乙状窦后径路前庭神经切除术被作为颅中窝手术的替代方法。1990 年，有调查显示，在美国有近 3000 人已施行了前庭神经切断术，其中 95% 患者行经后颅窝径路的前庭神经切断术，包括迷路后径路、乙状窦后径路及联合径路。Silver 等经后颅窝施行前庭神经切断术 218 例，其中 78 例经迷路后径路，88% 患者眩晕完全治愈，7% 症状明显改善，仅有 5% 表示术后症状未改善。70% 患者手术前后听阈的差别在 20 dB 以内，少数患者低频区有轻微传导性听力损失，可能是由于骨屑使镫骨固定或脂肪组织妨碍了听骨链活动；14 例行乙状窦后-内耳道径路，治愈率达 90%，但 75% 患者术后出现较为剧烈的头痛，原因尚不清楚。与迷路后经路相比，这种术式有几个优点，包括不用腹部脂肪组织填充组织缺损，不用暴露乳突腔，慢性乳突炎、乳突硬化或乙状窦前移患者都可手术。126 例施行迷路后-乙状窦后联合径路的患者，眩晕治愈率为 85%，明显改善者 7%，86% 的患者术后与术前相比听阈差别在 20 dB 以内，这种联合径路较前两种术式相比，手术时间大大缩短，脑脊液漏和头痛发生率显著降低。谭长强和 Brookes 报道 9 例乙状窦后径路内镜下前庭神经切断术的患者，随访 2 年，眩晕完全控制者 8 例。王锡温等报道 9 例乙状窦后经路内镜下前庭神经切断术患者，随访 2~4 年，眩晕均得到完全控制。术中应用内镜辅助技术，相比显微镜的优点是：术中可以观察到面听神经束的侧面和腹面结构，清晰地辨认面神经、听神经和内听动脉之间的位置关系，避免术中损伤，减少并发症的发生。前庭神经切断术理论上可以治疗多数单侧前庭周围性眩晕，前庭神经切除术阻断异常前庭信息的传入，通过中枢代偿消除眩晕症状，因此对眩晕症状的改善程度较高，且保存听力，但需要开颅手术，存在一定风险，若术中前庭神经切除不完全，症状可能持续存在。随着耳神经外科的发展，该手术必将进一步改良从而得到推广。

### 3. 半规管阻塞术

半规管阻塞术是在半规管骨管上开窗后，用骨蜡、骨屑、筋膜、生物胶或激光阻塞，或阻断内淋巴流的手术方法。1990 年由 Parnes 等首创，用于治疗 BPPV，其疗效已得到肯定。在用后半规管阻塞术成功治疗 BPPV 后，有学者探索应用 3 个半规管阻塞治疗梅尼埃病。动物试验结果显示，3 个半规管阻塞不影响正常及内淋巴积水模型豚鼠的耳蜗功能。国外有学者应用水平半规管阻塞术治疗 11 例梅尼埃病患者，9 例患者的眩晕症状得到控制。Yin 等报道应用 3 个半规管阻塞术治疗 3 例内淋巴囊减压或引流手术后眩晕复发的梅尼埃病患者，2 例眩晕完全控制（A 级），1 例基本控制（B 级）。樊兆民等应用半规管阻塞术治疗 17 例单侧梅尼埃病患者，其中 16 例为首次手术，短期随访眩晕控制率达 100%，70% 以上的患者听力得以保存，证实半规管阻塞术治疗梅尼埃病短期疗效确切。半规管阻塞术有可能成为某些顽固性梅尼埃病的首选治疗方法。

3 个半规管阻塞术手术方法为：全身麻醉下常规耳后切口，将乳突轮廓化，显露 3 个半规管，完成 3 个半规管轮廓化。在相对于半规管弓最高处逐渐磨薄骨质，直至暴露蓝线，然后用直径 1 mm 的金刚石钻头磨开一小瘘口，1 mm×2 mm 大小，用钩针小心剔除瘘口表面的薄层骨质，可能有少量外淋巴液溢出，切勿用吸引器头直接吸引瘘口，注意保持膜迷路完整。取颞肌筋膜，剪成细条状，填塞半规管，完全阻塞半规管的管腔，阻断内淋巴流动。瘘口表面以骨蜡覆盖，防止外淋巴漏。

半规管阻塞术的并发症：①感音神经性聋，原因可能为损伤膜迷路、浆液纤维性迷路炎、外淋巴漏等；②脑脊液漏；③面瘫。

### 4. 迷路切除术

迷路切除术治疗梅尼埃病的原理为：完全清除患侧所有前庭外周感觉器的感受上

皮，以及支配该感受器的外周神经纤维，以阻断患侧前庭神经冲动信号的传入，达到治愈眩晕的目的，并通过中枢代偿作用，达到消除眩晕症状的目的。

手术适应证：①内淋巴囊术后，眩晕症状持续存在或术后复发，患耳为严重感音神经性聋或全聋，纯音听阈平均为 80 dB，言语分辨率小于 20%，对侧耳听力正常者；②中耳炎或镫骨术后、颞骨骨折等致眩晕严重者。

手术禁忌证：①患耳听力仍有实用水平者；②患侧为唯一有听力耳者；③双耳病变者。

目前术式有两种：乳突径路迷路和外耳道径路迷路切除术。手术方法为：经乳突径路的方法是完成乳突轮廓化后，磨开 3 个半规管；经外耳道径路的手术方法是采用耳内镫骨手术切口，磨除上鼓室盾板及部分外耳道后壁，去除砧骨和镫骨，磨除前庭窗及圆窗间的骨质，暴露前庭池。切除球囊及椭圆囊斑神经上皮，然后用直角钩伸入前庭，破坏半规管壶腹。

手术要点：①乳突轮廓化和辨认三个半规管是手术的关键；②磨开 3 个半规管后，必须彻底清除所有膜迷路，包括椭圆囊斑和球囊斑；③前庭腔内必须用肌片或明胶海绵填塞，以防前庭末梢形成外伤性神经瘤；④用钩针刮除前庭迷路时，切勿穿破前庭内壁的球囊隐窝，以免发生脑脊液漏。

手术并发症主要有：①眩晕：迷路切除术中如有神经上皮残留将导致创伤性神经瘤，眩晕会复发；②脑脊液漏：术中刮除球囊斑时应小心，前庭内壁较薄，易于损伤，如发生脑脊液漏，用肌肉或脂肪填塞开放的前庭；③面瘫：迷路切除时面神经水平及垂直段易损伤，应熟悉面神经解剖标志，注意面神经与水平半规管及前庭窗的关系，谨慎操作。

迷路切除手术直接破坏前庭器官从而阻断异常前庭信息传入，通过中枢代偿消除眩晕症状，因此不需要开颅，手术风险较小，眩晕控制率较高，但不保存听力，因此适用人群为听力近似丧失或无残存听力，特别是经其他手术无效者。另外，也可经迷路实行前庭神经切断术，相比单纯经迷路切除，手术更为彻底，但患者失平衡症状改善更为明显。迷路切除可分为外科手术切除和氨基糖苷类耳毒性药物化学切除，以及超声、激光或冷冻的物理性切除。由于外科手术切除迷路存在一定风险，氨基糖苷类耳毒性药物化学迷路切除在临床应用较为广泛。动物试验发现，动物前庭感觉细胞破坏严重，前庭损害重于耳蜗。经鼓膜切开，置管鼓室内应用庆大霉素治疗 MD 患者，显示可破坏前庭功能并消除眩晕，保留耳蜗功能。Delgado 报道化学性迷路切除治疗难治性 MD，眩晕完全控制率为 65.6%，84.37% 的患者明显改善，18.3% 的患者存在显著听力损失。针对部分患者行化学性迷路切除术效果欠佳的原因，Crane 研究后认为圆窗膜处解剖障碍是主要因素，可以经乳突探查去除圆窗膜处解剖异常后，再施行该术取得良好效果。化学性迷路切除目前仍有如下问题需要解决：药物的最佳浓度、剂量、注射次数、停药指征、用药方法及听力损害的防治等。Ghossaini 认为，应根据 MD 患耳听力下降程度、健耳情况综合选择内淋巴囊手术或化学性迷路切除。国内外学者进行 3 个半规管阻塞的动物实验结果显示，3 个半规管阻塞不影响正常受试动物及内淋巴积水模型豚鼠的耳蜗功能。3 个半规管阻塞治疗较之迷路切除具有术后反应轻、前庭代偿建立快、代偿更为完全的优势，相比前庭神经切断等涉及颅脑的手术具有安全性高、手术风险小的优势，尤其适用于年龄较大的患者。Ariagllo 发现经外耳道迷路切除，外周前庭紊乱的控制率可达 98%，并强调了打通前庭窗和蜗窗，完全损毁前庭末梢器官的必要性。Hammers 和 Schuhechtu 报道 124 例迷路切除的患者中，120 例（96.8%）的发作性眩晕治愈，3 例通过接受再次迷路切除术而治愈，总治愈率达 99%。

针对 MD 的各种外科治疗方法各有优缺点，临床上可以根据患者听力情况、手术疗效及患者治疗意愿来选择相应外科治疗方法，其中内淋巴囊手术因其操作简单、不影响听力、眩晕控制率可达 75%，被认为是外科治疗 MD 的首选术式。

# 第二节　其他类型眩晕的手术治疗

## 一、BPPV 的手术治疗

BPPV 的手术治疗主要包括如下两种手术方式。

### 1. 后壶腹神经切断术

后壶腹神经切断术又称单孔神经切断术，最早于 1972 年由 Grace 提出，适应证为 BPPV 用药及头位复位疗法治疗无效者。

手术方法：经外耳道径路，充分显露圆窗龛，以圆窗膜为标志定位后壶腹神经，后壶腹神经的单管低于圆窗膜 2~3 mm，与窗膜内缘成 30°角向后到达后半规管的壶腹。磨除龛窝骨质的高度不应超过圆窗膜平面，以免损伤耳蜗基底转，造成感音神经性聋。磨除深度为 2~3 mm，可见到壶腹神经，以接近水平的方向，位于单管内，给予完全切断，消除 BPPV 的症状。

手术并发症主要为：①感音神经性聋：损伤耳蜗基底转所致；②脑脊液漏：搔刮后壶腹神经管时，易发生脑脊液漏，如发生，可用骨蜡填塞神经管；③面瘫：磨除部分外耳道后下壁时，易损伤面神经垂直段。

1991 年 Grace 总结 102 例行单孔神经切断术的 BPPV 患者，症状完全消除占 97.0%，术后感音神经性聋发病率为 7.3%。失败率 8.3%。Ohinjclli 等 1989 年报道，14% 的后壶腹神经向内上移位，使手术暴露和辨认神经很困难，而术中很可能损伤蜗窗和耳蜗底转及后半规管壶腹和面神经。因此该手术实际上是一种理想性手术，技术难度大，并发症多，失败率高，现临床已较少采用。

### 2. 后半规管阻塞术

目前应用更多的是后半规管阻塞术治疗 BPPV，其疗效已得到了肯定。1990 年由 Parnes 首次报道。手术中磨开后半规管，暴露膜迷路，将骨片塞入骨管内，加压闭塞膜迷路。其原理为：手术封闭嵴顶和阻塞部位之间的液体空间，此段内淋巴液不流通，阻止了嵴顶的刺激活动，缓解眩晕。其目的为通过封闭嵴顶与阻塞部位间的液体腔隙，使嵴顶处于生理学固定状态。

手术方法：暴露并开放乳突，完成后半规管轮廓化。从外半规管向后画一假想线，在与后半规管相交处，用微型金刚石钻头开一个 1 mm×2 mm 的骨窗。此处距壶腹和椭圆囊均相对较远，不易伤及壶腹和椭圆囊。取筋膜填塞管腔。

Walsh 等统计了 1988～1996 年 13 例行后半规管阻塞术的 BPPV，术后全部患者位置性眩晕得到了完全且迅速的缓解，远期未见感音神经性聋等并发症。Parnes 报道 32 例行后半规管阻塞术的患者，术后位置性眩晕均完全缓解，多数术后出现暂时混合性听力下降，后来都恢复到术前水平。刘兆华等应用半规管开窗冷冻技术治疗 20 例眩晕患者，随访 4～7 年，完全控制 3 例，基本控制 9 例，部分控制 4 例。采用 $CO_2$ 激光进行后半规管阻塞术，可有效地减少对膜半规管的损伤而引起内淋巴漏和造成感音神经性聋的风险，同时其对膜性半规管的阻塞作用类似自身血液凝固栓塞的过程，避免了机械的阻塞过程。相信这是对后半规管阻塞术的一种很好的改进方法。其他难治性周围性眩晕包括复发性前庭神经炎、外伤或药物导致的单侧前庭功能障碍，以及不明原因的单侧周围性眩晕，根据患者听力情况可选择前庭神经切断术或各种迷路切除术。周围性眩晕手术治疗方法很多，除上述方法外，还有耳蜗透析术、内外淋巴分流术、显微血管减压术等，但目前未在临床推广。

## 二、上半规管裂综合征的手术治疗

上半规管裂综合征是新近发现的一种由强声刺激或外耳道、颅内压力改变诱发的眩晕综合征，发病原因为上半规管骨质缺损，临床特点为渐进性听力下降，多表现为低频区域的传导性聋，强声刺激诱发的眩晕是该病的特征性表现，可以发现与受累半规管平面一致的垂直或旋转性眼震。诊断除了有特征性临床表现之外，颞骨高分辨率冠状位 CT 可以发现上半规管顶部有骨质缺损。手术方法是上半规管裂修补术，手术原则为填塞上半规管或封闭骨质缺损。一般采用颅中窝径路或乳突径路行上半规管裂修补术，修补材料常用筋膜、骨粉或纤维胶等。Hirvonen 主张应用硬质材料如骨或骨水泥等来封闭上半规管裂，而不阻塞管腔，这样既能消除上半规管裂的症状，又可以保留上半规管正常生理功能。

主要手术并发症包括感音神经性聋、脑脊液漏、面瘫。

## 三、失能性位置性眩晕的手术治疗

失能性位置性眩晕最早由 Jannetta 于 1984 年提出，认为这类眩晕是由于微血管搏动性压迫、刺激第八脑神经所致。失能性位置性眩晕具有以下特征：持续性位置性眩晕或不稳感，伴有恶心，起病突然，随时间逐渐严重，极少自然缓解，对药物治疗不敏感。听觉脑干诱发电位（ABR）检查示Ⅱ波潜伏期延长或出现Ⅱ波分裂现象。Jannetta 认为根本病因是血管压迫第八脑神经，所以是微血管减压手术最好的适应证，而之后的良好临床疗效也支持这一观点。1993 年，Miller 等总结了 1983—1990 年 207 例失能性位置性眩晕患者微血管减压手术的大宗资料分析结果，发现全部患者第 8 脑神经存在有意义的血管压迫，手术依据为病史和神经耳科检查。术后平均随访 38 个月，眩晕治愈率达 80%。

有关失能性位置性眩晕发病机制的理论认为：脑神经微血管压迫综合征的原发病变在中枢，可能在前庭核，主要表现为中枢截断性抑制的降低。由于神经元传递的易化，使受微血管波动性压迫的前庭神经产生的活动信号异常放大、畸变，从而产生症状。神经根进入区是脑神经最易受血管压迫的区域。但这一理论并未得到广泛接受。Adams 提出正常人中血管襻与脑神经相接触的情况是普遍存在的。Hardy 等对生前无三叉神经痛症状患者的尸检结果发现，60% 的患者三叉神经有血管压迫。虽然微血管减压术治疗眩晕取得了一定的临床疗效，但仍存在一些问题。多数学者在术中观察到眩晕患者的第八脑神经有明确的血管压迫或接触现象，但血管压迫可能不是引起眩晕等症状的唯一因素。由于缺乏理想影像学检查技术分辨后颅窝微细血管，无法断定眩晕由血管压迫引起，而非其他因素所致，为临床手术选择适合的患者带来一定困难。有学者采用高分辨率 MRI 虚拟内镜技术对桥小脑角进行研究，通过 T2 加权影像可清楚地显示脑神经被血管压迫征象，为微血管减压术提供了依据。目前观点为，对于电生理学和影像学怀疑有血管压迫、药物保守治疗无效的失能性位置性眩晕患者，可以考虑行神经微血管减压术。相信随着诊断技术的发展，有关失能性位置性眩晕治疗难治性眩晕的临床研究会更加深入。

## 第三节　其他和展望

眩晕手术治疗方法很多，除上述方法外，还有耳蜗透析术、内外淋巴分流术、显微血管减压术等。耳蜗透析术主要适用于单侧重度患者，经内科和（或）内淋巴囊手术治疗无效者。机制为用高渗透液灌注鼓阶减轻膜迷路积水，但目前尚未在临床推广。内外淋巴分流术有经镫骨底板球囊切开术和镫骨嵌钉术，其效果不确定，且死耳发生率高。显微血管减压术的原理是部分眩晕患者的症状是由桥小脑角区的血管襻压迫听神经所致，手术使压迫或刺激听神经根的受累血管移位、分离，消除动脉搏动对听神经的直接传导影响，改变其动作电流而达到消除眩晕症状的目的。但至今尚未形成对"听神经血管压迫综合征"这一概念的特征性的临床诊断标准和进行血管减压术的适应证，因此进行这一手术必须谨慎决定。

由于眩晕疾病的病因复杂，所有手术并非是有针对性的根治性手术，每一种手术的理论基础、客观证据、治疗成功的确切机制也有待阐明。但是通过这些手术的治疗确实可使眩晕症状得到不同程度的改善。在尚未彻底明确眩晕病病理生理学之前，对药物治疗无效的少数顽固性眩晕患者，根据每种手术的适应证和患者的要求，进行有选择性的手术，作为目前的有效治疗方法是可行的。国外学者认为对于药物治疗后 6

个月仍有眩晕症状的患者，可以使用鼓室内注入地塞米松治疗，若 3 个月后症状仍无改善，有明显感音神经性聋的患者，可采用鼓室内注入庆大霉素治疗，而听力较好的患者可选用内淋巴囊减压术。若内淋巴囊减压术无效，听力良好者可行前庭神经切断术，而听力较差者可行迷路切除术。

展望未来，对这些外科治疗有必要进行更深入和更长期的研究。耳外科医师应勇于探索该区域相关解剖与病理变化并掌握相关学科临床知识，发展新的外科治疗方法，以推动眩晕外科治疗进一步发展。

（王铭）

## 参考文献

1. 张素珍，吴子明. 眩晕症的诊断与质量. 郑州：河南科学技术出版社，2017：182-199.

2. 韩琳，余力生，刘燕，夏瑞明. 影响内淋巴囊减压术后生活质量的相关因素分析[J]. 中华耳科学杂志，2013，（3）：423-427.

3. 宋任东，杨凤，肖跃华，等. 半规管阻塞加内淋巴囊减压治疗顽固性梅尼埃病[J]. 听力学及言语疾病杂志，2016，24（5）：443-447.

4. 董云鹏，徐进. 前庭神经切断术及其术式选择[J]. 国际耳鼻咽喉头颈外科杂志，2006，30（4）：242-244.

5. 张道宫，樊兆民，韩月臣，李亚伟，王海波. 半规管阻塞术治疗顽固性梅尼埃病的远期疗效[J]. 中华耳鼻咽喉头颈外科杂志，2015，50（9）：733-737.

6. 王恩彤，单希征. 上半规管裂综合征的认识与处理[J]. 中国中西医结合耳鼻咽喉科杂志，2017，25（5）：396-400.

# 第 20 章  眩晕的护理

## 第一节  眩晕的一般护理

### 一、发作时护理

当患者眩晕发作时嘱其卧床休息，改变体位时动作宜缓慢。必要时加测血压，遵医嘱给予降压药物，氧气吸入。加强巡视，发现眩晕伴有呕吐、剧烈头痛、肢体发麻、血压持续上升时应及时报告医生并配合处理，做好护理记录。

### 二、病情观察

定时测量血压并做好记录，监测血压变化情况。密切观察眩晕发作的时间、程度、性质、伴随症状、诱发因素等情况。观察有无肢体麻木、言语不利等症状。

### 三、环境和起居护理

（1）保持病室安静，避免噪音和强光刺激，减少陪护，限制探视。定时开窗通风，保持空气清新。护理人员操作应相对集中，动作轻巧，防止过多干扰患者。

（2）保证病床平稳，避免他人碰撞、晃动。物品放置伸手可及处，避免取物时坠床或跌倒。保持地面干燥、无障碍物，防止滑倒或绊倒。卫生间地面设置防滑设施，并设置扶手和呼叫器。

（3）嘱患者注意卧床休息并抬高床头，尽量减少头部旋转动作，特别不宜突然猛转头，或突然、剧烈体位改变，防止眩晕加重或昏扑。

（4）养成按时排便习惯，保持大便通畅，避免屏气用力排便。上厕所或外出时需有人陪伴，眩晕严重者应协助其在床上大小便。

（5）注意休息，劳逸结合。病情缓解后可适当运动。

（6）告知患者外出不宜乘坐高速车、船，避免登高。

（7）眩晕由颈椎病引起者，睡眠时要选用合适枕头，避免长期低头。据年龄及血压水平选择适宜的运动方式，运动强度、时间、频率以不出现不适反应为度，避免工作，要注意保暖。

### 四、心理护理

关心体贴患者，使其心情舒畅。情绪易激动者，指导其通过听音乐、与他人沟通等方式转移注意力，减少不良情绪刺激，并指导患者掌握自我调控方法。对眩晕较重、心烦、焦虑者，可通过介绍疾病相关知识和治疗成功经验增强其信心。

### 五、饮食护理

饮食应清淡，低盐、低脂饮食，增加粗纤维素食物摄入，避免暴饮暴食，戒烟酒。控制体重，控制总热量摄入。

### 六、用药护理

（1）指导患者正确服用药物，强调长期药物治疗的重要性，用降压药使血压降至正常水平后应继续服用维持量，以保持血压相对稳定，对无症状者更应强调。

（2）告知患者有关降压药物的名称、剂量、用法、作用及不良反应。

（3）嘱患者必须遵医嘱按时按量服药，不得擅自增减剂量或药物，不能擅自突然停药，经治疗血压得到满意控制后，可遵医嘱逐渐减少剂量。擅自增减剂量或药物会引起血压波动，突然停药可导致血压突然升高，甚至诱发其他病症。

（4）静脉输注活血化瘀、通络止痛等中药制剂，应严格按照操作程序，注意用药安全和用药后反应。输注甘露醇脱水剂时应快速滴注，保证疗效。

### 七、对症护理

（1）剧烈头痛并伴有恶心、呕吐，为血压突然升高或高血压脑病表现，应立即让患者卧床休息，观测血压及脉搏、心率、心律的变化，尽快与医生联系，迅速采取镇静与降压措施。

（2）呼吸困难、发绀时，常为高血压心脏病引起左心衰竭的表现。要立即令患者半卧位、给予氧气吸入，并按医嘱应用强心药物。

（3）如有心悸，应严密观察脉搏、心率及心律变化，做好记录。安慰患者，令其卧床休息，消除紧张情绪。

（4）晚期原发性高血压伴心、肾功能衰竭时，可出现水肿。护理中应注意严格记录出入量。饮食中限制钠盐（每天食盐量不多于 3 g），卧床休息、抬高患肢、注意保护好皮肤，预防褥疮的发生。

（5）晚期高血压易引起脑血管意外，出现昏迷与偏瘫。对于这类患者，平时应注意安全护理，防止坠床、窒息、肢体烫伤等。

### 八、健康指导

鼓励患者平时加强锻炼，增强体质和耐力，劳逸适当。眩晕发作期间不能登高、下水、驾车，以免发生意外。

## 第二节　周围性眩晕的护理

### 一、良性阵发性眩晕

**1. 环境**

保持病室环境舒适，安静，避免外界刺激，为患者创造一个良好的睡眠环境。

**2. 饮食护理**

指导患者少食多餐，进食清淡易消化，富含维生素的食物，增强机体抵抗力，促进集体康复，同时在复位后指导患者适当控制水盐摄入，以减少内耳迷路和前庭核的水肿。

**3. 心理护理**

在复位前积极鼓励患者并告诉其眩晕发生原因，明确治疗目的，使患者正确对待疾病，消除恐惧的心理，增加战胜疾病的信心。

**4. 复位前护理**

了解患者发作的时间，次数，频率，持续时间及自行缓解的时间，有无伴恶心呕吐等症状，有无脑外伤，耳部外伤史等，测量患者生命体征，观察患者眼震情况，面色，生命体征，并明确检查目的，以取得配合。

**5. 复位时护理**

治疗过程中可能发生眩晕，恶心和呕吐，治疗中耐心向患者解释，安慰，消除患者紧张情绪，减轻其心理负担，指导患者积极配合医生，医生在旁握住患者的手，防止患者在复位过程中因诱发眩晕而跌倒。

**6. 复位后护理**

复位后采取半卧位，避免患侧卧位，避免仰头或低头动作，避免颈部剧烈运动。在颈部，腰部，膝部可分别放置小软枕，提高患者的舒适度。对年老体弱的患者，需注意各项生命体征的观察，以防发生意外。做好生活护理，必要时协助患者大小便，注意保护隐私。

**7. 健康指导**

复位治疗期间避免危险性的工作，如高空作业、驾车等。对出院时仍然留有轻微症状的患者可以进行门诊或家庭体位复位治疗。同时剧烈的头部运动及巧合的体位改变均可能导致其复发。嘱患者避免甩头等剧烈动作。治疗后可能会出现头胀，头重等感觉，指导患者治疗后两天内睡眠时垫高枕头，尽量避免患侧卧位，在半月内尽量避免头部剧烈运动或弯腰低头过多。指导患者不可过度用脑，保持良好心态，情绪稳定，避免外界刺激加重病情，保持心情开朗和睡眠充足。要求患者定期复查。

## 二、梅尼埃病

### 1. 环境

梅尼埃病发作时，患者头晕目眩，感觉天旋地转，摇摇欲坠，同时伴有感觉阈值的下降，外界刺激往往加重患者不适，因此护理工作要做到"四轻"，保持病室安静，减少人员探视，必要时安排单独病室。保持病室环境舒适，温湿度适宜，光线柔和，避免外界刺激。

### 2. 饮食护理

根据患者病情加强饮食护理，在急性期发作时，应适当禁食，静脉补充营养，病情缓解后，鼓励患者进食高蛋白，高维生素、低脂肪、低盐饮食，食盐每日不超过 1 g。适当控制进水量。忌烟酒及刺激性食物。

### 3. 发作期护理

严密观察患者有无眼震、眩晕、恶心、呕吐等症状。嘱患者卧床休息，加强安全防护，症状缓解后协助患者逐渐下床活动，专人看护，保证安全，特别是患者洗漱，如厕时要特别注意，防止跌倒。

### 4. 用药护理

以镇静、安眠、解痉、止晕、止吐为主。注意观察用药反应，对于长期应用利尿剂的患者，注意适当补钾，避免电解质紊乱。使用镇静药物期间，注意加强患者意识评估，加强看护，并予床挡安全保护，防止患者发生意外。

### 5. 手术治疗

凡长期保守治疗无效，明显影响日常生活者可采取手术治疗。手术方法较多，可根据不同情况而定，按常规认真做好术前、术后护理。密切观察前庭神经切断和内淋巴囊手术患者有无头痛、恶心、呕吐等脑压增高的症状。有无发热、出汗等感染的症状。有无行走不稳、头晕、走路偏斜及面瘫等症状。如有上述情况及时通知医生处理。

### 6. 心理护理

向患者解释本病为内耳疾病，并介绍本病，通过药物调节内耳循环可治愈，以解除其恐惧。首次发病的患者，由于对本病的相关知识一无所知，不知患了何种疾病，甚至认为自己患了不治之症，惊慌失措，焦虑不安。而多次发病的患者，因为本病难以根治，反复发作，患者容易出现抑郁情绪，长期的疾病导致的心理冲突，又可使患者出现认知扭曲、"患者角色强化"，对自身健康过分关注，敏感多疑、烦躁易怒，有些患者甚至并发神经症状而出现各种不良情绪。因此，护士要以亲切友善的态度接纳患者，以娴熟精湛的技术取信患者，对患者给予关心、体贴和理解，用真情感动患者，从而建立起互相信赖的医患关系。在此基础上，充分运用沟通技巧，根据患者的心理特点，针对性地开展心理护理。在急性发作期，各种不适困扰着患者，此时安定患者的情绪非常重要，但不宜过多地刺激患者。在患者病情允许的情况下，用通俗的言语向患者及其家属讲解本病的有关知识，介绍最新的治疗进展及其效果，增强患者战胜疾病的信心，积极配合治疗；帮助患者了解其生活工作中存在的心理症结及其产生的根源，运用认知、疏导等心理护理手段帮助他们解决心理矛盾，并提供心理应对技巧，教会患者心理放松技巧，将注意力转移到外部事物上，淡化对自身健康的过分关注，舒缓情绪，减轻精神负担和心理压力，以乐观的态度对待生活。

### 7. 健康指导

鼓励患者平时加强锻炼，增强体质和耐力，劳逸结合。发作期间不能登高、下水、驾车，以免发生意外。在日常生活中，需要多加重视长期性的头晕或耳聋耳鸣症状，若发现症状明显且持续，需要及时到医院诊治是否患上梅尼埃病。治疗原发病及过敏症，积极防治感冒及耳、鼻、咽、喉相邻器官的感染性疾病。

## 三、前庭神经元炎

### 1. 环境

保持病室安静，为患者创造一个良好的睡眠环境，避免噪音和强光刺激，减少陪护，限制探视。定时开窗通风，保持空气清新。护理人员操作应相对集中，动作轻巧，防止过多干扰患者。

### 2. 发作期护理

发作期间严格卧床休息，避免头、颈部活动和声光刺激。

### 3. 用药护理

静脉给予抗病毒、改善循环、营养神经、激素药物对症治疗。对于眩晕伴呕吐者给予苯海拉明肌内注射，同时给予补液及电解质补充支持治疗。

### 4. 饮食护理

饮食规律，进食清淡易消化食物，减少盐摄入，尽量减少海鲜产品摄入量，忌烟少酒。

### 5. 健康指导

嘱患者加强前庭康复锻炼。鼓励患者平时加强锻炼，增强体质和耐力，劳逸适当。发作期间不能登高、下水、驾车，以免发生意外。

## 四、突发性聋伴发的眩晕

### 1. 舒适护理

为避免诱发或加重眩晕症状，眩晕发作期的患者应自选体位卧床休息，减少转身、摇头等动作。卧床期间要注意保持皮肤清洁、床铺干燥整洁，周围环境保持安静，光线尽量暗些，白天拉上窗帘，这样可以减轻患者的不适感。护理治疗应集中完成，减少对患者的打扰。进行操作时做到"四轻"，减少刺激。避免噪音的刺激及长时间高音量使用耳机和长时间使用手机通话。避免声光刺激远离噪音。

### 2. 用药护理

首先是给药途径要灵活，当护士发现患者呕吐严重时，可以请示医生尽量减少口服给药，采取肌内注射、静脉等给药方式。用药前要向患者解释药物的作用、不良反应，要了解患者的疾病史，注意有无用药禁忌。静脉给药时要选择粗直、不易滑动、便于固定的血管，避开关节、神经等部位。输液过程中要加强巡视，及时发现、处理问题。用药后重点观察药物的不良反应。应用扩血管药后，患者改变体位时动作要缓慢。使用抗凝剂者，应严密观察有无皮肤黏膜及脏器出血。加强看护，并予床挡安全保护，防止患者发生意外。在医生指导下用药，慎用耳毒性药物。

**3. 必要时给予高压氧治疗**

（1）高压氧治疗环境特殊，入舱患者或陪舱人员应进行相关体检（如血压、心电图、胸片等）。对密闭环境有恐惧心理的患者不宜采用此种治疗方法。

（2）由于氧舱属富氧环境，汽油、酒精、火柴、打火机等易燃易爆物品，手机、手表、遥控汽车钥匙、电脑、电子玩具等电子设备严禁携带入舱。

（3）为保持舱内空气清新，入舱前尽量排空大小便。

（4）为杜绝因衣物摩擦出现静电火花，产生安全隐患，入舱治疗尽可能穿着纯棉、纯毛衣裤，并在入舱治疗前主动接受工作人员安全检查。

（5）在加压过程中，不断做好耳咽管调压动作，如捏鼻子鼓气、吞咽、咀嚼等。治疗时若出现任何不适，应及时报告操舱人员。

（6）减压过程中胃肠道气体膨胀，可引起腹胀腹痛，因此患者应注意控制饮食。同时，减压时舱温降低应注意保暖，严禁屏气，避免剧烈咳嗽。

（7）治疗结束出舱后如有不适或其他特殊反应，及时与医务人员沟通以便获得帮助。

**4. 饮食护理**

合理饮食不仅能促进疾病的康复，还可减轻恶心、呕吐等伴随症状。因此饮食要清淡，忌"三高一低"（高糖、高盐、高胆固醇、低纤维素），要进食富含铁质和蛋白质、维生素的食物，如蛋类、瘦肉、菠菜及各种水果，鼓励患者少食多餐。

**5. 心理护理**

突发性聋伴眩晕是耳科急症，起病突然、症状重、发病原因不明、治疗效果不稳定、愈后不明确，这些因素都会给患者带来沉重的心理负担。当突发事件超过患者心理承受极限或心理反应过于强烈，就会出现生理和精神上的病理性变化。心理护理是本病的护理重点，及时准确的心理疏导可以改善患者的不良情绪，促进康复。同时鼓励患者对听力变化不要过分注意，从而减少患者因为听力变化引起的负面情绪。

**6. 安全护理**

眩晕是空间位置觉障碍产生的一种运动幻觉或错觉，常感觉外景与自身发生相对运动，患者会出现定向功能减弱和平衡功能失调。对于眩晕持续时间长、伴随症状严重的患者，应绝对卧床休息。当患者症状有所缓解时，可逐步变换体位，由卧位→半卧位→坐位→立位，逐渐增加活动如行走、转头等功能方面的锻炼，以便适应生活环境。

### 7. 健康指导

告知患者要定期复查，检查听力恢复情况，如果听力下降要立即就诊。出院后应遵医嘱按时服药，巩固治疗效果。保持良好的心理状态，注意劳逸结合，生活有规律。不抽烟、喝酒，清淡饮食，积极参加体育锻炼，避免受凉、呼吸道感染，避免噪声刺激及长时间接听手机，避免使用耳毒性药物。对于合并其他疾病的患者，如高血压、糖尿病、动脉硬化、心脏病等要积极治疗。

## 第三节　中枢性眩晕的护理

### 一、脑血管性眩晕

#### 1. 环境护理

保证病室安静整洁，患者卧位舒适。为避免诱发或加重眩晕症状，眩晕发作期的患者应自选体位卧床休息，减少转身、摇头等动作。卧床期间要注意保持皮肤清洁、床铺干燥整洁，周围环境保持安静，光线尽量暗些，白天拉上窗帘，这样可以减轻患者的不适感。护理治疗应集中完成，减少对患者的打扰。

#### 2. 安全指导

保证病床平稳，避免他人碰撞或晃动。物品放置应伸手可及，避免取物时坠床或跌倒。保持地面干燥、无障碍物，防止滑倒或绊倒。卫生间地面设置防滑设施，并配有扶手和呼叫器。加强患者安全评估，存在安全隐患时告知并给予必要措施。

#### 3. 健康指导

重症者卧床休息，轻症者可闭目养神。改变体位时动作要缓慢，不要突然改变体位，如夜晚上厕所时猛起，都容易引发脑血管性眩晕。一旦发生，应尽快到医院就诊。避免猛低头、急转等动作，眩晕严重者的坐椅、病床避免晃动。

#### 4. 病情观察

观察眩晕发作的时间、程度、诱发因素、伴发症状及血压等变化，并做好记录。出现头痛剧烈、呕吐、视物模糊、肢体麻木或血压持续上升时，应告知医生并配合处理。

#### 5. 给药护理

关注静脉用药给药速度，不可滴速过快。遵嘱给予扩血管药物、抗血小板聚集药物（如阿司匹林）、抗凝药物等。

#### 6. 饮食护理

多饮水。饮食宜清淡，忌食辛辣、肥腻、生冷的食物，戒烟酒。

#### 7. 心理护理

关心体贴患者，使其心情舒畅。情绪易激动者，指导其通过听音乐、与他人沟通等方式转移注意力，减少不良情绪，并指导患者掌握自我调控方法。对眩晕较重、心烦、焦虑者，可介绍疾病相关知识和治疗方法，使其安心配合治疗。

## 二、颅内肿瘤性眩晕

**1. 环境护理**

同脑血管性眩晕。

**2. 安全指导**

同脑血管性眩晕。

**3. 健康指导**

重症者卧床休息，轻症可闭目养神。改变体位时动作要缓慢，避免猛低头、急转等动作，眩晕严重者的坐椅、病床避免晃动。此类眩晕发病多较缓慢，初期症状较轻，不易发现。对于逐渐出现的轻度眩晕，若伴有单侧耳鸣、耳聋等症状，或其他邻近脑神经受损的体征，如病侧面部麻木及感觉减退、周围性面瘫等，应尽早到医院诊治，明确诊断，早期手术治疗。

**4. 病情观察**

同脑血管性眩晕。

**5. 给药护理**

关注静脉用药给药速度，不可滴速过快。

**6. 饮食护理**

饮食宜清淡，忌食辛辣、肥腻、生冷的食物，戒烟酒。

**7. 心理护理**

同脑血管性眩晕。

## 三、脱髓鞘性疾病所致眩晕

**1. 环境护理**

同脑血管性眩晕。

**2. 饮食护理**

给予高蛋白、高维生素、高钙、高热量且易消化的食物，保证每日所需的热量及蛋白质，保证机体足够的营养，对吞咽困难者给予鼻饲流食。

**3. 发作期护理**

嘱患者发作时尽量卧床休息，增加脑组织供血量。体位变化时动作宜缓慢轻柔，避免猛低头、旋转等动作，眩晕严重者的坐椅、病床避免晃动。加强安全防护，温湿度适宜，光线柔和，症状缓解后应逐渐下床活动，但要专人看护，保证安全，特别是患者洗漱、如厕时要特别注意，防止跌倒。加强患者安全评估，存在安全隐患时告知并给予必要措施。

**4. 病情观察**

密切观察患者眩晕发作的诱因、先兆、发作持续时间、发作频率及发作时有无恶心、呕吐等症状及血压等变化，做好护理记录。出现剧烈头痛、呕吐、视物模糊、肢体麻木或血压持续上升时，应告知医生并配合处理。

### 5. 给药护理

详细告知患者糖皮质激素的作用机制、用药注意事项及可能存在的不良反应，注意观察患者有无电解质紊乱、呕吐、黑便、胃部不适等并发症发生，及时预防和报告医生处理。并注意补钾补钙。关注静脉用药给药速度，不可滴速过快。

### 6. 心理护理

本病患者常因恢复期较长而有焦虑、失望、情绪低落等心理状态。护士应积极主动与患者沟通，了解其心理状况，并向患者解释疾病的发展和预后，与家属共同鼓励患者树立信心，主动配合功能锻炼，同时关心体贴患者，使其心情舒畅。

## 四、精神性眩晕

### 1. 环境

同脑血管性眩晕。

### 2. 病情观察

同脑血管性眩晕。

### 3. 用药护理

可适当给予抗焦虑或抗抑郁药物，以取得较为理想的临床治疗效果。用药注意事项如下。

（1）遵医嘱正确服用：由于抗焦虑、抗抑郁药物在血液中留置的时间比较长，即使患者在服用一次后忘记继续服用，也不会立即出现问题。然而，如果总是忘记服用或服用中断，所导致的不仅仅是症状无法好转，甚至病情出现反复。特别是对抑郁症的治疗已到为防止复发而服用少量药物的维持疗法阶段时，较少的减量就可能引起症状恶化。因此患者服药期间必须注意避免漏服药物，根据医生所指示的药物量，严格遵守服药方法。

（2）抗焦虑、抗抑郁药与其他药物的合用：与其他药物同时使用，有可能引起严重的不良反应，导致身体症状的加重，如果必须与其他药物同时使用时，一定要向医生说明。特别是如果抑郁症患者同时患有高血压时，不仅将影响降压效果，而且可能引起血压急剧下降等严重后果。

（3）抗抑郁药物服用期间应避免妊娠或哺乳：特别是在妊娠初期的前 3 个月，尽量避免服用抗抑郁药物。

（4）服药期间应避免饮酒和吸烟，并避免驾车。

### 4. 安全指导

同脑血管性眩晕。

### 5. 心理护理

同脑血管性眩晕。

## 五、其他

### 1. 颈源性眩晕

应注意平时工作学习的体位，在长时间伏案工作后应适当活动颈部。枕头高度适宜，不能垫枕过高，以导致颈源性眩晕的发生。治疗上多采用康复方法，如颈椎颌枕吊带牵引、推拿手法治疗、针灸等，严重的则需要手术治疗。

### 2. 对于其他疾病引起的眩晕

如内分泌性眩晕、高血压性眩晕、眼源性眩晕，应积极治疗原发病，如控制血压，治疗眼科疾病，在原发病恢复的基础上，眩晕可以自然缓解。

（徐鹏　杨春玲）

## 参考文献

1. Carrillo Muñoz Ricard, Ballve Moreno José Luis, et al. A single Epley manoeuvre can improve self-perceptions of disability (quality of life) in patients with pc-BPPV: A randomised controlled trial in primarycare[J]. Atencion Primaria. 2021.

2. 张莉. 改良式耳石复位法治疗 56 例良性阵发性位置性眩晕的护理体会[J]. 中国社区医师，2012，7（14）：310.

3. 黄桂梅. 改良式耳石复位法治疗良性阵发性位置性眩晕的护理体会[J]. 中国实用神经疾病杂志 2011，10（14）：55-56.

4. 乐清叶. 梅尼埃病 68 例的护理体会[J]. 现代中西医结合杂志，2010，19（33）：4348-4350.

5. 葛畅，席淑新，吴沛霞. 前庭功能障碍患者特异性评估工具的研究进展[J]. 中华护理杂志，2019，12，54（12）：1902-1906.

6. 王佳冕，周敏，护理专案在耳源性眩晕患者预防跌倒中的应用效果观察[J]. 当代护士. 2021，6，（28）：128-130.

7. 杨巍巍，李梅，王冬梅. 突发性耳聋伴眩晕的护理[J]. 护理研究，2012，1（26）：245-246.

第四部分

# 眩晕检查仪器简介

# 第21章　听功能检查、前庭功能检查仪器简介

## 第一节　听功能检查仪器

听功能检查可以诊断听力损伤的程度和性质，一般分为主观和客观的测试，根据其结果进行分析。下面对听功能检查常用的几种设备进行简单介绍。

### 一、纯音听力计

纯音听力计是依据电声学原理设计而成的，是一种医用声学仪器，可以产生不同频率和强度的纯音，以及用于测试中掩蔽效应的各种噪声。纯音听力计是听功能检查的基本工具，具有准确可靠、频率范围广等优点，对判断耳聋病因、评估治疗和手术效果有重要作用。

**1. 分类**

根据纯音听力计的功能与用途不同，一般分为五大类。

（1）一类纯音听力计（高级诊断型纯音听力计）：频率范围 125 Hz～8 kHz，有的纯音听力计能达到 10 kHz，按 1/3 倍频顺序排列；气导最大输出 120 dBHL，骨导最大输出 70 dBHL；具有气导和骨导耳机及宽带和窄带噪声；能将噪声按要求加到气导耳机的对侧，或者加到气导耳机的同侧，噪声也可以加到骨导耳机；纯音信号可以连续输出，也可以断续输出；频率可以是固定的，也可以是连续变化的；声音强度变化设有 1 dB 和 5 dB 衰减档；设有多种阈上功能测试。该类型机器通常为双通道，并设有较多辅助功能，供科研及临床使用。

（2）二类纯音听力计（诊断型纯音听力计）：频率范围 125 Hz～8 kHz；气导最大输出 110 dBHL，骨导最大输出 70 dBHL；具有气导和骨导耳机及宽带和窄带噪声；掩蔽噪声能加到气导耳机的同侧和对侧；纯音频率可以是固定的；设有部分阈上功能测试。

（3）三类纯音听力计（简单诊断型纯音听力计）。

（4）四类纯音听力计（筛查型纯音听力计）。

（5）五类纯音听力计（骨导型纯音听力计）。

除上述五类纯音听力计外，还有一种自描听力计，称为 Bekesy 测听。Bekesy 测试是一种连续变频的自动记录装置，受试者根据自己的听阈按放手中的控制装置来变化信号强度。Bekesy 听力图不仅反映受试者听阈，而且能反映受试者阈上听觉功能，是

现代听力学检查方法中的重要手段。

**2. 组成部分**

纯音听力计（图 21.1）中的声源使用一种电子振荡线路，使其产生一组纯音信号，经过一系列电子线路将各种信号进行控制、放大，利用耳机的电声转换特性，将各种不同频率的纯音信号转换成相应频率的声信号，作为声源刺激受试者以达到测试听力的目的。

振荡器：产生 125 Hz～10 kHz 纯音信号，作为听力计的信号源。

调零电路：调零电路能将振荡器产生的等幅纯音信号调整到每一个频率对应的零级数值。

开关电路：将连续纯音信号变换成断续纯音信号。

功率放大器：放大信号电压，以驱动耳机、扬声器等，使耳机或振荡器产生一定强度的纯音信号。

衰减器：对输出的纯音信号、掩蔽噪声信号的强度进行控制，按一定强度输出。

控制电路：对开关电路的工作状态进行控制。

噪声发生器：产生掩蔽用的宽带噪声或窄带噪声。

言语信号放大器：对言语信号进行放大，供测试者与受试者之间相互通话使用。

气导耳机：是一种动圈式结构的宽频带耳机，将电信号转换成声信号，供气导测试时使用。分为压耳式耳机、耳罩式耳机和插入式耳机。听力计出现时使用的就是压耳式耳机，主要问题有频率响应窄、漏声、造成耳道塌陷、不能在极短时间内准确的重复信号、耳间衰减小一级产生堵耳效应等。耳罩式耳机能够减少堵耳效应、降低测试的环境噪声，并且比压耳式耳机佩戴舒适，临床应用较多。插入式耳机能够放入耳道内，可以改善漏声、耳道塌陷、耳间衰减和堵耳效应等情况，但在消毒及舒适性存在问题。

骨导耳机：是一种振荡器，常称为振子，将电信号加到该耳机上，按一定频率产生振动，供骨导测试时使用。

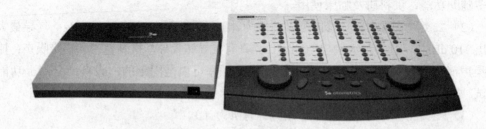

图 21.1　纯音听力计。

还有一种由 PC 控制用于测试听力的听力计（图 21.2），使用测听模块软件操作听力计，可以执行所有标准听力测试、纯音测听、言语测听及特殊测试。PC 监视器上会显示测试强度和频率、当前的测试设置及其他信息。测听模块可以监视测试结果、创建测试、存储和导出数据及打印报告。

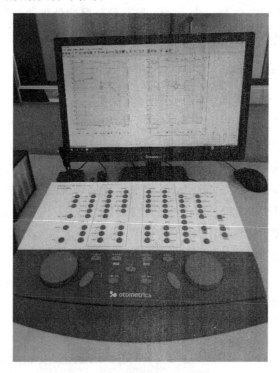

**图 21.2**　由 PC 控制的纯音听力计。

## 二、言语测听设备

言语测听是将事先编制好的字表、词表或句表，用阈上声强级经特定设备播放，测试受试者听懂字表、词表和句表的内容，计算听懂字表、词表和句表的百分率，从而判断受试者的听功能状态。

言语测听设备包括隔声屏蔽室、检查的仪器设备和言语材料等。

**1. 言语听力计**

目前大部分言语听力计具有接收来自录音机或其他言语发生装置的言语信号输入线路，同时设有麦克风直接接收言语信号，并配有电平指示装置，用以监测、调节、校准输入信号的强度，保证测试的准确。

**2. 言语材料**

根据测试的目的与要求不同，用于言语测试的言语材料有不同组成，如扬扬格词表、音素平衡词表等。言语材料事先按一定排列组合，出现的时间及停顿的时间录制好，录在磁带或 CD 上，使用时将录音机接入纯音听力计，按一定要求放送。

**3. 声导抗仪**

声导抗是临床听力诊断的基本方法之一，对发现中耳病变及面神经病变的定位诊断有很大价值，测试包括鼓室声导抗、声反射。现代声导抗仪将声阻抗桥用电子学信号处理技术来替代，同时增添了同侧声反射测试的声刺激部件。完整的声导抗仪包括发出探测信号的扬声器、气泵、麦克风、带有显示器的处理器，以及为同侧声反射测试提供声信号的扬声器。

### 三、耳塞探头的结构

耳塞是用具有一定韧性的橡胶制成，耳塞探头中有 3 个小管，上管把电声器件发出的低频探测音经可控制输出的电位计和小型送话器送入密闭的外耳道中。下管与拾音传声器相连，把耳道中合成波的声信号转换成电信号，通过放大、检波，推算出等效容积或声导和声纳的数值。中管与气压泵和气压计相连，外耳道内的大气压强可在 ±400 mm $H_2O$ 范围内变动，以观察外耳道声压变化对声阻抗的影响。

声刺激部分可以产生 250 Hz、500 Hz、1 kHz、2 kHz、4 kHz 的纯音、白噪声和窄带噪声，强度可在 40～125 dBHL 范围内调节，以便测试声反射阈。现代的声导抗仪把刺激信号经耳塞探头的气压调节管以同侧给声方式导入外耳道，完成同侧耳镫骨肌反射测试。

该声导抗仪是紧凑型便携式无线声导抗测试设备，可以进行筛查和诊断鼓室导抗测试、反射阈值测试、反射衰减测试、ETF-P 等（图 21.3）。

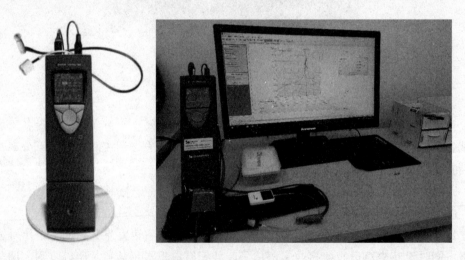

图 21.3 声导抗仪。

### 四、听觉诱发电位

听觉诱发电位的记录包括数据的采样、分析、储存、显示等过程。处理流程为：信号发生器产生刺激声信号，经换能器、信号传递装置将适宜的刺激声信号传递给受试者，同时触发平均叠加装置启动。通过记录电极采集声刺激诱发的电生理学反应。对原始反应信号进行放大、滤波处理。通过平均叠加处理提取听觉诱发电位信号。对信号进行显示、储存、记录和分析。

**1. 耳机**

耳机是最常用的刺激声输出装置。适用于听觉诱发电位的耳机要求低阻抗，尤其在高输出强度时阻抗要低，要有良好的屏蔽性以防止电磁干扰。

**2. 骨导振动器**

通过对颅骨表面的压力作用传导声能，主要用于有传导聋时评价骨传导。

**3. 刺激声**

刺激声是影响听觉诱发电位记录的主要因素之一。刺激声的种类、频谱、极性、刺激速率以及刺激强度等对听觉诱发电位的记录有很大影响。

（1）种类：常用刺激声为短声以及各种简短音，如短纯音、短音、滤波、短声等。由于诱发电位反映的是神经受刺激后的同步化电活动，只有短促的刺激信号，才能保证神经活动的同步化，短声符合这一要求，它持续时间短，频率范围宽，能量主要集中在高频，非常适合神经学检测。

（2）极性：一般仪器可通过调整电脉冲的极性来产生疏相或密相短声。短声极性的改变对短潜伏期听觉诱发电位有明显影响。

（3）速率：短潜伏期的早期诱发电位需要的刺激速率较高，长潜伏期的反应要求的刺激速率较低。

（4）强度：由于用于诱发的刺激声尤其是短潜伏期听觉诱发电位的刺激声多为持续时间很短的简短音，因此刺激声强度常以 nHL 或 peSPL 表示。

（5）持续时间：对于短刺激声而言，增加刺激声的持续时间与增加刺激声的强度的作用相似，均使诱发电位的振幅增加、潜伏期缩短。

**4. 电极**

电极将受试者与测试仪器进行连接，将发生于受试者体内的电活动信号引出接入测试仪器进行信号处理，因此电极的好坏直接影响记录结果。盘状电极接触性较好、易放置、无创伤，因此最常用。针式电极和球电极可用于手术中的术中监测以及耳蜗电图的记录，有创伤，须在麻醉条件下安放。电极的好坏决定于生产材料、导电性、电化学稳定性，电极的放置部位也会对记录结果产生一定影响（图 21.4）。

**5. 耳声发射**

耳声发射是一种产生于耳蜗，经听骨链及鼓膜传导释放入外耳道的音频能量。声发射是指材料内部迅速释放能量所产生的瞬态弹性波，源自声学。耳声发射即指这种从外耳道记录的，来自耳蜗内的弹性波能量。耳声发射以机械振动的形式起源于耳蜗。普遍认为这些振动能量来自外毛细胞的主动运动。外毛细胞的这种运动可以是自发的，也可以是对外来刺激的反应，其运动通过 Corti 器中与其相邻结构的机械联系使基底膜发生机械振动，这种振动在内耳淋巴中以压力变化的形式传导，并通过卵圆窗推动听骨链及鼓膜振动，最终引起外耳道内空气振动。由于这一振动的频率多在数百到数千赫兹，属声频范围（20～20000 Hz），因而称其为耳声发射。顾名思义，是由耳内发出的声音，其实质是耳蜗内产生的音频能量经过中耳传至外耳道的逆过程，以空气振动

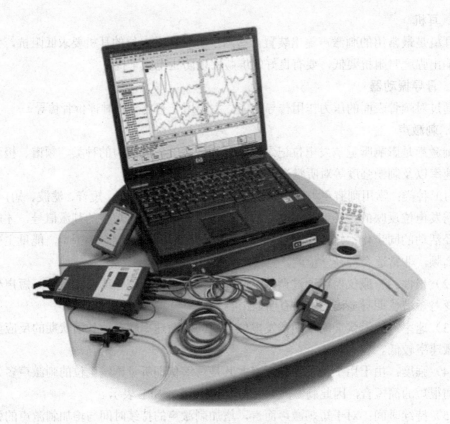

图 21.4 听觉诱发电位设备。

的形式释放出来。耳声发射反映出耳蜗不仅能被动地感受声音信号，而且还具有主动产生音频能量的功能。耳声发射虽然种类不同，形式多样，但测试方法却有很多相似之处。测试硬件均由微型扬声器、高灵敏麦克风、数字处理板和计算机系统组成。在测试中，由扬声器按照不同方式给声，并由高灵敏度麦克风拾取耳声发射信号，经一系列处理提高信噪比，最后以频域或时阈的形式显示或记录，从而完成测试。所不同的只是各种类型的耳声发射所用的刺激声特征及相应的信号处理方法有差异，也正是它们决定了不同的耳声发射具有不同的特点。

（1）微型扬声器：主要作用是将来自于数字信号处理板的电信号转变成声音信号，完成提供刺激声的任务。在对不同耳声发射进行测量时，这两个扬声器的工作状态不同。它们或者都工作，或者都不工作，或者其中一个工作。用于给声的声刺激器能按照不同测试要求将两个扬声器的给声开关排列组合，并可输出不同的声音信号。

（2）高灵敏麦克风：主要作用是将内耳发出的声信号转化成电信号，并将其送给数字信号处理板，进行进一步处理。由于耳声发射信号微弱，因此要求麦克风灵敏度高、噪声水平低。

（3）数字信号处理板：主要作用为合成具有一定频率和幅度特征的电信号，并将该数字信号转变成模拟信号从而驱动扬声器工作。此外它还可以将来自于麦克风的模拟信号进行数字转换，并对数字信号进行进一步系列化处理。

（4）计算机：主要作用是控制数字信号处理板工作，并使其按指令完成一系列指定操作，其次还可以完成反应波形显示灯。计算机是整个测试系统的中枢，它通过总线与数字信号处理板相连接（图 21.5）。

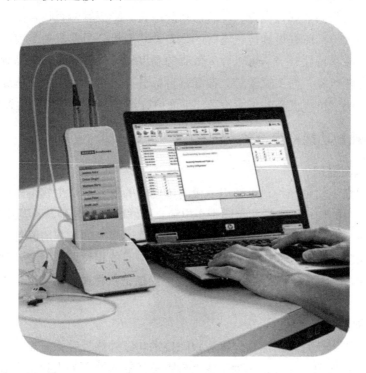

**图 21.5**　耳声发射设备。

该仪器评估了两大类耳声发射，即自发性耳声发射（SOAE）和诱发性耳声发射（EOAE）。自发性耳声发射是指耳蜗不需要任何外来刺激，持续向外发射机械能量，形式极似纯音，其频谱表现为单频或多频的窄带谱峰；诱发性耳声发射，是通过外界不同的刺激声模式引起各种不同的耳蜗反应。诱发性耳声发射又可进一步分为瞬态诱发耳声发射（TEOAE）、畸变产物耳声发射（DPOAE）、刺激频率诱发耳声发射（SFOAE）和电诱发耳声发射（EOAE）。两个单独的模式合并为瞬态耳声发射，可用于对新生儿和婴儿进行快速筛查，而 TEOAE 用于对所有患者进行临床和诊断测试。测试包括诱发耳声发射的振幅和输入/输出测定，以及自发性耳声发射的平均频谱。包含的鼓室导抗测试模块用于识别中耳的听力问题。

（印志娴）

# 第二节　前庭功能检查仪器

前庭功能检查仪器众多，按不同的分类方法对应不同的检查仪器，例如，按前庭解剖分类，可以分为半规管检查、耳石器功能检查。半规管检查包含温度试验、旋转试验、头脉冲试验、前庭自旋转试验等。耳石器功能检查目前主要是前庭诱发肌源性电位。按前庭频率特性分类，可以分为低频的温度试验、旋转试验，高频的头脉冲试验、前庭自旋转试验、摇头试验等。按观察目标分类，可分为观察眼震或眼动的前庭功能检查以及观察机体重心的平衡检查。下面就介绍几种临床常用的检查仪器。

## 一、半规管功能检查设备

### 1. 眼震电图描记

眼震电图描记仪是一种记录眶周电极间电位差的仪器。从生物电角度看，可以将眼球视为一带电的偶极子，眼球角膜带正电荷，视网膜带负电荷，巩膜具有绝缘特性，其电轴与视轴一致，并形成一电场。平时角膜和视网膜之间存在着静息电位。当眼球运动时，由角膜和视网膜间电位差形成的电场在空间的相位发生改变，眶周电极的电位也发生变化，产生角膜-视网膜电位，眼震电图描记仪将此微弱的电位变化经放大和记录装置，描绘成眼震电图。

### 2. 眼震视图描记

眼震视图描记仪是采用浦肯野影像跟踪技术和红外线视频系统相结合方式进行眼动显示、录入和处理。红外线作为生成浦肯野影像的光源不为人视觉系统感知，且不使瞳孔收缩。仪器利用"亮瞳孔"或"暗瞳孔"技术摄取瞳孔。亮瞳孔是用于摄像机同轴的红外线光源，因视网膜对红外线光的反射使瞳孔比周围的虹膜亮，用这种亮度差识别瞳孔。暗瞳孔是用偏轴心照明，使瞳孔与虹膜之间形成亮度差，虹膜反射比较高，使瞳孔显得比周围虹膜暗，依此识别瞳孔。通过循环检测算法确定瞳孔中心参照点，用瞳孔中心与第一浦肯野影像中心的夹角算出眼球转动的位置。

眼震视图仪（图 21.6 至图 21.8）包括眼动记录系统、前庭刺激器、视觉刺激器及其他辅助设备。眼动记录系统是配有红外线摄像头的视频眼罩。前庭刺激器即冷热灌注器，目前常用的有水灌注器和气体灌注器两种。视觉刺激器即光靶，通常置于受试者正前方，与视线齐平。

通过使用精确控制的气流来提供热刺激。空气温度可在 12～50℃ 间进行调节。本系统预设两种温度，一种用于提供热刺激，一种用于提供冷刺激。精确的温度控制通过使用距气流输送点较近的热敏电阻来实现。耳镜输送头的创新设计允许对刺激点进行观察，从而确保有效且可重复的响应。

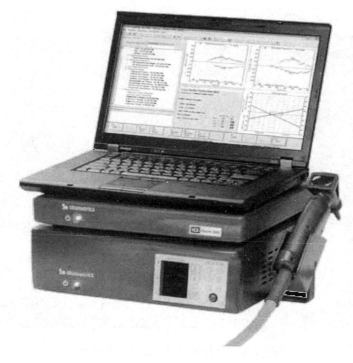

**图 21.6** 眼震视图前庭功能检查设备 1。

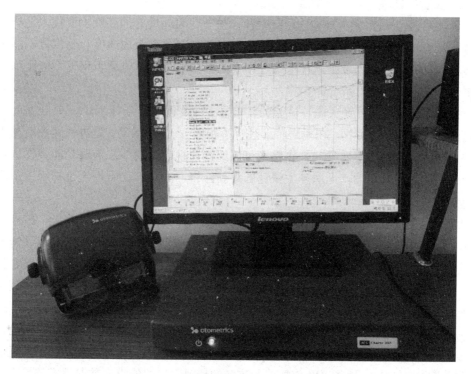

**图 21.7** 眼震视图前庭功能检查设备 2。

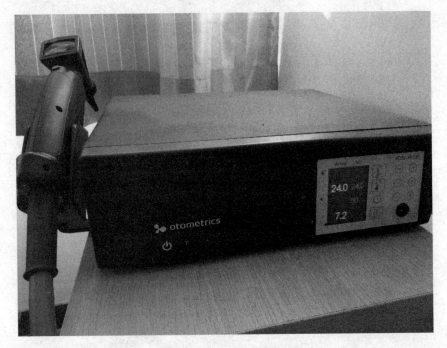

**图 21.8**　前庭功能检查冷热灌注泵设备。

### 3. 头脉冲试验

头脉冲试验（图 21.9）又称甩头试验，是前庭眼动反射的高频检测技术之一。头脉冲试验通过受试者快速、被动、低幅、中等角速度、高角加速度和受试者不能预测地转头，从中观察和记录眼球在甩头过程中的补偿性眼动，或是否出现不能跟踪的扫视眼动，以评估半规管系统的功能。

视频头脉冲试验是在头脉冲试验的基础之上演变而来的新技术。VOR 正常时，患者可注视一个稳定的目标，在垂直轴上进行小幅度、高加速运动，这种快速头动在正常人中会产生快速的代偿性眼动，正常人可以继续注视前方物体；前庭功能损伤患者则不能通过前庭系统代偿，无法产生快速的重新注视，必须转动眼球通过扫视重新注视前方物体。

它采用视频摄像头采集受试者在转头时的眼动。检测系统包括计算机、红外视频摄像机、视靶等组成部分。可以采集、分析受试者在快速被动转头时眼球运动情况。HIT 是急性眩晕患者基本的检查工具，如出现明显的眼球飞快扫视，则表明前庭受刺激后会引起 VOR 的改变。视频 HIT（VHIT）是 HIT 的计算机版本运用。在急性眩晕和某些疾病中，VHIT 异常高度提示外周前庭病变，对"隐蔽性眼震"更为敏感，更适合用于实际前庭功能的检测。自 2009 年开始，VHIT 广泛用于眩晕门诊，与冷热试验相辅相成，互为补充，但 HIT 的实用性和潜在性缺陷仍备受争议。研究发现，双侧前庭神经切断的患者，在被动、低频以及低加速度旋转的情况下，即使没有前庭感觉的输入，患者也会产生相当平稳的代偿性眼球运动，这表明低频、低加速度的头部旋转并不是半规管功能检查的有效指标。

在外周水平，前庭功能随年龄而发生改变。冷热试验或 HIT 发现，水平半规管功能并未随着年龄的增长而减弱，也有研究认为 HIT 并不如此。眼性和颈性 VEMP 为前庭功能受年龄影响提供了证据。在中枢层面，前庭感知不受年龄的影响，但年龄降低了冷热刺激后兴奋皮质区域的敏感性。快速的头部脉冲会产生一种生理的内淋巴流动，而冷热试验为冷热灌注后兴奋内淋巴，因此在实际临床工作中，冷热试验结果的异常率远远高于 VHIT。

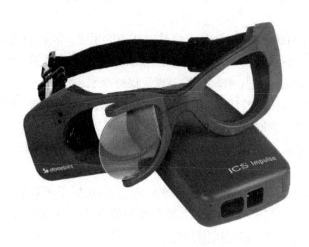

**图 21.9** 视频头脉冲旋转试验设备。

### 4. 前庭自旋转（VAT）

前庭自旋转（VAT）是前庭自动旋转检测法的别称，是一项水平和垂直方向的眼反射测试。VAT 检测的频率最接近于机体日常活动频率，可检测水平和垂直方向的动眼反射，有利于评定前庭高频损伤的侧别。本试验分析的参数包括动眼增益、相位以及非对称性，但在实际工作中应用效果较差。

VAT 是迄今为止检测频率带最宽（2～6 Hz）的前庭功能检查方法，但仅能客观监测平衡紊乱症状，所以许多眩晕患者并不能通过 VAT 检测出来。青年人的增益数值一般在正常范围内，可能对更低的频率范围（2～3 Hz）更为敏感。

前庭自旋转是根据高频旋转速度刺激的原理，测试前庭眼反射功能的方法。前庭自旋转系统主要包括计算机控制中心、前置信息处理器和蜂鸣节拍器、采集头动和眼动信息的头带套装三部分。头带部件含有眼动点图电极和头动传感器，可分别感知头、眼摆动的水平及垂直方向。计算机系统发出规定指令，处理和分析各种数据信息；蜂鸣节拍器根据程序在 18 秒内由慢至快地发出 0.5～6 Hz 的声讯节拍指令，指示受试者依声讯节拍分别进行主动左右摇头和上下点头运动；眼动点图电极采集记录头动诱发的各个方向的眼动信息，头动传感器同步监测记录头各个方向的运动。通过受试者左右摇头和上下点头运动诱发的 VOR 慢相眼动的增益、相位及左右眼动的速度比，分析判断 VOR 系统在 2～6 Hz 高频区的功能状态。左右摇头检测水平半规管，上下点头检测垂直半规管（图 21.10）。

前庭自旋转检测仪，单次检测只需 18 秒，15 分钟内可完成全部检测；为高频宽频检测，2～6 Hz 都可检测；采样率可达 500 Hz，敏感性高；不必配备暗室；不诱发眼震，不引起患者眩晕。VAT 需要受试者自主摇头，因而存在个体差异，个体任何主动作用都可能影响结果；此外，前庭高频段存在较大的个体差异，VAT 无固定标准。综上，VAT 临床应用的检查结果需要结合病史或其他检查结果判断。

**1. 转椅试验**

转椅试验是检查双侧水平半规管前庭功能状态的手段，常采用的刺激模式有加速、减速以及正弦谐波，临床最常用的方法是巴拉尼法。该法要求受试者坐于旋转座椅中，头前倾 30°，将头固定于头托中，使外半规管保持在水平位置，试验过程中要求受试者闭眼，先顺时针方向转动转椅，以每 2 秒一圈的速度旋转 10 圈后突然停止，后令受试者凝视远处，计算眼震时间；然后再逆时针重复上述过程，两次检查至少间隔 5 分钟。正常者眼震持续时间平均为 30 秒（15～45 秒），两侧相差不超过 5 秒。

**2. 摇头眼震**

摇头眼震相对来说简单易行，但确诊率较低。头眼震属于感官组织测试，可通过直接主观印象判断，是研究机体如何使用平衡系统的有效工具。在其他检查方法的基础上，联合摇头眼震试验可增强对周围前庭系统的判断，提高敏感性和特异性，帮助确

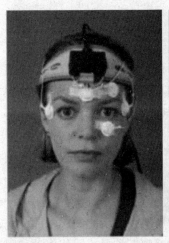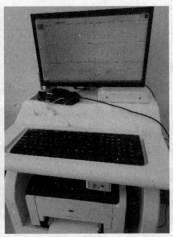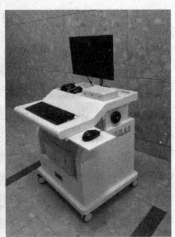

图 21.10　前庭自旋转检查设备（备注：图 21.1 至图 21.10 均为天津市环湖医院耳鼻喉科前庭功能检查室提供）。

诊周围前庭病变。

检查时患者需要佩戴 Frenzel 镜或 Goggles 镜或红外线眼震视图检查的眼罩，闭眼，头前倾 30°，在水平方向摆动 15 秒，30 次（2 Hz），摆头结束后，如观察到超过连续 5 个眼震，眼震不低于 3°/秒，则为阳性，说明可能存在双侧前庭失衡。外周前庭病变

摇头眼震通常偏向健侧，但也会出现偏向患侧的眼震，可能是代偿过度导致的恢复性眼震。摇头眼震也可反映前庭的紧张性失衡，正常人也可能出现这种结果，所以此方法仅供初步筛选。此种检查方法受多种外界因素干扰，且具有较大的自主性，并不能作为诊断的金标准。

## 二、耳石器功能检查

### 1. 传统的耳石器检查方法

尚无单独检查耳石器的可靠方法。平行秋千架试验是一种使耳石器受最大刺激而半规管受最小刺激的一种试验，但设备复杂而价贵，检查方法繁琐，不能广泛应用。

弧尺检查法虽在理论和实际应用上存在着缺点，但简便易行，可以粗略估计耳石器的功能状态。

（1）椭圆囊检查法。受试者坐于椅上，弧尺转至垂直位，分别在正常头位、头前俯 30° 和后仰 150° 3 个头位检查。手臂在水平面上左右摆动，指向弧尺中点。左手检查左侧椭圆囊，右手检查右侧椭圆囊。

功能正常：在任何头位上指示均无偏斜。功能亢进：食指偏向中点下方，出现于头前俯 30° 者为轻度亢进；出现于正常头位者为中度亢进；出现于头后仰 150° 者为重度亢进。功能减弱：食指偏向中点上方，以头前俯 30° 时最为明显。

（2）球囊检查法。将弧尺转至水平位。在正常头位，头向左肩倾斜 105°（检查右侧球囊）或头向右肩倾斜 105°（检查左侧球囊）。嘱受试者分别用两手食指在矢状面上下摆动，指向弧尺的中点。

功能正常：在任何头位，指示均无偏斜。功能亢进：头向右肩倾斜 105° 时，左、右手食指均偏向左侧，为左侧球囊功能亢进。头向左肩倾斜 105° 时，左、右手食指均偏向右侧，为右侧球囊功能亢进。功能减弱：头向右肩倾斜 105° 时，左、右手食指均偏向右侧，为左侧球囊功能减弱。头向左肩倾斜 105° 时，左、右手指均偏向左侧，为右侧球囊功能减弱。

### 2. 前庭诱发肌源性电位

前庭感受器主要感受环境位置变化，参与平衡调节过程。除具有平衡感受器的生理学属性外，声音刺激时前庭感受器也会发生反应，因为在成人的球囊中存在极少量的残留听觉毛细胞。正常情况下两侧前庭具有对称性，两侧发放电频率相等，一旦发生病变导致两侧不一致时，在临床上表现为眩晕。

前庭诱发肌源性电位是一种强声诱发的短潜伏期反应，可分为在胸锁乳突肌记录到的颈性前庭诱发肌源性电位和在眼外肌记录到的眼性前庭诱发肌源性电位。前庭诱发肌源性电位记录的反应电位是由耳机发出的刺激声音通过中耳，由镫骨底板震动传入内耳，刺激球囊毛细胞兴奋引起的。另外，通过骨传导、头部叩击或直流电流等刺激也可以记录到反应电位。骨传导和头部叩击可以在患者有明确传导性耳聋的患者检测反应电位，而直流电流刺激可能直接检测迷路后前庭神经功能。刺激音强度大约在

95～100 分贝声压级，短声和短纯音刺激通过耳机单耳或双耳提供。这是前庭诱发肌源性电位的所必需的声强水平，同时也被限制在相对安全和能够很好耐受的范围。前庭诱发肌源性电位具有频率调谐特性，即在 500 Hz 或 1000 Hz 具有最大幅度。在临床应用中，60 岁以下人群通常采用 95 分贝持续 0.1 毫秒的刺激音。完整的中耳传音结构是将检测音传导到球囊的基本保证。在刺激强度不变的情况下，提高颈部肌肉收缩力可以增加反应电位振幅。与单耳刺激模式相比较，双耳刺激模式可能产生更多的反应电位。前庭诱发肌源性电位测量的参数包括引出率、潜伏期、耳间潜伏期差、耳间振幅比等，需要计算的最重要的参数是耳间不对称比，正常范围为 0～1，越接近 0，耳间对称性越好；越接近 1，对称性越差。前庭诱发肌源性电位间接反映了前庭神经的功能，其对冷热试验、VAT、转椅试验等进行了补充，填补了检查盲区。如冷热试验可检查患者水平半规管的低频区，而 VEMP 可检查中、高频段，两者结合则可全面评估疾病。

### 3. 主观视觉垂直线和主观水平垂直线

主观视觉垂直线（SVV）或主观视觉水平线（SVH）试验，是在无任何视觉参照暗环境内用与地相垂直的暗光线或与地相水平的暗光线检测人的主观视觉感觉偏离重力垂直线或重力水平线的度数。研究表明，正常人的 SVV 偏差在 ±2° 以内，而在一侧耳石器和耳石器神经通路损伤后，两侧耳石器入中枢的信息不对称，从而在大脑皮层水平上产生对重力垂直线判断错误，导致出现较大的偏差。某些前庭周围性病变会有 SVV 偏差的表现：如梅尼埃病患者迷路切除后 SVV 偏差达 9.84±4.70°，梅尼埃病患者第八对神经全切或前庭神经选择性切断者的 SVV 偏差达 10.74±5.5°。某些中枢病变也会有 SVV 偏差的表现：如急性脑干损害患者会发生 SVV 偏差，涉及前庭核团的低位脑干损害患者 SVV 常偏向损害侧，而涉及 Cajal 间质核的高位脑干损害、小脑小结（nodulus）损害的患者 SVV 常偏离病侧即偏向健侧。因此，SVV 测试可以反映双侧前庭耳石器传入信息的对称性，为临床上与此相关的疾病诊断提供有意义信息。近年来研究发现，SVH 和在矢状面的 SVV 对双侧耳石器通路信息传入失衡也有一定意义。研究发现单侧外周前庭功能减退患者的主观视觉水平线与主观视觉垂直线之间呈正相关，主观视觉水平线与主观视觉垂直线都可以用来评估耳石器（椭圆囊）的功能。研究发现低位脑干梗死的患者的 SVV 会在矢状面上发生一个向后的偏斜。SVV 的检测容易受到视觉参照物的影响，目前常采用的方法是在暗室条件下、屏蔽视野的环境中进行，即受试者在暗室环境中，前方置一荧光或发光二极管柱形杆，受试者凭感觉将柱形杆置于垂直方位，该方位与实际铅直位置的夹角即 SVV 偏差。目前临床上发明了一种可移动的 SVV 检查仪，解决了上述检测的便捷问题，但其采用人工读数，测量精度仅为 1°；并且无法测量 SVH 和 SVV 在矢状面的偏差。

用于测量主观视觉垂直线和主观视觉水平线的检测仪的检测模块包括安装板、设置于安装板上的用于遮挡光线的筒体、设置于所述筒体内的可以发光的指针、用于驱动所述指针转动的步进电机以及用于检测所述指针的转动位置的角度传感器，所述指针与贯穿所述筒体两端端面的中心线相垂直，所述筒体上开设有 3 个用于观察所述指针的观测口，其中一个观测口布置在所述筒体的端面上，另两个观测口布置在所述筒体的侧壁上。检测模块还包括步进电机控制手柄、PLC（单片机）、步进电机细分驱动器以及数显表，所述步进电机与步进电机细分驱动器相连，步进电机细分驱动器、数显表、所述角度传感器以及步进电机控制手柄分别与 PLC 相连。检测模块还包括盒体，安装板与盒体的一端铰接，盒体内设置有用于使安装板翻转的气动杆，PLC、步进电机细分驱动器以及数显表设置于盒体内，盒体上设置有数显表观察口。所述步进电机采用双出轴步进电机，双出轴步进电机的一端通过第一刚性联轴器与所述指针相连，另一端通过第二刚性联轴器与所述角度传感器相连，双出轴步进电机和所述角度传感器通过设置于安装板上的支架固定于所述筒体的一端外。

检测仪还包括移动支撑平台以及设置于移动支撑平台上的丝杆升降器，检测模块的盒体与丝杆升降器相连。移动支撑平台包括平台体以及设置在平台体下端的万向轮，平台体上设置有支撑架以及用于给检测模块供电的蓄电池，所述丝杆升降器与支撑架相连。指针为 T 字形，T 字形的竖直部分为连接结构，T 字形的水平部分的表面设置有荧光漆层，T 字形的水平部分通过所述连接结构与所述步进电机相连，T 字形的水平部分与所述中心线相垂直。

通过步进电机、角度传感器完成对于指针的控制和角度位置读取，提高了检测的精确性，并且检测更为便捷，同时，通过在所述筒体上设置 3 个观测口，可以在一台仪器上完成对于主观视觉垂直线和主观视觉水平线偏差的测量，并且还克服了现有检测仪器无法在矢状面和水平面测量偏差的不足。在筒体上开设 3 个观测口分别作为冠状面观测口，矢状面观测口以及水平面观测口，并结合气动杆以及安装板，既实现遮挡周围环境光线，又可以同时测量 SVV（冠状面和矢状面）和 SVH 偏差；同时，通过采用角度传感器、数显表与 PLC 的组合，实现了精确感知角度变化和直观读取数据；同时，通过采用控制手柄、步进电机、步进电机细分驱动器以及 PLC 的组合，方便受试者操纵指针转动；同时，通过采用移动支撑平台和丝杆升降器，方便了仪器的移动和调节观测高度。

该检测设备的优点为：①操作简便，检查者易于掌握，受试者易于理解，而且仪器体积小巧，占地面积小，在病床边使用，不需要特定的检查环境，检查耗时短；②有效填补了便捷、精确、可数显、可移动的 SVV 和 SVH 检查仪的空白，能为眩晕症病变的定位诊断提供更多、更精确的参考数据，可推广应用于眩晕疾病相关科室，可在临床上用于床边检查和门诊使用。

### 三、平衡仪

平衡仪主要由压力传感器、计算机及应用软件三部分组成。压力传感器可记录到身体的摇摆情况并将记录到的信号转化成数据输入计算机，计算机在应用软件的支持下，对接收到的数据进行分析，实时描计压力中心在平板上的投影与时间的关系曲线。平衡仪包括静态平衡仪和动态平衡仪两类。

　　静态平衡测试要求受试者站在受力平台上保持直立静止姿势，此时机体基本处于以自身平衡点为中心的微小晃动状态，这种生理性姿势动摇可以反映机体姿势的自控反射能力。受力平台的压力传感器实时记录两脚间压力在微小晃动时的改变情况，该信号通过模数转换后由计算机绘制出机体重心的平面投影与时间关系曲线，即静态姿势图。患者赤脚站在平台上，双眼目视前方，双臂下垂，睁眼闭眼各测试 60 秒。测试内容：机体重心晃动位移曲线的图形、轨迹长度、面积及速度。通过对数据的进一步分析可得到一系列测试指标，如重心偏移幅度、重心分布区域和面积、晃动轨迹长度，以及可用于评定视觉对姿势控制的影响值 Romberg 商（即闭眼与睁眼测试时姿势图面积的比值）等。分为中心型、前后型、左右型、多中心型、弥散型。正常的多为中心型，次为弥散型。前庭系统病变结果大于正常值，弥散型多见，前庭中枢病变数值皆大于前庭外周病变，弥散型多见。

　　动态平衡仪是在静态平衡仪的基础上，将上述固定平板用特定装置控制，使其可以水平移动、以踝关节为轴旋转，或环绕检查者给予或真或假的视觉干扰。理论上讲，神经系统在不可靠的本体感觉及视觉定位信息下，仅依靠前庭系统进行定位，这样记录到的足对平板的压力-时间曲线，便是把三个感觉系统区分开来进行研究。这种动态姿势图的研究有助于探讨平衡障碍的原因。有些配有表面肌电图，并在髋、肩、头部安置了运动感受器，以了解维持平衡时肌肉的舒张、收缩及躯体各部位的运动反应，从而使平衡功能的研究更加全面（图 21.11）。

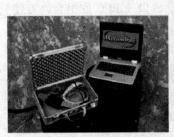
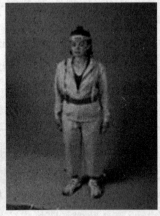
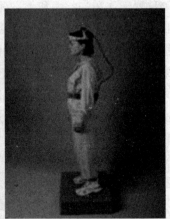

图 21.11　静态和动态平衡仪检查设备（设备厂家提供图片）。

　　采用微芯片集成速度传感器来辨识人们在维持躯体平衡时的稳定程度。通常在受试者的头部、腰部、踝部放置微芯片速度传感器，在这几个部位同时记录在不同条件下维持平衡时左右及前后的摆动程度。根据这些信息可以辨别：①是否有跌倒风险；②障碍的程度；③可能是那些系统的问题；④主要累及的部位。根据这些信息提供进一步的评估或康复方案。

（米悦）

## 参考文献

1. 韩德民. 临床听力学. 北京：人民卫生出版社. 2006.
2. 于立身. 前庭功能检查技术. 第四军医大学出版社. 2013.
3. 李学佩. 神经耳科学. 北京大学医学出版社. 2007.
4. 韩德民. 听力学基础与临床. 科学技术文献出版社，2004.

# 索 引

**B**

波动性听力下降 101
苯二氮䓬类药物 130

**C**

出血性紫癜 13
纯音听阈测试 70
刺激频率耳声发射 78

**D**

第 4 脑室肿瘤 13, 93

**E**

耳源性眩晕 11
耳蜗电图 80
耳蜗毒性 145
耳药物中毒 103
耳声发射 231

**F**

非前庭性眩晕 6
发作性眩晕 100

**G**

感觉及运动障碍 10
钙通道阻滞剂 13
高压氧治疗 131

**H**

红外视频眼震电图 38
化脓性迷路炎 121
后颅窝肿瘤 175

**J**

局限性迷路炎 120
浆液性迷路炎 120
家族性偏头痛综合征 125
颈动脉窦综合征 163

**L**

良性阵发性位置性眩晕 87
冷热试验 121

**M**

梅尼埃病 5, 8, 11, 48, 64, 96, 153, 200
面神经功能评估 114
面神经麻痹 116

**N**

内耳迷路末梢感受器 2
脑桥小脑角肿瘤 8
凝视性眼震 43
内淋巴囊手术 107
脑脊液漏 117, 207
脑血管性眩晕 157, 215

**P**

平稳跟踪试验 42

**Q**

前庭神经核 25
前庭自主神经通路 32
前庭代偿 33
前庭诱发肌源性电位 61
前庭和听力康复治疗 107
前庭性偏头痛 124
前半规管裂综合征 168
丘脑血管病变综合征 173
前庭神经切断术 203

**S**

声导抗检测 72
瞬态诱发耳声发射 76
水电解质平衡 120

**T**

听神经瘤 43, 111
听觉诱发电位 231

**W**

外伤后眩晕 9
位置性眼震 48
温度试验 50

**X**

小脑后下动脉 173
小脑综合征 173

**Y**

眼球震颤 11
眼震电图检查 35
意识模糊 10
摇头试验 58
摇头眼震 59
言语测听法 72
运动病 140
易感性预测 141

**Z**

直立性头晕 7
椎-基底动脉供血不足 104
自主神经功能紊乱 99
自由描记肌电图 116
中枢性位置性眩晕 92

**其他**

Ramsay Hunt 综合征 5
Dandy 综合征 164
Cogan 综合征 165

# 共同交流探讨
# 提升专业能力

智能阅读向导
扫码添加

## 智能阅读向导为您严选以下专属服务

读者社群：本书配有读者社群，读者入群可与群友分享阅读本书的心得体会和眩晕诊疗相关知识，提升业务水平，马上扫码加入！

推荐书单：点击后可获取我社更多神经科图书推荐。

## 操作步骤指南

① 微信扫描本书二维码。

② 选取您需要的资源，点击获取。

③ 如需重复使用，可再次扫码，或添加到微信"收藏"功能。